普通高等教育中医药类“十三五”规划教材
全国普通高等教育中医药类精编教材

人体寄生虫学

（供中医学、中西医临床医学、针灸推拿学、临床医学、口腔医学、护理学、预防医学、食品质量与安全等专业用）

主　编
梁裕芬　张宏方

副主编
侯晓蓉　刘延鑫　马志红　张学敏

主　审
汤冬生

上海科学技术出版社

图书在版编目（CIP）数据

人体寄生虫学 / 梁裕芬，张宏方主编. -- 上海 ：
上海科学技术出版社，2020.12（2025.2 重印）
普通高等教育中医药类“十三五”规划教材　全国普通高等教育中医药类精编教材
ISBN 978-7-5478-5118-0

Ⅰ. ①人… Ⅱ. ①梁… ②张… Ⅲ. ①医学—寄生虫学—高等学校—教材 Ⅳ. ①R38

中国版本图书馆CIP数据核字(2020)第203227号

人体寄生虫学
主编　梁裕芬　张宏方

上海世纪出版(集团)有限公司
上 海 科 学 技 术 出 版 社 出版、发行
(上海市闵行区号景路159弄A座9F-10F)
邮政编码 201101　www.sstp.cn
常熟市华顺印刷有限公司印刷
开本 787×1092　1/16　印张 11.25
字数 250千字
2020年12月第1版　2025年2月第4次印刷
ISBN 978-7-5478-5118-0/R·2200
定价：38.00元

专家指导委员会名单

编委会名单

主　编

梁裕芬（广西中医药大学）　　张宏方（陕西中医药大学）

副主编

侯晓蓉（安徽中医药大学）　　刘延鑫（河南中医药大学）
马志红（河北中医学院）　　张学敏（福建中医药大学）

主　审

汤冬生（安徽医科大学临床医学院）

编　委

元海军（山西中医药大学）　　叶　树（安徽中医药大学）
陈海英（广西中医药大学）　　苏　韫（甘肃中医药大学）
张颖颖（山东中医药大学）　　陆　杨（安徽医科大学临床医学院）
俞　琦（贵州中医药大学）　　韩晓伟（辽宁中医药大学）
韩妮萍（云南中医药大学）　　赖　宇（成都中医药大学）
魏　科（湖南中医药大学）

前言

新中国高等中医药教育开创至今历六十年。一甲子朝花夕拾，六十年砥砺前行，实现了长足发展，不仅健全了中医药高等教育体系，创新了中医药高等教育模式，也培养了一大批中医药人才，履行了人才培养、科技创新、社会服务、文化传承的职能和使命。高等中医药院校的教材作为中医药知识传播的重要载体，也伴随着中医药高等教育改革发展的进程，从少到多，从粗到精，一纲多本，形式多样，始终发挥着至关重要的作用。

上海科学技术出版社于 1964 年受国家卫生部委托出版全国中医院校试用教材迄今，肩负了半个多世纪的中医院校教材建设和出版的重任，产生了一大批学术深厚、内涵丰富、文辞隽永、具有重要影响力的优秀教材。尤其是 1985 年出版的全国统编高等医学院校中医教材（第五版），至今仍被誉为中医教材之经典而蜚声海内外。

2006 年，上海科学技术出版社在全国中医药高等教育学会教学管理研究会的精心指导下，在全国各中医药院校的积极参与下，组织出版了供中医药院校本科生使用的“全国普通高等教育中医药类精编教材”（以下简称“精编教材”），并于 2011 年进行了修订和完善。这套教材融汇了历版优秀教材之精华，遵循“三基”“五性”“三特定”的教材编写原则，同时高度契合国家执业医师考核制度改革和国家创新型人才培养战略的要求，在组织策划、编写和出版过程中，反复论证，层层把关，使“精编教材”在内容编写、版式设计和质量控制等方面均达到了预期的要求，凸显了“精炼、创新、适用”的编写初衷，获得了全国中医药院校师生的一致好评。

2016 年 8 月，党中央、国务院召开了新世纪以来第一次全国卫生与健康大会，印发实施《“健康中国 2030”规划纲要》，并颁布了《中医药法》和《〈中国的中医药〉白皮书》，把发展中医药事业作为打造健康中国的重要内容。实施创新驱动发展、文化强国、“走出去”战略以及“一带一路”倡议，推动经济转型升级，都需要中医药发挥资源优势和核心作用。面对新时期中医药“创造性转化，创新性发展”的总体要求，中医药高等教育必须牢牢把握经济社会发展的大势，更加主动地服务和融入国家发展战略。为此，精编教材的编写将继续秉持“为院校提供服务、为行业打造精品”的工作要旨，在全国中医院校中广泛征求意见，多方听取要求，全面汲取经验，经过近一年的精心准备工作，在“十三五”开局之年启动了第三版的修订工作。

本次修订和完善将在保持“精编教材”原有特色和优势的基础上，进一步突出“经典、精炼、新颖、实用”的特点，并将贯彻习近平总书记在全国卫生与健康大会、全国高校思想政治工作会议等系列讲话精神，以及《国家中长期教育改革和发展规划纲要(2010—2020)》《中医药发展战略规划纲要(2016—2030年)》和《关于医教协同深化中医药教育改革与发展的指导意见》等文件要求，坚持高等教育立德树人这一根本任务，立足中医药教育改革发展要求，遵循我国中医药事业发展规律和中医药教育规律，深化中医药特色的人文素养和思想情操教育，从而达到以文化人、以文育人的效果。

同时，全国中医药高等教育学会教学管理研究会和上海科学技术出版社将不断深化高等中医药教材研究，在新版精编教材的编写组织中，努力将教材的编写出版工作与中医药发展的现实目标及未来方向紧密联系在一起，促进中医药人才培养与“健康中国”战略紧密结合起来，实现全程育人、全方位育人，不断完善高等中医药教材体系和丰富教材品种，创新、拓展相关课程教材，以更好地适应“十三五”时期及今后高等中医药院校的教学实践要求，从而进一步地提高我国高等中医药人才的培养能力，为建设健康中国贡献力量！

教材的编写出版需要在实践检验中不断完善，诚恳地希望广大中医药院校师生和读者在教学实践或使用中对本套教材提出宝贵意见，以敦促我们不断提高。

全国中医药高等教育学会常务理事、教学管理研究会理事长

胡鸿毅

2016年12月

编写说明

为了满足深化教育教学改革、全面加强大学生素质和能力培养的需要，为了把党的十九大关于“要全面贯彻党的教育方针，落实立德树人根本任务”的精神落到实处，根据人体寄生虫学课程教学的要求，在上海科学技术出版社的大力支持和帮助下，由来自全国10余所院校从事人体寄生虫学教学的教授和骨干教师共同努力，在充分酝酿、集思广益的基础上完成本教材的编写工作。

本教材遵循“三基、五性、三特定”的原则进行编写，内容主要包括总论、医学蠕虫学、医学原虫学和医学节肢动物学，书末附有寄生虫病的常用实验诊断方法、常用抗寄生虫药物。教材编排遵循学生的认知规律，在总论后面按医学蠕虫、医学原虫和医学节肢动物的顺序进行编排。为了帮助学生自学和复习，在每章始有导学，以明确学习要求。本教材在注重介绍人体寄生虫学基本知识、基本理论和基本技能的同时，兼顾国内外本学科发展的新知识和新技术，并将近年来我国人体寄生虫虫谱中出现的一些新成员，如亚洲带绦虫等列入编写内容，有利于学生开阔眼界，也使本教材能处于学科发展的前沿。

本教材适用于高等医药院校中医学、中西医临床医学、针灸推拿学、临床医学、口腔医学、护理学、预防医学、食品质量与安全等专业。各院校可根据专业和学制的不同，以及各种寄生虫病在当地的分布流行情况，选用本教材中的有关章节进行讲授，其他内容则供学生自学。

本教材承蒙安徽医科大学临床医学院汤冬生教授主审，在此表示衷心感谢！参加编写的老师投入了大量的时间和精力，付出了辛勤的劳动，书稿虽反复审校，但由于水平有限，难免有不足之处，敬请读者提出宝贵意见，以利进一步修改提高。

《人体寄生虫学》编委会

2020年9月

目录

第一章　总　论

导学

掌握：寄生虫、宿主、储存宿主、转续宿主、生活史、感染阶段、感染途径、感染方式、传染源、传播途径、易感人群等概念；寄生虫对宿主的损害；寄生虫病流行的基本环节及影响寄生虫病流行的因素。

熟悉：寄生虫与宿主的类别；寄生虫寄生过程及结果；寄生虫病流行的特点及寄生虫病的防治原则。

了解：寄生虫寄生的特点及寄生虫的命名；宿主对寄生虫的免疫作用；我国寄生虫病防治的现状及任务。

人体寄生虫学(human parasitology)也称医学寄生虫学(medical parasitology)，是病原生物学的重要组成部分。作为预防医学和临床医学的一门基础课程，人体寄生虫学主要研究人体寄生虫的形态结构、实验诊断方法、流行分布情况和防治措施，诠释寄生虫的生存繁殖规律、寄生虫与人体之间的相互关系，包括医学蠕虫学、医学原虫学和医学节肢动物学三部分内容，以预防、控制和消灭寄生虫病，保障人类身体健康为目的。

第一节　寄生虫生物学

寄生虫是一类危害人体健康的低等动物，具有动物的基本特性。但由于经历了漫长的适应寄生环境的过程，在不同程度上丧失了独立生活的能力，尤其在营养和空间方面对宿主具有很强的依赖性，故寄生虫是动物界中一个特殊的类群。

一、生物间的生态关系

自然界中，不同物种之间构成复杂而多样的关系，其中凡是两种不同的生物共同生活在一起的现象均称为共生(symbiosis)。依照共生双方利害关系的不同，可把共生分为三种类型。

(一) 互利共生

互利共生(mutualism)是指双方均受益的共生关系，如反刍动物与其瘤胃内的纤毛虫。反刍动物以草为食,但是它本身不能消化纤维素。纤毛虫把瘤胃视为理想的居住场所,同时可分泌酶类消化纤维素并获得营养物质,纤维素分解产物也有利于反刍动物的消化吸收。

(二) 共栖

共栖(commensalism),又称片利共生,是指一方获益而对另一方无益也无害的共生关系,如结肠阿米巴与人。结肠阿米巴以人结肠为居住场所,并以肠道中的细菌为食,但不侵犯肠壁组织,对人无利也无害。

(三) 寄生

寄生(parasitism)也称寄生现象,是指一方得利而对另一方有害的共生关系,如某些病毒、细菌、真菌等微生物及寄生虫与其宿主之间的关系。在这种关系中,通常把受害的一方称为宿主,获益的一方称为寄生物,如寄生物为单细胞的原生动物及多细胞的无脊椎动物则称为寄生虫,其中以人体作为宿主的寄生虫称为人体寄生虫,如疟原虫、蛔虫等。寄生物部分或全部丧失自生生活能力,需要宿主为其提供营养及暂时的或永久的居住场所。

二、寄生虫生活史

生活史(life cycle)是指寄生虫在一生中所经历的生长、发育和繁殖的全部过程,包括各个生长阶段及其所需要的生活条件。各种寄生虫生活史繁简不一,差异显著,可概括为两种类型:一类是发育过程中不需要中间宿主的,称为直接型生活史,如蛔虫、鞭虫、溶组织内阿米巴、蓝氏贾第鞭毛虫的生活史等。另一类是发育过程中需要一个或一个以上中间宿主的,称为间接型生活史,如丝虫、吸虫、绦虫、疟原虫等的生活史。

就生活场所而言,寄生虫完成生活史一般需要人体(或储存宿主)及外界环境(或中间宿主)两个不同区域。寄生虫只有在两个区域间顺利转换才能生长发育并繁殖后代。所以,研究寄生虫的生活史,通常应重点关注感染阶段存在的场所、侵入宿主的途径和方式、侵入宿主后的移行过程、正常的寄生部位、离开宿主的方式以及在外界环境中需要的条件、所需要的中间宿主或传播媒介的种类等方面。掌握寄生虫生活活动的这些规律,对了解寄生虫的致病性、筛选寄生虫病的诊断方法、分析寄生虫病的流行分布状况、寻找积极有效的防治方法都具有非常重要的意义,是研究寄生虫及寄生虫病的必备知识基础。

三、寄生虫寄生的特点

(一) 带虫者、慢性感染、隐性感染

寄生虫侵入人体并寄生于其中,这种现象称为寄生虫感染(parasitic infection);有明显临床症状的感染称为寄生虫病(parasitosis)。人体或动物感染寄生虫后,一般情况下不出现明显的临床症状和体征,这些感染者称为带虫者(carrier)。由于带虫者可以作为传染源传播寄生虫病,故在流行病学方面应该高度重视。

寄生虫感染人体后,由于临床症状较轻,未得到及时治疗;或尽管临床症状明显但治疗不够彻底,则逐渐进入慢性感染(chronic infection)阶段。此后,寄生虫可在人体内生存相当长的时间,使人体出现组织损伤与修复。如血吸虫流行区大多数患者属慢性感染,其肝脏内肉芽肿形成和纤维化产生相伴出现,造成肝脏纤维化甚至肝硬化。慢性感染在寄生虫感染中比较多见,是寄生虫感染的特点之一。

一些寄生虫感染人体后，既无明显的临床表现，又不易通过常规方法检测出病原体，这种现象称为隐性感染(silent infection)。产生隐性感染的寄生虫称为机会致病性(opportunistic pathogenicity)寄生虫，如弓形虫、粪类圆线虫、隐孢子虫等。这些寄生虫感染后，当宿主免疫功能正常时呈现隐性感染；一旦宿主免疫力下降，即开始大量繁殖后代，随之致病力增强，导致宿主出现明显的症状和体征，甚至死亡。

(二) 多寄生现象

人体内同时感染两种或两种以上的寄生虫，称多寄生现象(polyparasitism)。不同种类的寄生虫同时存在，其致病作用可能相互制约或相互促进，从而影响临床表现。如蛔虫与钩虫的存在，会影响蓝氏贾第鞭毛虫的生长和繁殖；而短膜壳绦虫的存在却有利于蓝氏贾第鞭毛虫的生存。

(三) 幼虫移行

一些寄生虫的幼虫侵入非正常宿主体内，不能发育为成虫，长期保持幼虫状态，并在宿主体内不断移行，造成局部或全身性的病变，称幼虫移行症(larva migrans)。如犬钩口线虫和巴西钩口线虫的幼虫可侵入人体，在皮肤上弯曲移行，引起呈匐行线状的皮疹。

(四) 异位寄生

寄生虫在常见部位之外寄生的现象称异位寄生(ectopic parasitism)。异位寄生可造成异位损害，如蛲虫偶尔到女性的阴道、尿道寄生，引起阴道炎、尿道炎。

四、寄生虫与宿主的类别

(一) 寄生虫的类别

寄生虫种类繁多，生活史复杂，发育过程、宿主的数目及种类、寄生部位、致病条件各不相同，为了使寄生虫的某些属性更直观地显示出来，以满足寄生虫病防治工作的需要，常常把寄生虫按照不同的分类依据划分为不同的类别(表 1－1)。

表 1－1 人体寄生虫的类别

分类依据	类 别	特 点	虫种举例
按依赖程度	专性寄生虫	生活史中至少有一个时期必须营寄生生活	似蚓蛔线虫
	兼性寄生虫	既可营寄生生活，又可营自生生活	粪类圆线虫
	偶然寄生虫	偶然机会进入非正常宿主体内寄生	某些蝇蛆
按致病性	机会致病性寄生虫	呈隐性感染状态，当宿主免疫功能受损时急性发作并致病	刚地弓形虫
按寄生部位	体内寄生虫	寄生于人体内。还可以按具体寄生部位对体内寄生虫进一步分类，如细胞内寄生虫、消化道寄生虫、血管内寄生虫等	日本血吸虫
	体外寄生虫	寄生于人体体表	虱、蚤
按寄生时间	永久性寄生虫	长期寄生于人体	链状带绦虫
	暂时性寄生虫	因取食需要而短暂接触人体	白蛉、蜱
按形态结构	医学原虫	寄生于人体，单细胞原生动物	疟原虫
	医学蠕虫	寄生于人体，多细胞呈蠕形运动的无脊椎动物	钩虫
	医学节肢动物	躯体和附肢分节，体被几丁质外骨骼，对人体健康有危害的动物	蚊、蝇

（二）宿主的类别

寄生虫在生活史中，有的只需要一个宿主，有的需要两个或两个以上的宿主，根据性质不同把宿主分为四类。

1. 终宿主（definitive host） 是指寄生虫成虫或有性生殖阶段所寄生的宿主，如人是链状带绦虫的终宿主，猫是弓形虫的终宿主。

2. 中间宿主（intermediate host） 是指寄生虫的幼虫或无性生殖阶段所寄生的宿主。有些寄生虫在其发育过程中需要两种中间宿主，在这种情况下随着寄生虫发育阶段的推移，分别把中间宿主称为第一中间宿主（first intermediate host）和第二中间宿主（second intermediate host）。如豆螺、淡水鱼分别是华支睾吸虫的第一、第二中间宿主。

3. 储存宿主（reservoir host） 有些寄生虫的成虫既可寄生于人，又可寄生于脊椎动物，脊椎动物体内的寄生虫在一定条件下可传播给人。在流行病学上，称这些脊椎动物为储存宿主，亦称保虫宿主或储蓄宿主。

4. 转续宿主（transport host） 有些寄生虫的幼虫侵入非正常宿主后，不能继续发育为成虫而长期处于幼虫状态，一旦有机会进入正常终宿主体内，则可继续发育为成虫，这种非正常宿主称为转续宿主。如人可作为曼氏迭宫绦虫的转续宿主。

五、寄生虫在生物学分类中的地位

寄生虫是一类低等动物，形态结构、个体大小差异悬殊，生理功能亦各不相同，为了更全面地认识各种寄生虫以及各虫种之间的亲缘关系和演化过程，明确它们在生物学分类中的归属，确定其在生物界的地位，常采用形态学、生物化学、分子生物学等多种方法和技术来进行分类研究。现行的生物学分类系统包括界、门、纲、目、科、属、种七个主要阶元，同属间各种的亲缘关系较近，同科间的次之，依此类推。人体寄生虫主要隶属于动物界中的门类见表 1－2。

表 1－2 人体寄生虫在生物学中的分类

<table>
<tr><th>门</th><th>纲</th><th>常见寄生虫举例</th><th>习惯称谓</th></tr>
<tr><td rowspan="2">肉足鞭毛门</td><td>叶足虫纲</td><td>溶组织内阿米巴</td><td rowspan="4">医学原虫</td></tr>
<tr><td>鞭毛虫纲</td><td>阴道毛滴虫
蓝氏贾第鞭毛
利什曼原虫</td></tr>
<tr><td>顶复门</td><td>孢子虫纲</td><td>疟原虫、弓形虫</td></tr>
<tr><td>纤毛门</td><td>纤毛虫纲</td><td>结肠小袋纤毛虫</td></tr>
<tr><td rowspan="2">扁形动物门</td><td>吸虫纲</td><td>华支睾吸虫
布氏姜片虫
日本血吸虫
卫氏并殖吸虫</td><td rowspan="2">医学蠕虫</td></tr>
<tr><td>绦虫纲</td><td>链状带绦虫
肥胖带绦虫
细粒棘球绦虫
曼氏迭宫绦虫</td></tr>
</table>

（续表）

门	纲	常见寄生虫举例	习惯称谓
线形动物门	线虫纲	似蚓蛔线虫 毛首鞭形线虫 蠕形住肠线虫 钩虫、丝虫 旋毛形线虫	医学蠕虫
棘头动物门	棘头虫纲	猪巨吻棘头虫	
节肢动物门	昆虫纲	蚊、蝇、蚤、虱、臭虫、白蛉、蠓、蜚蠊	医学节肢动物
	蛛形纲	蜱、革螨、恙螨、蠕形螨、疥螨、尘螨	
	甲壳纲	剑水蚤、蝲蛄	
	唇足纲	蜈蚣	
	倍足纲	马陆	

六、寄生虫的命名

为了避免混乱、防止同物异名或同名异物的情况发生，按照国际动物命名法则，给每种寄生虫一个统一的、全世界都承认和使用的科学名称，简称学名。学名采用二名制，属名在前，种名在后，属名和种名均采用拉丁文或拉丁化文字。如有亚种则用三名法，亚种名接种名。学名还可以有命名者的姓和命名年份等附加部分，排列在种名之后。如似蚓蛔线虫（*Ascaris lumbricoides* Linnaeus，1758）。

（梁裕芬）

第二节　寄生虫与宿主的相互作用

寄生虫与宿主的相互作用包括寄生虫对宿主的损害作用和宿主对寄生虫的免疫作用。

一、寄生虫对宿主的损害

寄生虫对宿主的损害可发生于侵入、移行、定居、繁殖及死亡分解的任何阶段，其损害的方式主要有：

（一）夺取营养

夺取营养包括与宿主直接争夺营养和阻碍宿主吸收营养两个方面。寄生虫寄生于宿主的体内或体表，其生长、发育和繁殖过程都依赖宿主为其提供营养物质。寄生虫吸取营养的方式通常有两种：一种是有口或口器的寄生虫，用口或口器摄取宿主的血液、体液、组织和食糜，经消化器官进行消化和吸收，如线虫、吸虫和昆虫等。另一种是没有口和消化道的寄生虫，主要靠体表摄取营养物质，如绦虫、棘头虫等。一般来说，寄生的虫体越多，掠夺营养就越严重，宿主营养不良的症状可能也越明显。此外，寄生虫可以使宿主的代谢、消化和吸收功能紊乱，如贾第虫覆盖宿主小肠黏膜，造成宿主不能有效地进行营养物质的吸收。

（二）机械性损伤

机械性损伤包括直接损伤、压迫和阻塞。为了适应寄生生活，许多寄生虫产生固着或采食器官，如吸盘、顶突、小钩、小棘、唇、齿、口囊等。这些器官固着于宿主的器官组织上，造成机械损伤，甚至引起出血和炎症，如钩虫口囊损伤小肠黏膜；某些寄生虫体积较大，压迫宿主的器官，造成组织萎缩和功能障碍，如细粒棘球绦虫导致肝包虫病；寄生于消化道、呼吸道、实质器官和腺体的寄生虫，常因大量寄生而引起阻塞，如蛔虫性肠梗阻。

（三）毒性作用（化学性损伤）

有些寄生虫在与人体器官、组织、细胞接触时，可分泌一些致病因子对人体致病。如溶组织内阿米巴可产生凝集素、阿米巴穿孔素和半胱氨酸蛋白酶，引起靶细胞溶解，造成局部溃疡；钩虫分泌抗凝素，使宿主血凝缓慢，血液流出量增多；华支睾吸虫的分泌物、排泄物也是导致胆管上皮增生的重要因素。

（四）免疫损伤

寄生虫的致病性也反映在由免疫应答引起的组织损伤中，主要表现为四种类型的超敏反应（hypersensitivity）。

1. *Ⅰ型超敏反应* 这类反应可以是局部的，如血吸虫尾蚴引起尾蚴性皮炎；也可以是全身性的，如包虫病患者棘球蚴破裂，囊液进入血液产生过敏性休克。

2. *Ⅱ型超敏反应* 疟疾患者常出现贫血，除了疟原虫直接破坏红细胞外，更重要的原因是红细胞表面虫体抗原与相应抗体结合，通过激活补体或经 ADCC 导致红细胞溶解、破坏。黑热病所表现出来的贫血，也属于这种类型。

3. *Ⅲ型超敏反应* 疟疾和血吸虫病患者出现肾小球肾炎都是由于虫体抗原与抗体形成的免疫复合物沉淀在肾小球毛细血管基底膜，激活补体，引起以充血水肿、局部坏死和中性粒细胞浸润为主要特征的炎症反应、组织损伤。

4. *Ⅳ型超敏反应* 如皮肤利什曼病局部皮肤结节、血吸虫虫卵肉芽肿等。

有时一种寄生虫感染可同时存在多种超敏反应，如血吸虫感染既可有Ⅰ型、Ⅲ型，也可有Ⅳ型。

二、宿主对寄生虫的免疫作用

宿主通过免疫系统识别进入人体的寄生虫，并产生杀死或清除寄生虫的反应，包括固有免疫和适应性免疫。

（一）固有免疫

人体对寄生虫的固有免疫（innate immunity）是在长期进化过程中形成的，具有遗传性，非特异性。表现为人体可通过皮肤、黏膜、胎盘等屏障结构，来阻挡寄生虫的侵入，也可通过单核-巨噬细胞、树突状细胞、嗜酸性粒细胞、NK 细胞等免疫细胞或体液免疫物质杀死侵入人体的寄生虫，如红细胞被胀破后释放出来的疟原虫裂殖子，一部分被巨噬细胞吞噬；一些经口感染的寄生虫进入胃后被胃酸杀死。

（二）适应性免疫

适应性免疫(adaptive immunity)具有特异性，不能遗传。当机体再次接触或不断接触某种特定的寄生虫时，宿主的免疫效应逐步增强，并产生较初次免疫应答更为强烈的保护作用。这种效应递增的机制是研究寄生虫疫苗的基础。反之，如果机体内的寄生虫被不断地清除，淋巴细胞活化条件就会逐渐丧失，导致免疫应答水平相应降低，直至最后寄生虫抗原全部被清除，机体的免疫应答消失。

人体感染寄生虫后，由于寄生虫种类、数量和宿主个体的差异，所产生的适应性免疫可分为两种类型。

1. 非消除性免疫　是指宿主感染寄生虫后，可产生一定的免疫力，但不足以杀死已侵入体内的寄生虫，或只能清除部分寄生虫，但对同种寄生虫感染却有一定的免疫力。这是一种最多见的免疫类型，如疟原虫感染产生的带虫免疫(premonition)和血吸虫感染诱导的伴随免疫(concomitant immunity)都属于非消除性免疫。疟原虫感染可使宿主产生维持低虫血症，并产生阻止同种疟原虫再感染的免疫力；血吸虫成虫诱导人体产生的免疫力虽不能杀死原有的成虫，但对同种童虫的侵入具有一定的抵抗力。

2. 消除性免疫　是指人体感染寄生虫后，所产生的免疫力不但可以清除体内全部寄生虫，而且具有长期抗重复感染的免疫力。如热带利什曼原虫感染人体后，人体产生免疫应答，清除体内全部原虫，同时对再感染具有永久的免疫力。

三、寄生虫寄生过程及结果

寄生虫一旦成功地侵入宿主体内，双方的寄生关系即告成立，寄生生活由此开始，相互作用亦随之产生，经过一段时间后可出现三种不同的结果。

(1) 当宿主防御力大于寄生虫的侵袭力时，宿主杀灭或排除体内全部寄生虫并保持健康状态。这种现象少见。

(2) 当宿主防御力与寄生虫的侵袭力相当时，宿主体内有少量寄生虫寄生，不会对宿主造成损害，宿主不出现明显的病理损伤及临床症状，对再感染亦具有一定的抵抗力。在这种情况下，宿主可以传播病原体而成为带虫者。见于大多数寄生虫感染。

(3) 当寄生虫的侵袭力大于宿主防御力时，宿主因为不能有效地控制寄生虫的发育或繁殖，可出现明显的病理变化或临床症状，成为寄生虫病患者。只有少数寄生关系会出现此类结果。

在一定条件下，如外界环境的影响和宿主防御功能的改变，寄生虫带虫者和寄生虫病患者可相互转化。

（梁裕芬）

第三节　寄生虫病的流行与防治

与其他传染病一样，寄生虫病在一个地区流行需要具备传染源、传播途径和易感人群三个基本条件。只有这三个条件在某一地区同时存在并相互联系时，寄生虫病才会出现流行，通常也把三个基本条件称为三个基本环节。此外,寄生虫病的流行过程还受到自然因素、生物因素和社会因素的影响。

一、寄生虫病流行的三个基本环节

(一) 传染源

人体寄生虫病的传染源是指感染了寄生虫并能排出病原体,成为传播来源的人或动物,包括寄生虫病患者、带虫者和储存宿主。例如,日本血吸虫的患者、带虫者和水牛等储存宿主都是日本血吸虫病的传染源。

(二) 传播途径

寄生虫由传染源传播至易感人群的全过程,称为传播途径。寄生虫离开传染源后,必须发育至一个特定的阶段、通过人体合适的部位、以某种可行的方式才能成功进入下一个易感宿主。

1. *感染阶段、感染途径和感染方式* 寄生虫在某一发育阶段离开传染源后,一般需要在外界环境中或中间宿主或媒介植物体内经过发育或繁殖后,才能达到具有感染性的阶段,这个阶段称为感染阶段或感染期。感染阶段存在的场所包括土壤、水、空气、植物媒介(如蔬菜、水果)和动物媒介。寄生虫感染阶段侵入人体的途径称为感染途径,主要有以下途径。

(1) 经口感染:人们感染寄生虫大多数是由于在日常生活中忽视了个人卫生和饮食卫生,食入了寄生虫感染性的虫卵或幼虫而感染某种寄生虫。如食入感染性蛔虫卵而感染蛔虫,食入肺吸虫感染性幼虫(囊蚴)而感染肺吸虫。

(2) 经皮肤感染:人们感染某些寄生虫,是由于在生产、生活劳动中个人防护不足。感染阶段的寄生虫病原经皮肤侵入人体而感染,如钩虫的丝状蚴经皮肤侵入人体而致钩虫感染。

(3) 经媒介昆虫感染:人们感染某些寄生虫,是由于含有该寄生虫感染性幼虫的昆虫叮咬所致。因为有些寄生虫必须在昆虫体内发育至感染期,才具有感染人体的能力。如人体感染疟原虫和丝虫,就是因含有感染期病原的蚊媒叮咬而感染。

(4) 经接触感染:人们感染某些寄生虫,是由于与该寄生虫患者直接或间接接触而感染。如人体感染疥螨和阴道毛滴虫。

(5) 经胎盘感染:母体在妊娠期感染某些寄生虫,虫体可经胎盘感染胎儿,致胎儿先天性感染寄生虫病,如弓形虫等。

大多数寄生虫的感染途径只有一个,少数可有两个或更多,如钩虫可有经皮肤、经口、经胎盘等多个途径感染人体。寄生虫感染阶段进入人体的方式称为感染方式,有时寄生虫的感染方式可以有许多种,如疟原虫可通过含子孢子的按蚊叮咬或通过输血或通过胎盘等方式感染人体。

2. *寄生虫病的传播方式* 根据传染源和下一个被传染者之间的关系,可把传播方式分为三种。

(1) 垂直传播:是指寄生虫通过母体传给胎儿的传播,又称母婴传播。主要包括经胎盘传播和分娩时引起的传播,这是弓形虫、疟原虫的传播方式之一。

(2) 水平传播:是指寄生虫在人群个体之间的传播。

(3) 自体传播:是指发生在同一个人的寄生虫的反复感染,可分为两种方式。一种是体外自体感染,如感染者体内雌蛲虫爬出肛周产卵,虫卵污染手指,宿主通过吸吮手指等方式食入虫卵而再次感染蛲虫。另一种是体内自体感染,如链状带绦虫孕节因肠道逆蠕动或恶心呕吐等返入胃内，经消化液作用虫卵散发并孵化出六钩蚴，在人体内引起囊虫病。

（三）易感人群

对某种寄生虫缺乏免疫力或免疫力低下而处于易感状态的人群，称为易感人群。除免疫力外，不良的生活习惯和生产方式也使人群增加感染某种寄生虫的机会，如喜欢生吃菱角、荸荠的人群容易感染姜片虫，从事旱地种植业的人，钩虫感染率高于其他人群。

二、影响寄生虫病流行的因素

（一）自然因素

自然因素主要包括地理环境和气候条件。地理环境可通过对某些寄生虫中间宿主的繁殖和分布产生影响，如肺吸虫的中间宿主蝲蛄和溪蟹生活在水质清澈，无污染的河流小溪等石头多的水域，故肺吸虫病主要在丘陵和山区流行。温度、湿度、雨量和光照等气候条件，也会影响到寄生虫在外界环境中的发育及其中间宿主的生长、繁殖和活动，如温暖、潮湿、荫蔽的土壤有利于蛔虫受精卵发育至感染阶段，温暖的天气和充沛的雨量适合按蚊的繁殖和吸血，可增加疟疾传播的机会。

（二）生物因素

有些寄生虫的生活史过程需要某种动物作为中间宿主或传播媒介。寄生虫病能否流行，取决于该地区内有无中间宿主或媒介昆虫的存在，如黑热病流行于长江以北地区，与媒介昆虫白蛉的分布一致。

（三）社会因素

社会因素包括社会制度、经济状况、文化水平、医疗设施、防疫保健、生产方式和风俗习惯等，如发展中国家的寄生虫感染率高于发达国家，喜欢吃生鲜食物的人群感染食源性寄生虫病的机会增多，农业机械化地区的钩虫感染率通常低于其他地区。

由于自然条件和生物种类在一个地方是相对稳定的，故社会的进步、经济的发展、科学文化水平的提高、医疗卫生设施的完善、良好生活习惯的养成，对控制寄生虫病的流行起到关键性的作用。

三、寄生虫病的流行特点

（一）地方性

在无外地病例输入的情况下，某种疾病在某一地区经常性地发生，疾病的这种特点称为地方性。寄生虫病的流行与分布常常具有明显的地方性，这是因为寄生虫病的流行与当地的自然因素、生物因素和社会因素密切相关。

（二）季节性

由于气候条件、中间宿主或媒介节肢动物种群数量的消长直接影响寄生虫的生存与传播，故许多寄生虫病的流行具有明显的季节性。在生活史中需要节肢动物作为宿主或传播媒介的寄生虫，其流行季节与媒介节肢动物的季节消长是一致的，如间日疟原虫的流行季节与中华按蚊或嗜人按蚊的活动季节一致。此外，人群的生产活动或生活活动也是某些寄生虫病形成季节性的原因，如人们因农田生产或下水活动使急性血吸虫病常出现于夏季。

(三) 自然疫源性

在寄生虫家族中,有些种类最先是寄生于人迹罕至的原始森林或荒漠地区的脊椎动物,并在动物之间相互传播。当人进入该类地区后,这些寄生虫可以从脊椎动物传播给人,这种地区称为自然疫源地。寄生虫可以在脊椎动物和人之间自然地传播的这种特性称为自然疫源性。具有自然疫源性的寄生虫引起的疾病则称为人兽共患寄生虫病(parasitic zoonoses),如肝吸虫病、血吸虫病、弓形虫病等。人体寄生虫病绝大多数都是人兽共患寄生虫病,只有采取人兽兼治的措施才能较好地控制传染源,收到理想的防治效果。

四、寄生虫病防治的现状

寄生虫病的危害主要表现在影响人类健康及严重阻碍社会经济的发展,在热带和亚热带地区尤为突出。寄生虫病的流行与一个国家或地区经济发展状况密切相关、互为因果,它常被人们称为"乡村病"或"贫穷病",给人类留下许多痛苦、沉重的记忆。现在寄生虫病的危害已引起各国政府和一些民间组织的重视,大规模地开展寄生虫病的防治工作,取得了许多伟大成就。在世界范围内,人群中寄生虫感染率不断下降,一些流行猖獗的寄生虫病(如肠道寄生虫病)在经济发达的国家更是得到了明显控制或消灭。但由于世界经济发展不平衡,一些发展中国家依然受到寄生虫病的严重威胁。世界卫生组织(WHO)发布的《2019 年世界疟疾报告》显示,2018 年全球 100 多个国家及地区有疟疾流行,感染人数达 2.28 亿,死亡人数约 40.5 万,近 85%死亡病例集中在非洲地区和印度。报告指出,在撒哈拉以南的非洲,存在中度和高度传播的国家约有 1 100 万怀孕妇女感染疟疾。感染疟疾使孕妇面临严重贫血和死亡威胁,并直接影响胎儿发育,导致早产和低出生体重。据估计,平均每两分钟就有 1 名儿童死于疟疾。而目前全球感染血吸虫病的人数逾 2.3 亿,在 50 多个国家流行严重。非洲人类锥虫病也称为昏睡病,是一种通过采采蝇叮咬传播的寄生虫病,常使感染者致命,现有 6 000 万人处于风险当中,每年死亡病例高达数万例。黑热病仍然在全球 60 多个国家流行,波及亚、欧、非及拉丁美洲,每年新发病例数十万。世界上仍有 54 个国家、逾 9 亿人受到淋巴丝虫病的威胁,其中约 4 000 万人因该病毁容甚至丧失工作能力。蛔虫、钩虫、鞭虫等土源性蠕虫在全球的感染情况也不容小觑,据统计仅土源性肠道蠕虫的感染人数就多达 15 亿人。即使在发达国家,寄生虫病依然是一个重要的公共卫生问题,如在美国,囊虫病、弓形虫病、阴道毛滴虫病、贾第虫病等也受到许多医学工作者的重视。寄生虫病除了危害人类健康外,还给患者个人、家庭和社会带来防治疾病而耗费的沉重的经济负担,以及导致畜牧业减产,使一些家庭和地区出现因病致贫或因病返贫的惨状。据统计,疟疾造成的经济损失可以使高传播率国家的国内生产总值下降 1.3%,随着时间的推移将导致有疟疾和无疟疾国家之间国内生产总值的巨大差异。

在我国,随着经济的高速发展、人民生活水平的迅速提高及医疗卫生保障体系的不断改善,多年来寄生虫病感染率一直呈下降趋势。中华人民共和国成立初期,寄生虫病流行范围广,感染人数众多,疟疾年发病人数超过 3 000 万,血吸虫感染人数 1 000 余万,丝虫病患者约 3 000 万,黑热病患者 50 多万,钩虫感染者超过 2 亿。我国政府把上述五种危害严重的寄生虫病列为必须重点防治的"五大寄生虫病"。经过 70 年的努力,"五大寄生虫病"的防治工作取得了举世瞩目的成就。1958 年宣布基本消灭黑热病,2006 年在全国范围内实现了阻断丝虫病传播的目标。近年来,每年疟疾报告病例只有数千例,且主要为输入性病例,本地病例已经大幅减少。至 2015 年,70%的血吸虫病流行区达到传播阻断标准,血吸虫病综合防治措施成效显著。钩虫平均感染率也已经低于 1.12%。

显然,中华人民共和国防治寄生虫病的伟大成就,令人自豪,让人备受鼓舞,但我们不应沾沾自喜。由于我国幅员辽阔，各地区自然条件、生活习惯迥然不同等多种因素共同影响，寄生虫病在我国仍然是一个比较严重的问题。如丝虫病虽然达到阻断传播的目标，但传染源依然存在，今后的监测工作不能放松。受到经济全球化影响，各国人员来往增多、交流频繁，近年来境外疟疾输入性病例数量呈现逐年上升趋势，导致本地疟疾流行的风险不断增加。黑热病基本消灭 60 多年，但在新疆、甘肃和四川的部分地区每年仍有新发病例。我国血吸虫病流行区受地形复杂、储存宿主广泛、人畜流动频繁等因素影响，极大地增加了消灭血吸虫病的难度。土源性线虫如钩虫、蛔虫、鞭虫等导致严重临床症状的情况已经不多见，但感染人数不容乐观。由于不良饮食习惯的存在，食源性寄生虫病的种类和发病人数在部分省、自治区呈明显上升趋势。此外，一些输入性境外寄生虫病如锥虫病、罗阿丝虫病、盘尾丝虫病、曼氏血吸虫病、埃及血吸虫病、卵形疟疾等在我国时有报道。随着国际交往的增多，输入性寄生虫的种类必将随之增多，传播速度也可能会不断加快。因此，今后寄生虫病的防治任务仍然是十分艰巨的，不仅要消灭在我国流行多年的寄生虫病，还要时刻警惕境外的输入性寄生虫病。

五、寄生虫病的防治原则

寄生虫病在人群中的传播必须具备传染源、传播途径和易感人群三个基本环节，其中任一环节的缺失，新的寄生虫感染就不会发生，寄生虫病流行也不会形成。

（一）控制和消灭传染源

传染源在寄生虫病流行过程中是最基本的环节，故应在疫区进行普查普治，及早发现患者、带虫者和储存宿主，并进行积极治疗。同时，应做好流动人口的监测，控制流行区传染源的输入和蔓延。

（二）切断传播途径

搞好环境卫生，加强粪便和水源的管理，控制或杀灭媒介节肢动物和中间宿主。

（三）保护易感人群

加强卫生宣传，增加群众预防寄生虫病的科学知识，提高群众的自我保健和防病意识。做好集体和个人的防护工作，改变不良的饮食习惯，改进生产方法和改善生产条件，对某些寄生虫病还可采取预防服药的措施。

六、寄生虫病的实验诊断

根据检查内容不同，可把寄生虫病的实验诊断方法粗略分为病原学诊断、免疫学诊断和分子生物学诊断。

（一）病原学诊断

寄生虫生活史常常有多个发育阶段，其中有些阶段具有临床诊断意义。病原学诊断就是从患者排泄物、血液、组织液、分泌物及活体组织中检查出寄生虫某一发育阶段的虫体，是寄生虫病检查比较常用的方法，其检出结果也比较可靠。

病原学诊断方法有多种(原理和操作过程见附录)，应根据寄生虫的形态结构、检查材料进行选择。

（二）免疫学诊断

病原学检查虽能取得比较可靠的结果，但需要耗费大量的时间和人力，无法胜任现场大规模的检测。而对一些寄生于宿主组织的虫种，病原学诊断难度也较大。免疫学诊断可以较好地弥补病原学检查的不足，已经成为当今寄生虫病诊断、疫情监测、流行病学调查及防治效果考核的重要方法和手段。

免疫学诊断是指应用免疫学原理，对患者进行寄生虫抗原或抗体检测的方法。血清是常用的检查样本，检测成分为特异性抗体、循环抗原或免疫复合物(原理和操作过程见附录)。但由于寄生虫抗原呈多样性和复杂性，免疫学检查结果在寄生虫病诊断过程中常常只具有参考价值。在临床上，除了重视免疫学检查结果外，还应结合临床症状、病史、流行病学等因素作出判断。

（三）分子生物学诊断

分子生物学诊断是应用寄生虫基因的特异性，制定特异序列的 DNA 探针或设计特异性引物，通过核酸分子杂交或 PCR 扩增，以达到诊断寄生虫病目的的生物学技术。该技术显示了灵敏度高、特异性强、诊断速度快的优点，近年来在寄生虫病的诊断及流行病学调查研究方面取得了突破性进展，如用于检查疟疾、利什曼病、弓形虫病、丝虫病、血吸虫病的基因诊断技术已日渐成熟。

（梁裕芬）

第二章　医学蠕虫学

导学

掌握：似蚓蛔线虫、钩虫、蠕形住肠线虫、旋毛形线虫、华支睾吸虫、日本血吸虫、链状带绦虫、细粒棘球绦虫的形态、生活史、危害、诊断、分布和防治措施。

熟悉：毛首鞭形线虫、丝虫、布氏姜片虫、卫氏并殖吸虫、肥胖带绦虫、曼氏迭宫绦虫等医学蠕虫的形态、生活史、危害、诊断、分布和防治措施。

了解：其他蠕虫的形态、生活史及对人体的危害。

蠕虫(helminth)是多细胞的无脊椎动物，因借肌肉的伸缩进行蠕动而得名。"蠕虫"不是分类阶元，但由于引用时间较长，习惯上仍然沿用。寄生在人体的蠕虫称为医学蠕虫，由蠕虫引起的疾病称为蠕虫病，以寄生蠕虫为研究对象的科学称为医学蠕虫学。

第一节　医学蠕虫概述

医学蠕虫主要涉及线虫纲、吸虫纲、绦虫纲和棘头虫纲的动物，分别把它们称为线虫、吸虫、绦虫和棘头虫。此外，根据医学蠕虫在其生活史中是否需要中间宿主，可以把它们分为土源性蠕虫和生物源性蠕虫两大类：土源性蠕虫生活史中不需要中间宿主，其卵或幼虫直接在外界发育至感染阶段，人经口食入被其污染的食物或经皮肤接触被其污染的土壤而感染，绝大多数线虫如蛔虫、鞭虫和钩虫等均属于此类。生物源性蠕虫在发育过程中，必须经过中间宿主体内的发育，然后才能感染人体，所有的吸虫、绦虫和个别线虫均属于此类。这种分类方法对于预防蠕虫病具有一定的指导意义。预防土源性蠕虫感染，应加强粪便管理，防止环境污染，注意个人卫生和个人防护。预防生物源性蠕虫感染，则须采取防制和消灭中间宿主，加强个人防护和改变不良饮食习惯等措施。

由于线虫、吸虫、绦虫等各类蠕虫的生物学特性差异悬殊，下面分类进行概述。

(一) 线虫

线虫(nematode)属于线形动物门的线虫纲(Class Nematoda)，种类较多，估计全球有 1 万多种。多数营自生生活，广泛分布在水和土壤中，少部分营寄生生活，极少数既可营自生生活，又可营寄生生活。其中,能寄生于人体并能导致疾病的线虫约有 35 种。

成虫呈两侧对称的圆柱形,均不分节。虫体大小因种而异。雌雄异体,雄虫一般小于雌虫,尾部卷曲或膨大。体壁由角皮层、皮下层和纵肌层组成,角皮层常在虫体的前端或末端形成一些特殊结构,如唇瓣、乳突、翼及雄虫的交合伞、交合刺等。

线虫的消化系统包括消化管和腺体。在消化管和体壁之间存在无体腔膜覆盖的体腔,称原体腔(procoele)。雄性生殖系统由睾丸、储精囊、输精管、射精管及交配附器组成,属单管型;雌性生殖系统由卵巢、输卵管、子宫、排卵管组成,大多属双管型,阴道由两排卵管汇合形成,开口于阴门。

线虫卵一般呈椭圆形。卵壳多呈黄色、棕黄色或无色。由 3 层构成: 外层为在光学显微镜下不易看见的卵黄膜;中层为壳质或几丁质层,较厚,是卵壳的主要组成部分,具有抗压作用;内层为脂层或蛔苷层,可阻止卵内水分丢失,防止虫卵过快干燥死亡。卵壳内包含的可能是未分裂(如蛔虫卵)或正在分裂的卵细胞(如钩虫卵);有的是已经发育为蝌蚪期的胚胎(如蛲虫卵);还有的卵细胞在母体子宫内直接分裂、发育,以幼虫排出母体(如丝虫、旋毛虫),称卵胎生。

线虫的生活史过程一般包括卵、幼虫和成虫三个阶段。根据生活史,可把线虫分为生物源性线虫(需要中间宿主,如丝虫、旋毛虫)和土源性线虫(不需要中间宿主,如蛔虫、钩虫、鞭虫)两类。

(二) 吸虫

吸虫(trematoda)属扁形动物门的吸虫纲(Class Trematoda),均营寄生生活。在人体中寄生的吸虫均隶属于复殖目(Order Digenea),称为复殖吸虫(digenetic trematode)。

吸虫成虫多呈叶片状或长舌状,背腹扁平,有口吸盘和腹吸盘。成虫消化道简单,有口、咽、食管和肠管,肠管分为左右两支,末端为盲管,无肛门。寄生于人体的吸虫除裂体吸虫外均为雌雄同体,生殖系统发达,可进行异体受精或自体受精。

虫卵呈椭圆形,黄色或淡黄色,卵壳较薄,大多一端有小盖,卵内含一条毛蚴或一个卵细胞和若干个卵黄细胞。

吸虫的生活史复杂,其基本生活史过程包括卵、毛蚴、胞蚴、雷蚴、尾蚴、囊蚴与成虫等阶段。胞蚴和雷蚴进行无性生殖。成虫大多寄生在人和其他哺乳动物体内,幼虫阶段需要 1～2 个中间宿主,第一中间宿主均为淡水螺或其他软体动物。感染人体的阶段大多为囊蚴,经口感染,常常因为食入生鲜的动物肉类或媒介植物而导致吸虫侵入。

(三) 绦虫

绦虫(cestode)亦称带虫(tapeworm),属扁形动物门绦虫纲(Class Cestoda)。寄生于人体内的绦虫有 30 余种,分属于多节绦虫亚纲的圆叶目(Cyclophyllidea)(如链状带绦虫、肥胖带绦虫、细粒棘球绦虫等)和假叶目(Pseudophyllidea)(如曼氏迭宫绦虫、阔节裂头绦虫等)。

绦虫雌雄同体。成虫体长差异悬殊,从数毫米到数米不等。虫体白色或乳白色,长如带状,背腹扁平,左右对称,缺体腔,大多分节,节片从前端往后分别称为头节、颈节、幼节、成节和孕节。各种节片的大小、结构、功能不相同: 最前端为头节,通过特有的吸盘、小钩或吸槽等固着器官吸附在宿主肠壁上;其后是短而纤细的颈节,具有生发功能,由此长出新的节片;刚长出的节片较幼小,生殖器官发育未成熟,称为幼节;幼节逐渐长宽变长,生殖器官成熟,称为成节;成节进一步长宽变长,称为孕节,圆叶目绦虫孕节除了储满虫卵的子宫外,其他生殖器官均已退化,假叶目绦虫孕节结构与成节相似。最末端的孕节不断地从虫体脱落,新的幼节不断地从颈节长出,使虫体得以保持一定的长度。虫体无口和消化道,营养靠体表渗透吸收。

假叶目绦虫卵与吸虫卵相似;圆叶目绦虫卵多呈圆球形,外面是卵壳和胚膜,卵内是一条幼虫,具有 3 对小钩,称六钩蚴。

假叶目绦虫和圆叶目绦虫的生活史很不一样。假叶目绦虫需要 2 个中间宿主,虫卵必须进入水中才能继续发育;圆叶目绦虫需要 1 个中间宿主,个别种类甚至不需要中间宿主。成虫在宿主体内寿命从数日至数十年不等。

(汤冬生　梁裕芬　陆　杨)

第二节　线　虫

在我国,常见重要的人体寄生医学线虫根据尾感器的有无分为两个亚纲(表 2-1)。

表 2-1　我国重要的医学线虫分类

尾感器亚纲 Phasmidea	小杆目 Rhabditata	类圆科 Strongyloididae	类圆线虫属 Shrongyloides	粪类圆线虫 S.stercoralis
	圆线目 Strongylata	钩口科 Ancylostomatidae	钩口线虫属 Ancylostoma	十二指肠钩口线虫 A.duodenale
			板口线虫属 Necator	美洲板口线虫 N.americanus
		毛圆科 Trichostrongylidae	毛圆线虫属 Trichostrongylus	东方毛圆线虫 T.orientalis
		管圆科 Angiostrongylidae	管圆线虫属 Angiostrongylus	广州管圆线虫 A.cantonensis
	蛔目 Ascaridata	蛔科 Ascaridae	蛔线虫属 Ascaris	似蚓蛔线虫 A.lumbricoides
	尖尾目 Oxyurata	尖尾科 Oxyuridae	住肠线虫属 Enterobius	蠕形住肠线虫 E.vermicularis
	旋尾目 Spirurata	颚口科 Gnathostomatidae	颚口线虫属 Gnathostoma	棘颚口线虫 G.spinigerum
		筒线科 Gongylonematidae	筒线虫属 Gongylonema	美丽筒线虫 G.pulchrum
		吸吮科 Thelaziidae	吸吮线虫属 Thelazia	结膜吸吮线虫 T.callipaeda
	丝虫目 Filariata	盖头虫科 Dipetalonematidae	吴策线虫属 Wuchereria	班氏吴策线虫 W.bancrofti
			布鲁线虫属 Brugia	马来布鲁线虫 B.malayi
无尾感器亚纲 Aphasmidea	鞭尾目 Trichurata	毛形虫科 Trichinellidae	旋毛形线虫属 Trichinella	旋毛形线虫 T.spiralis
		鞭虫科 Trichuridae	鞭虫属 Trichuris	毛首鞭形线虫 T.trichiura

似蚓蛔线虫

似蚓蛔线虫(*Ascaris lumbricoides* Linnaeus,1758)简称蛔虫,是一种大型线虫,也是最常见的寄生虫之一,寄生于人体或动物的小肠中,引起蛔虫病。蛔虫病呈世界性分布,我国遍布各地。此外,犬弓首线虫(Toxocara canis)简称犬蛔虫,是犬类常见的肠道寄生虫,其幼虫能在人体内移行,引起内脏幼虫移行症。在人类历史上,人蛔虫是很早被人们认识的一种寄生虫,如《灵枢·厥论》中载有:"肠中有虫瘕及蛟蛕,皆不可取以小针。心肠痛、侬作痛、肿聚,往来上下行,痛有休止,腹热喜渴涎出者,是蛟蛕也。"在蛔虫病的治疗方面,中国医学亦积累许多宝贵经验。

(一) 形态

1. 成虫　虫体圆柱形,状似蚯蚓,体形向头尾两端逐渐变细,体表光滑有纤细的横纹,两侧各有一条侧线,乳白色或淡红色,头端钝圆,有唇瓣 3 片,呈"品"字形排列,雌雄异体。雄虫长 15～31 cm,最宽处直径 2～4 mm,尾端向腹面弯曲,有两根可伸缩的镰刀状的交合刺,雄性生殖系统为单管型,盘绕在虫体后半部的原体腔内。雌虫长 20～35 cm,最宽处直径 3～6 mm,尾端平直,生殖器官为双管型,盘绕在虫体后 2/3 部位的原体腔内,阴门位于虫体前部和中部 1/3 交界处的腹面。

2. 虫卵

(1) 受精蛔虫卵:呈椭圆形,淡黄色,大小为(45～75)μm×(35～50)μm,卵壳厚,卵壳外有一层由虫体子宫分泌形成的较厚的凹凸不平的蛋白质膜,蛋白质膜在肠道内被胆汁染成棕黄色,卵内含有一个大而圆的卵细胞,卵细胞与壳间有新月形的空隙。卵壳由外向内分为 3 层,即受精膜、壳质层和蛔苷层。

(2) 未受精蛔虫卵:呈长椭圆形,淡黄色,大小为(88～94)μm×(39～44)μm,卵壳与蛋白质膜均较薄,无蛔苷层,卵内含有大小不等的屈光颗粒。有时蛔虫卵的蛋白质膜因人体肠道内的特殊环境而脱落,则卵壳呈无色透明,应注意与其他线虫卵相鉴别(图 2-1)。

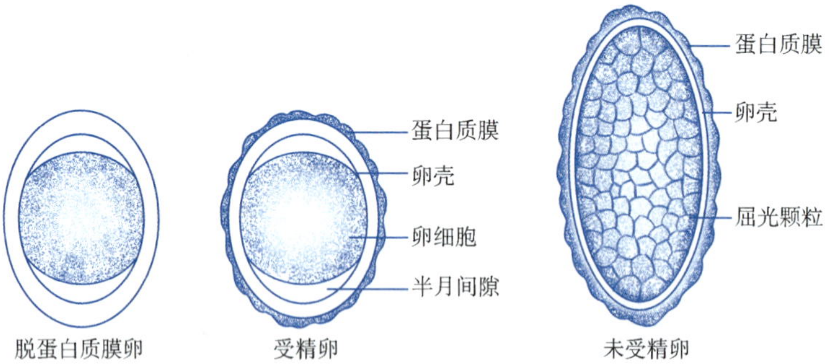

图 2-1　受精蛔虫卵、未受精蛔虫卵和脱蛋白质膜蛔虫卵

(二) 生活史

蛔虫的生活史过程,包括虫卵在外界土壤中的发育和虫体在人体内的发育两个阶段,不需要中间宿主,属直接型生活史。成虫寄生于人体小肠内,多见于空肠,以肠中消化、半消化的食糜为食,雌虫和雄虫成熟交配后,雌虫产出虫卵,虫卵随粪便排出体外,只有受精蛔虫卵在外界能进一步发育,未受精蛔虫卵很快就会夭折死亡。

受精蛔虫卵在荫蔽、潮湿、氧气充足和 21～30℃的适宜温度下,经过 2 周发育,卵细胞发育成第一期幼虫，再经 1 周发育，在卵内进行第 1 次蜕皮后发育为第二期幼虫，含有第二期幼虫的虫卵为感染期虫卵。感染期虫卵被人食入，受小肠内环境条件的影响，以及卵壳各层受卵内幼虫分泌的含有酯酶、壳质酶和蛋白酶的孵化液作用，加上卵内幼虫的活动增强，最后卵壳破裂，幼虫孵出。幼虫能分泌透明质酸酶和蛋白酶，侵入小肠黏膜和黏膜下层，钻入肠壁小静脉或淋巴管，经静脉入肝，再经右心到肺，穿破肺泡上的毛细血管进入肺泡，在此进行第 2 和第 3 次蜕皮，然后，再沿支气管、气管移行至咽部，被吞咽后，经食管、胃到达小肠，在小肠内进行第 4 次蜕皮后，经数周发育为成虫。从感染性虫卵被人食入，到雌虫发育成熟开始产卵需 60～75 日(2～2.5 个月)，成虫寿命约 1 年。一条雌虫每日排卵约 24 万，人体内寄生的成虫数目不等，个别感染者可达上千条(图 2-2)。

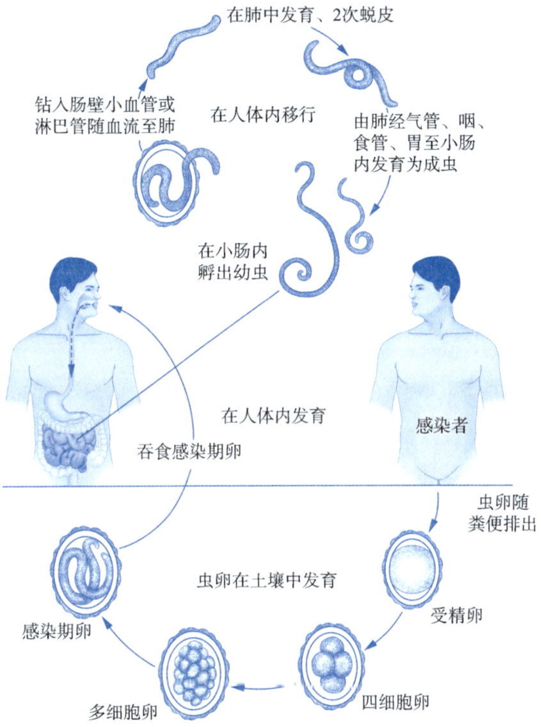

图 2-2　蛔虫生活史示意图

(三) 感染与致病

蛔虫的幼虫和成虫均可对人体致病，主要通过机械性损伤、超敏反应以及导致肠功能障碍等损伤人体。

1. 幼虫致病　是由于幼虫在人体内移行时，从幼虫侵入肠壁开始，到经过肝、肺移行，以及在小肠内寄生等，均可引起组织损伤。尤其是需要穿破肺部的微血管进入肺泡，可造成肺局部出血、炎性渗出和嗜酸性粒细胞浸润。重度感染可导致蛔蚴性支气管肺炎，症状有体温升高、咳嗽、哮喘、咳黏液痰或血痰，甚至呼吸困难等临床症状。多数病例在发病后 4～14 日自愈。

2. 成虫致病　主要是由于成虫寄生于小肠，直接掠夺宿主的营养物质，损伤肠黏膜，不仅影响小肠的消化和吸收功能，还可导致肠黏膜的炎性病变，引起一系列消化功能紊乱等症状，表现为腹部不适、阵发性脐周疼痛、纳差、腹胀、消化不良、恶性、呕吐、腹泻与便秘交替等。重度感染在儿童可出现营养不良，甚至发育障碍。虫体的分泌物和代谢产物常使患者出现荨麻疹、血管神经性水肿和皮肤瘙痒等过敏反应，以及磨牙和惊厥等神经症状。

成虫有窜扰和钻孔习性，当人体体温升高或食入刺激性食物以及不适当的驱虫治疗时，常使虫体乱窜钻孔，从而进入胆总管、胰管、阑尾等处，引起胆道蛔虫症、蛔虫性胰腺炎、蛔虫性阑尾炎等常见并发症。其中，胆道蛔虫症是临床上较为常见的并发症，虫体侵入部位多在胆总管，主要症状表现为突发性右上腹阵发性绞痛，并向右肩、背部及下腹部放射，伴有恶心、呕吐等；也可因肠道病变引起肠穿孔；人体感染虫数较多时，大量成虫纽结成团，堵塞肠管，致使寄生部位肠管发生蠕动障碍，可引起机械性肠梗阻。蛔虫并发症若不及时治疗常引起严重后果。

（四）实验诊断

雌性蛔虫的产卵量大，用粪便生理盐水直接涂片法查虫卵可取得很好的效果，1 张涂片检出率可达 80%，3 张涂片检出率可达 95%。对生理盐水直接涂片法阴性者，可采用加藤厚涂片法、自然沉淀法和饱和盐水浮聚法，检出率更高。吐虫、排虫或痰液中查出幼虫也可帮助诊断。另外，中医临床诊断蛔虫病亦有独到之处，如面部蛔虫斑、指甲白斑、唇泡和巩膜“虫影”等。

（五）流行情况

蛔虫呈世界性分布，广泛地流行于世界各地，尤以温暖、潮湿、卫生条件较差的国家和地区更为严重。在我国，人群感染率也较高。1989～1990 年全国人体寄生虫感染情况调查，蛔虫感染率高达 69%。2001～2004 年全国寄生虫病调查显示蛔虫感染人数约 8 593 万，平均感染率为 12.72%。在生活水平低、环境卫生和个人卫生差的地区感染率更高，人群感染的特点是农村感染高于城市，儿童感染高于成人。2018 年第三次全国人体寄生虫病调查显示，土源性线虫感染较第二次寄生虫病调查下降幅度达 80%以上。

粪便中含有受精蛔虫卵的患者和带虫者是传染源，蛔虫广泛流行的主要因素有：① 生活史比较简单，外界发育不需要中间宿主。② 生殖器官发达，繁殖能力强，雌虫产卵量极大。③ 虫卵对外界环境的抵抗力强，蛔虫卵在荫蔽、潮湿的土壤中可存活 5～6 年，−10℃条件下可活 2 年，粪坑中可活半年至 1 年，在 5%石炭酸或 10%来苏中可活 5～10 小时，食用醋、酱油、腌菜和泡菜均不能杀死虫卵。④ 人们不良的生活和生产行为，如饭前不洗手，生吃瓜果、蔬菜，饮生水等。⑤ 随地大便以及粪便管理不当，用未经无害化处理的粪便施肥等，均可造成人体感染，以及虫卵对外界环境的广泛污染。蛔虫卵的抵抗力如此之强，与蛔苷层能防止外界水溶性化合物渗入卵内，同时防止卵内的水分外漏有密切关系。但蛔虫卵对热的抵抗力差，在 65～70℃条件下或在阳光直接照射下数分钟死亡。

（六）防治原则

(1) 加强卫生宣传，注意个人卫生，改正不良生活习惯和行为，防止食入蛔虫卵，减少感染机会。

(2) 加强粪便管理，改善环境卫生，用无害化处理过的粪便施肥，消灭苍蝇，是阻断传播途径的重要措施。

(3) 治疗患者及带虫者，对学龄儿童采用集体服药驱虫。驱虫时间宜在感染高峰之后的秋、冬季节。常用驱虫西药有左旋咪唑、阿苯达唑、伊维菌素、甲苯达唑等。中药有乌梅、使君子、山道年、苦楝皮等。另外，中医学认为，蛔虫“得酸则静、得辛则伏、得苦则下”。以此理论为依据，组方乌梅汤：乌梅 5 枚、细辛 4.5 g、干姜 6 g、当归 6 g、制附子 9 g、蜀椒 4.5 g、桂枝 6 g、黄柏 6 g、黄连 6 g、党参

9 g。此方中，乌梅、蜀椒、黄连为主药，即酸、辛、苦并用，治疗蛔虫病效果好，尤为胆道蛔虫病疗效更佳。

钩　虫

钩虫(hookworm)是钩口科线虫的统称，全世界有钩虫虫种 17 属，数十种，但能寄生于人体的钩虫主要有两种，分别是：十二指肠钩口线虫(*Ancylostoma duodenale* Dubini，1943)(简称十二指肠钩虫)和美洲板口线虫(*Necator americanus* Stiles，1902)(简称美洲钩虫)。钩虫是危害性最严重的肠道线虫，寄生于人体的小肠，以血液为食，引起钩虫病(hookworm disease)。钩虫病严重危害人类的健康，是我国重点防治的五大寄生虫病之一。

中医学对钩虫病认识也是比较早的，许多医书中记载的“农民黄疸病”“桑叶黄”“懒黄病”等，均是指钩虫病。

(一) 形态

1. 成虫　虫体细小，略弯曲，活时肉红色半透明，死后灰白色，长约 10 mm，前端微向背面仰屈，上有一发达的椭圆形角质口囊，由坚韧的角质构成，口囊腹侧有钩齿或板齿。雌雄异体，雌虫较大，尾端呈圆锥形，生殖系统为双管型。雄虫略小，尾端由肌性指状辐肋支撑膨大成交合伞，其背辐肋的形状和末端分支特点是鉴定虫种的重要依据之一。其上有交合刺。钩虫咽管较长，约为体长的 1/6，其后端略膨大，肌肉发达，肌细胞交替收缩与松弛，使咽管具有唧筒样作用，将食物吸进并挤入肠道。虫体前端两侧有 1 对头腺，主要分泌抗凝素及乙酰胆碱酯酶。抗凝素是一种耐热的非酶类多肽，具有抗凝血酶原作用，阻止宿主肠壁受咬伤口的血液凝固，有利于钩虫的吸血；乙酰胆碱酯酶可破坏乙酰胆碱，影响神经介质的传递，从而降低宿主肠壁的蠕动，有利于虫体附着寄生部位。两种钩虫的主要鉴别见表 2-2。

表 2-2　十二指肠钩虫与美洲钩虫主要鉴别点

鉴别要点	十二指肠钩虫	美洲钩虫
大小(mm)	雌：(10～13)×0.6 雄：(8～11)×0.45	(9～11)×0.4 (7～9)×0.3
体　形	头端与尾端均向背侧弯曲，虫体似“C”形	头端向背侧弯曲，尾端向腹面弯曲，虫体似“S”形
口　囊	腹侧前缘有 2 对钩齿	腹侧前缘有 1 对半月形板齿
交合伞	撑开时略呈圆形	撑开时略呈扁圆形
背辐肋	由远端分两支，每支又分三小支	由近端分两支，每支又分两小支
交合刺	两刺长鬃状，末端分开	一刺末端形成倒钩，与另一刺合并包于膜内
尾　刺	雌虫有	雌虫无
阴　门	位于体中部略后	位于体中部略前

2. 虫卵　呈椭圆形，大小为(56～76)μm×(36～40)μm，卵壳极薄而无色透明，新鲜粪便中的虫卵内细胞多分裂为 2～4 个，卵细胞与卵壳间有明显的透明间隙。便秘患者或粪便放置过久，卵内细胞可继续分裂成多细胞呈桑椹状，为桑椹期虫卵。十二指肠钩虫卵与美洲钩虫卵极为相似，

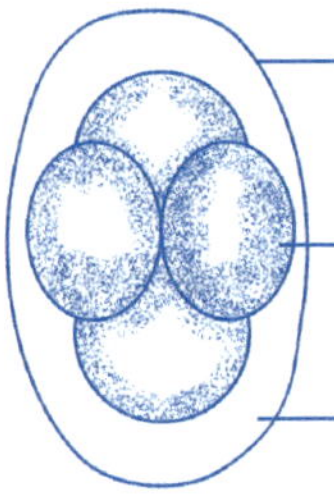

图 2－3 钩虫虫卵

形态不易区别(图 2－3)。

（二）生活史

寄生于人体的两种钩虫生活史基本相同，成虫寄生于人体小肠，用口囊内钩齿或板齿咬附于肠黏膜上，以人体血液为食，在吸血的同时分泌抗凝素，阻止血液凝固。偶以淋巴液、肠黏膜为食，成熟交配后雌虫产卵随粪便排出体外。

虫卵内的卵细胞在温暖、潮湿、荫蔽、氧气充足的土壤中分裂很快，2 小时后即孵出第一期杆状蚴，2 日内第 1 次蜕皮，发育为第二期杆状蚴，杆状蚴以土壤中细菌、有机物为食。经 5～6 日发育，咽管变长，进行第 2 次蜕皮，停止摄食发育为丝状蚴即感染期幼虫。丝状蚴在土壤表层十分活跃，可借助覆盖体表水膜的表面张力，沿地面植物向上爬行，呈聚集性活动，在污染较重的土壤，一小块土中可有数千条丝状蚴。在适宜的土壤中，丝状蚴可存活 15 周左右。

丝状蚴具有趋温、向湿的特性，当与人体皮肤接触时，表现出活跃的穿刺运动，借助机械性穿刺和酶的作用，从毛囊、汗腺口或破损皮肤等薄嫩处钻入人体。丝状蚴侵入皮肤后，在局部停留 24 小时，然后进入小静脉或淋巴管，随血流经右心到肺，穿过肺微血管进入肺泡，借助细支气管、支气管上皮细胞的纤毛摆动，向上移行至咽，随吞咽活动被咽下，经食管和胃到达小肠。幼虫在小肠内迅速发育，经第 3 次和第 4 次蜕皮，发育为成虫。

自丝状蚴经皮肤侵入人体到虫体发育成熟开始产卵，一般需 5～7 周。十二指肠钩虫平均每条雌虫每日产卵 1 万～3 万个，美洲钩虫每条雌虫每日产卵 0.5 万～1 万个。成虫寿命十二指肠钩虫可活 7 年，美洲钩虫可活 15 年(图 2－4)。

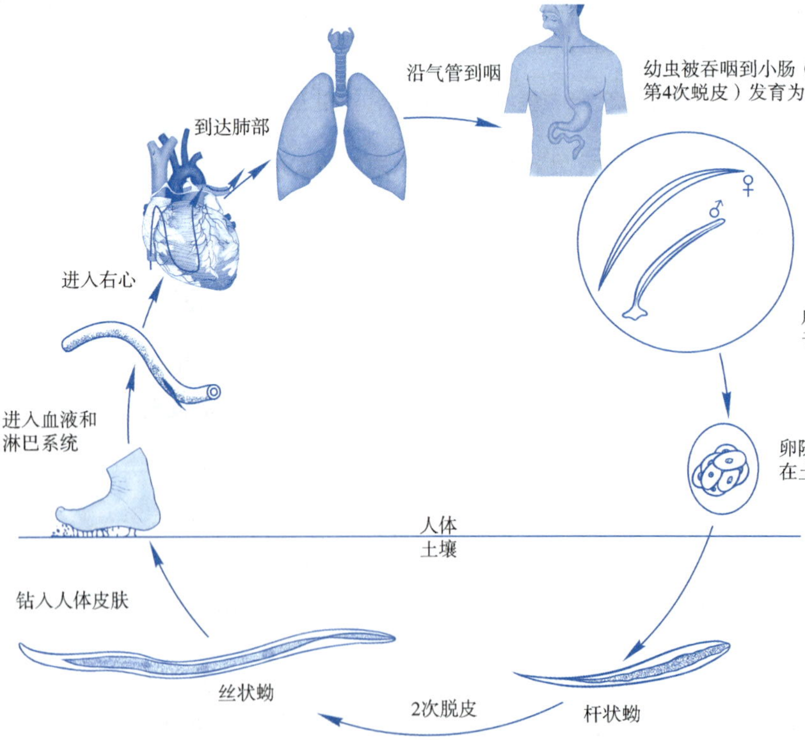

图 2－4 钩虫生活史示意图

钩虫主要通过皮肤感染人体；也可因被人食入经口腔、食管的黏膜感染人体；还有学者报告幼虫可通过胎盘进入胎儿体内。此外，钩蚴可从产妇乳汁中排出也已被证实。

（三）感染与致病

人体感染钩虫后是否发病，与感染的虫数、人体的营养状况和免疫力有关。两种钩虫的致病机制相同，幼虫和成虫均可对人体致病。危害最严重的是成虫在肠道寄生期间，造成人体慢性失血。十二指肠钩虫对人体的危害比美洲钩虫大。

1. 幼虫致病　主要是丝状蚴侵入人体皮肤和幼虫在人体内移行对人体造成的损害。

（1）钩蚴性皮炎：俗称"粪毒""着土痒"等，可在丝状蚴侵入皮肤数十分钟后引起，症状表现为局部奇痒、灼痛、丘疹、斑疹、水疱等，如继发细菌感染则形成脓疱，最后结痂愈合。皮炎多见于手和足背及指和趾间，这些易与土壤接触的人体皮肤薄嫩的部位。

（2）肺部病变：钩虫幼虫移行至肺部，穿破肺部微血管进入肺泡时，引起局部出血及炎性细胞浸润。患者出现发热、咳嗽、咳血、胸痛等，重者可出现咯血、持续干咳和哮喘。血中嗜酸性粒细胞增多。胸部X线检查显示肺部浸润性阴影，随着幼虫移行离开肺部，症状持续1～2周后消失。人体大量感染丝状蚴，有可能引起暴发性钩虫性哮喘。

2. 成虫致病　主要是成虫寄生于人体小肠咬附于肠黏膜，以血液为食的吸血活动，致使人体长期慢性失血，铁和蛋白质不断耗损而导致贫血，是对人体造成的主要损害。

（1）消化道症状：成虫以口囊上钩齿或板齿咬附于肠黏膜，并经常更换咬附部位，造成肠黏膜散在出血和小溃疡，甚至形成片状出血性瘀斑，病变可达黏膜下层，甚至肌层。患者常有上腹部不适、隐痛、恶心、呕吐和腹泻等症状。早期食欲增加，体重却减轻。少数患者出现喜食生米、生豆、纸片、泥土，甚至瓦块等异常症状，称为"异嗜症"。补充铁剂后，大多数患者此现象消失，可能与患者体内铁的耗损有关。钩虫寄生可引起消化道出血，患者可排黑色柏油状大便。

（2）贫血：钩虫成虫以血液为食，吸入的血液很快从消化道排出，造成人体血液丢失。应用放射性同位素^{51}Cr标记红细胞，测得一条美洲钩虫每日吸血量为0.02～0.10 ml，十二指肠钩虫每日吸血量为其5～6倍。钩虫吸血的同时分泌抗凝素，阻止血液的凝固，且有不断更换吸血部位的习性。由于抗凝素的作用，致肠黏膜多处持续性渗血，使人体丢失大量的蛋白质和铁。由于铁的缺乏，使血红蛋白的合成发生障碍，血红蛋白的合成速度慢于红细胞的生成速度，致红细胞小而色素浅，使患者呈现低色素小细胞型贫血。这种贫血主要由铁的缺乏引起，因此临床称这种贫血为缺铁性贫血。表现为皮肤蜡黄、黏膜苍白、头晕、乏力、劳动力减弱或丧失，严重者可有心慌、气促、面部和下肢浮肿、胸腔积液和心包积液等贫血性心脏病的症状。

（3）婴幼儿钩虫病：多因母亲在田间劳动时，将婴儿放在污染有钩蚴的土壤上或使用了被钩蚴污染的尿布而感染；我国北方农村因穿"土裤子"或睡沙袋而感染；经胎盘感染；经母乳传播感染等。发病最早为出生后10日，常以柏油样黑便、腹泻、食欲减退等症状为主，贫血严重，并发症多，愈后差，严重影响生长发育。流行区10岁以下儿童感染率高，儿童患钩虫病易引起营养不良、生长发育迟缓，甚至侏儒症。

（四）实验诊断

1. 病原学诊断　粪便检查以检出钩虫卵或孵化出钩蚴为确诊依据。

（1）粪便检查虫卵：常用生理盐水直接涂片法和饱和盐水浮聚法。其中饱和盐水浮聚法是检查钩虫卵最常用的方法，操作简单，检出率较生理盐水直接涂片法提高5～6倍。

(2) 钩蚴培养法：检出率与饱和盐水浮聚法相似。若粪便定量作钩蚴培养法，计数孵出幼虫数，既可测定感染度，又可鉴别虫种，但培养需 3～5 日才能出实验结果。

(3) 虫卵计数法：可以推算出人体内寄生的成虫数，对了解患者感染度以及流行病学调查和疗效考核有意义。常用的方法有改良加藤法、司氏稀释计数法、洪氏虫卵计数法、小管浮聚计数法等。

钩虫的感染度，按每克粪便内虫卵数来划分。少于 2 000 个虫卵为轻度感染，2 000～11 000 个虫卵为中度感染，多于 11 000 个虫卵为重度感染。

2. 免疫学诊断　主要应用于钩虫产卵前，结合病史进行早期诊断。有皮内试验(ID)、间接血凝试验(IHA)、间接荧光抗体试验(IFA)、酶联免疫吸附试验(ELISA)等。

(五) 流行情况

钩虫分布几乎遍及全世界，在热带和亚热带国家分布更为广泛。十二指肠钩虫属于温带型，美洲钩虫属于亚热带及热带型。据估计全世界有钩虫感染者 9 亿多人。我国除新疆、青海、内蒙古等地未见钩虫流行外，其他地区均有流行。根据 2001～2004 年全国寄生虫病调查，我国钩虫感染人数为 3 930 万，平均感染率为 6.12%。农村感染高于城市，农民感染率显著高于其他职业。十二指肠钩虫多流行于华北、华东地区，美洲钩虫多流行于华南各地，其他地区为两种钩虫混合存在。造成钩虫流行的主要因素有：

1. 传染源　患者和带虫者是钩虫病的传染源。

2. 有适合于钩虫卵及幼虫生长和发育的自然条件　钩虫卵及幼虫生长和发育的适宜温度为 20～30℃，尤为 25～28℃，如环境温度高于 40℃或小于 0℃，则大量的虫卵和幼虫会死亡。我国地处温带和亚热带地区，在黄河以南，平均海拔高度 800 m 以下的广阔丘陵和平原地区，自然条件非常有利于钩虫卵及幼虫的生长和发育，是钩虫的主要流行区。

3. 人体皮肤与钩蚴有接触的机会　如种植蔬菜、玉米、红薯、高粱、桑树及烟草等，这些农作物常以人的粪便为肥料，农作物的生长环境非常有利于钩虫卵及幼虫的生长和发育。故有大量的丝状蚴存在。农民在劳动时，手和脚有较多的机会接触丝状蚴而感染钩虫。再如矿井下的特殊环境，由于温度高、湿度大，空气流通不畅，阳光又不能射入，以及卫生条件差等原因，也有利于钩虫的传播。流行季节各地不同，温暖的南方几乎全年均可感染。其他地区以 5～8 月为感染高峰，9 月感染下降。

(六) 防治原则

1. 加强卫生宣传，注意个人防护　教育人们改变耕作方法，耕作时提倡穿鞋下地，尽量减少手和足直接与泥土接触，必要时手和足可涂用防护剂，如 1.5%左旋咪唑硼酸酒精或 15%噻苯达唑软膏，以预防感染。

2. 加强粪便管理及无害化处理　这是切断钩虫传播途径的重要措施，教育儿童不随地大便，不用新鲜粪便施肥，采用粪尿混合储存，提倡用沼气池、三坑式沉淀密封粪池或堆肥法处理粪便，杀死钩虫卵后再使用。

3. 治疗患者　在流行区进行普查普治，是防治钩虫病的重要环节。驱虫宜在每年冬、春季进行。常用驱虫药物：中药有榧子、槟榔、贯众；西药有甲苯达唑、左旋咪唑、阿苯达唑和噻苯达唑等药，合并用药可提高驱虫效果。

对钩幼性皮炎患者早期可用透热疗法即局部浸于 53℃水中，20 分钟，以杀死停留于局部皮下组织内的幼虫。也可口服噻苯达唑杀灭移行期幼虫；患处涂抹 1.5%左旋咪唑硼酸酒精或 15%噻苯达唑软膏或无极膏等，对钩幼性皮炎有比较好的治疗效果。

蠕形住肠线虫

蠕形住肠线虫(*Enterobius vermicularis* Linnaeus,1758)简称蛲虫(pinworm),主要寄生于人体的盲肠附近,引起蛲虫病。蛲虫感染十分广泛,各种年龄的人均可感染,但以 9 岁以下的儿童感染最为常见。中医学对蛲虫早有认识,如巢元方的《诸病源候论》中载有:"蛲虫至细,形似菜虫,也居胴肠间,多则为痔。"王焘的《外台秘要》中说:"蛲虫多是小儿患之,大人亦有其病。"在治疗方面,中医学亦积累了丰富的经验。

(一) 形态

1. 成虫　虫体细小,乳白色,似线头。虫体前端的两侧角皮膨大成头翼,口孔位于顶端,周围有 3 片小唇瓣。口孔后为食管,食管末端呈球形为食管球,雌雄异体。雄虫大小为(2～5)mm×(0.1～0.2)mm,尾端向腹面卷曲,生殖系统为单管型,包括睾丸、输精管和射精管,泄殖腔开口于虫体尾端,有交合刺一根。雌虫大小为(8～13)mm×(0.3～0.5)mm,虫体中部膨大较粗,尾端直而尖细呈细针状,细针状部分约为虫体体长的 1/3,肛门位于虫体中、后 1/3 交界处腹面。生殖系统为双管型,前后两子宫汇合通入阴道,阴门开口于虫体前、中 1/3 交界处腹面。

2. 虫卵　略呈椭圆形,卵壳无色透明,大小为(50～60)μm×(20～30)μm,卵壳厚,显微镜下观察常见卵的两侧不对称,一侧扁平,一侧凸起,内含一个蝌蚪期胚胎,电镜下见卵的一端有一粗糙区,为卵内幼虫逸出的孵出口(图 2-5)。

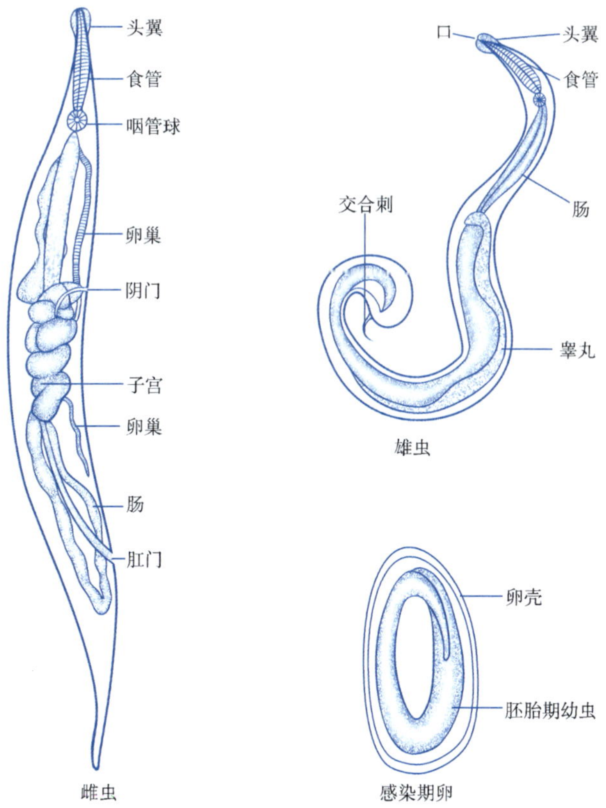

图 2-5　蛲虫成虫和虫卵

（二）生活史

蛲虫的生活史简单，人是唯一的终宿主。成虫主要寄生在人体盲肠、阑尾、结肠、直肠及回肠下段。借助头翼和唇瓣的作用，用口孔吸附于肠黏膜上，以肠内容物为食，偶而以组织液或血液为食。雌雄虫交配后，雄虫很快死亡。当子宫内充满虫卵时，雌虫即不再吸附在肠黏膜上而脱落入肠腔，随肠内容物向肠腔下段移行而到直肠。在肠腔内低氧压的条件下，一般不能产卵或仅产出少量的卵。当夜晚宿主睡眠后，肛门括约肌较松弛时，部分雌虫爬行到肛门外。由于受到温度和湿度变化，体内和体外环境变化，尤其是氧压变化的刺激，开始在肛门周围和会阴部皮肤皱褶处大量产卵，虫卵黏附在肛门周围和会阴部皮肤上。排卵后的雌虫多数干枯死亡，少数亦可返回肠腔或进入阴道、子宫、输卵管、腹腔、盆腔或尿道等部位，引起异位寄生。

雌虫产出的虫卵，黏附在肛门周围和会阴部的皮肤上，在温度(34～36℃)、相对湿度(90%～100%)及氧气充足的适宜环境条件下，虫卵内的蝌蚪期胚胎经 6 小时发育，幼虫蜕皮 1 次发育成为感染期虫卵。雌虫的产卵活动以及黏附在皮肤上虫卵的刺激，引起肛门周围和会阴部皮肤发痒，患儿常自觉或不自觉地用手搔痒，感染期虫卵污染手指，经肛门-手-口方式形成自体感染。感染期虫卵也可经衣裤、被褥、玩具、食物或随空气吸入等方式使人体感染。

虫卵被人食入后，在十二指肠内孵化出幼虫，沿小肠下移，途中蜕皮 2 次，行至回盲部再进行第 4 次蜕皮发育为成虫。人食入感染期虫卵至发育为成虫产卵需 2～6 周，雌虫在人体内存活一般不超 2 个月。但由于反复感染，可使患儿感染持续若干年。虫卵亦可在肛门周围和会阴部皮肤上孵化出幼虫，幼虫经肛门进入肠道，在肠道内发育为成虫，此种感染方式称为逆行感染(图 2－6)。

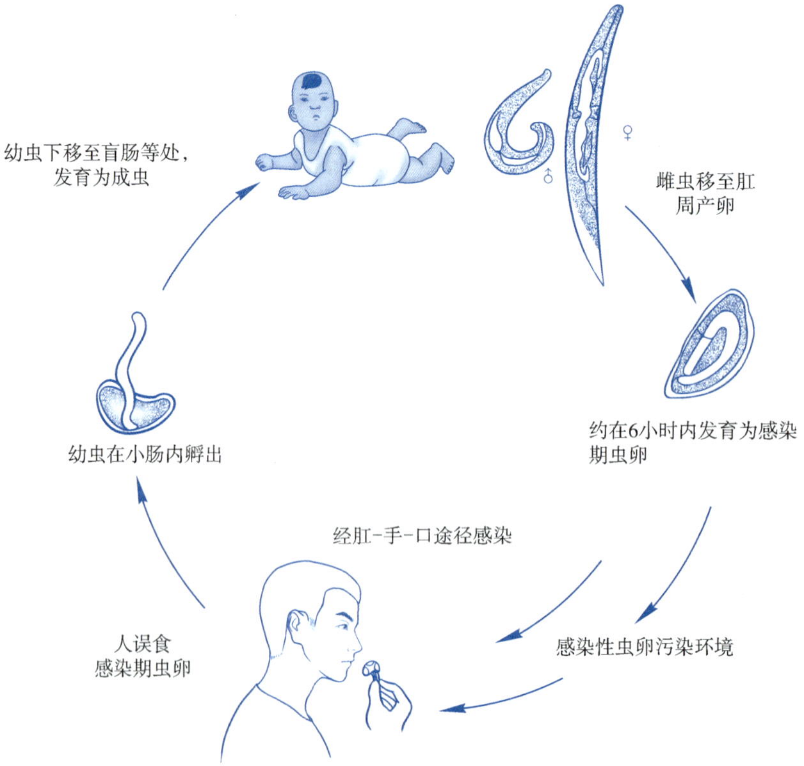

图 2－6　蛲虫生活史示意图

（三）感染与致病

雌虫在肛门周围和会阴部皮肤上的产卵活动，以及虫卵黏附对皮肤的刺激，引起肛门周围及会阴部皮肤瘙痒，是蛲虫病的主要症状。搔抓时抓破皮肤，常可引起继发细菌感染导致炎症。婴幼儿患者常表现为烦躁不安、失眠、食欲减退、消瘦、夜惊、夜间磨牙等症状。长期反复感染，会影响儿童的身心健康。成虫寄生于肠道可造成肠黏膜损伤，轻度感染可无明显症状，重度感染可引起慢性炎症和消化功能紊乱。蛲虫还可钻入阑尾，引起阑尾炎；亦可侵入阴道，引起阴道炎，甚至导致子宫内膜炎和输卵管炎；侵入尿道，可引起尿道炎、膀胱炎和前列腺炎等。蛲虫异位寄生时，可在异位寄生部位形成以虫体或虫卵为中心的肉芽肿病变，导致严重后果。

（四）实验诊断

蛲虫不在人体肠道内产卵，故粪便检查虫卵的阳性率极低。诊断蛲虫病主要采用透明胶纸法和棉拭子法，操作简便，检出率高。但在肛门周围取材收集虫卵，宜在清晨排便前进行。阴性者可连续检查 2～3 日。此外，由于雌虫常于夜间爬出肛门产卵，故亦可在患儿睡觉后，查看肛门周围有无爬出的白色线头样小虫，用镊子夹住放入盛有 70%乙醇的小瓶内送检。

（五）流行情况

蛲虫的分布遍及全世界，国内感染较为普遍，一般是城市感染高于农村，儿童感染高于成人，尤其是集体生活的幼儿园、小学的儿童感染更为多见，感染率高。患者和带虫者是唯一的传染源，造成蛲虫广泛流行、感染率高的主要因素有：

1. 蛲虫生活史简单，虫卵发育快　蛲虫的基本生活史可描述为肛-手-口，感染方式简单，虫卵 6 小时就可发育为感染性虫卵。

2. 虫卵对外界的抵抗力强　蛲虫卵在室内环境条件下可存活 3 周，在皮肤表面和指甲甲缝内可存活 10 日，在 10%甲醛中可存活 10 小时。因此，在患者的房间、衣被、儿童玩具和日常用品上均可检查到感染性虫卵。

以上因素是造成儿童自身反复感染和儿童间相互传播的主要途径和重要原因。

（六）防治原则

根据蛲虫病的流行特点，应采取综合性的防治措施，防止儿童间相互传播和自身重复感染。加强卫生宣传，注意个人卫生和公共卫生；教育儿童养成不吸吮手指，勤剪指甲，饭前和便后洗手的良好卫生习惯；晚上睡觉不穿开裆裤，定期烫洗被褥；用 0.05%碘液清洗玩具及其他用具，1 小时可杀死虫卵。对幼儿园和小学的儿童应定期普查普治。常用的治疗药物：西药有甲苯达唑、双羟萘酸噻嘧啶、阿苯达唑等；中药有槟榔、百部、使君子、乌梅、榧子。亦可用百部煎剂灌肠，治疗效果较好，1 次灌肠可清除肠中 86%虫体，3～4 次可治愈。另外，还可使用外用药局部治疗，如可用 3%双羟萘酸噻嘧啶软膏、蛲虫膏、2%白降汞软膏涂于肛门周围和肛门内，连用 1 周，有良好的止痒和杀虫效果。

毛首鞭形线虫

毛首鞭形线虫（*Trichuris trichiura* Linnaeus，1771）简称鞭虫（whip worm），寄生于人体回盲部、阑尾、结肠等处引起鞭虫病。鞭虫广泛分布于热带及亚热带地区，我国各地都有分布，常与蛔虫分布相一致。

（一）形态

1. 成虫　虫体形似马鞭，前 3/5 纤细，后 2/5 粗短。口腔极小，咽管细长，外包有一串较大的杆状细胞，排列形成杆状体。虫体灰白色，雌雄异体。雄虫长 30～45 mm，尾端向腹面呈螺环状卷曲，有一根交合刺及可伸缩的交合刺鞘。雌虫长 35～50 mm，尾端钝圆，阴门位于粗大部的前端，雄虫和雌虫的生殖系统均为单管型。

2. 虫卵　呈橄榄状，棕黄色，大小为(50～54)μm×(22～23)μm，卵壳较厚，虫卵的两端各有一个无色的透明小栓，又称盖塞，卵内含有一个未分裂的卵细胞(图 2－7)。

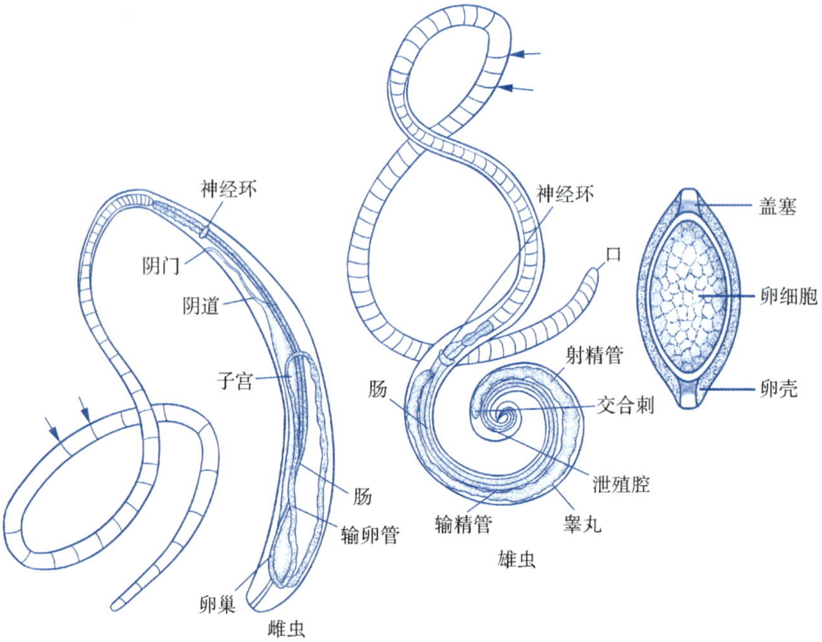

图 2－7　鞭虫成虫和虫卵

（二）生活史

成虫寄生在人体盲肠，重度感染时亦可寄生在结肠、直肠，甚至回肠下段。虫体以纤细的头部插入肠黏膜内，粗大部游离在肠腔中，以肠内容物、血液和组织液为食。成熟交配后，雌虫产出虫卵，卵随粪便排出体外。雌虫每日产卵 1 000～7 000 个。虫卵在适宜的条件下，经 3～5 周，发育为感染期虫卵。人体食入被感染期虫卵污染的食物或水而感染。在小肠内，虫卵内幼虫从透明栓处逸出，从肠腺隐窝处侵入局部肠黏膜摄取营养物质，经 10 日左右发育，幼虫重新回到肠腔，移行至盲肠发育为成虫。自感染期虫卵被人食入到雌虫发育成熟开始产卵，需 1～3 个月。成虫寿命一般 3～5 年(图 2－8)。

（三）感染与致病

虫数较少时的轻度感染可无症状，仅为带虫者。感染虫数多时，则因成虫细长的前端插入肠黏膜、黏膜下层，可致横结肠、降结肠、直肠和回肠远端肠壁组织充血、水肿，甚至出现消化功能紊乱或出血等慢性炎症反应。少数患者因虫体刺激引起细胞增生、肠壁组织增厚，形成肉芽肿病变。重度感染可引起慢性失血，患者有头晕、消瘦、贫血、腹痛、慢性腹泻等症状。少数患者可出现下腹部阵发性疼痛，粪便隐血试验阳性；儿童重度感染可导致营养不良和直肠脱垂等。

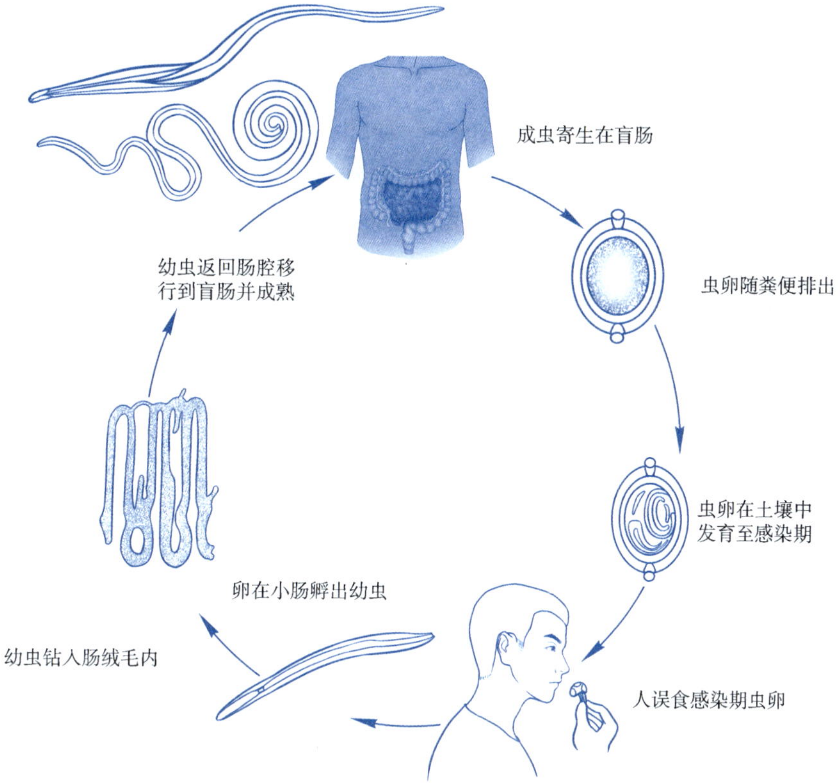

图 2-8　鞭虫生活史示意图

（四）实验诊断

鞭虫病诊断常采用粪便生理盐水直接涂片法、改良加藤法、沉淀集卵法或饱和盐水浮聚法查找虫卵，粪便中检查出虫卵即可确诊。因成虫产卵量少、虫卵小，容易漏检，因此宜仔细检查，必要时反复检查，以提高检出率。

（五）流行情况

鞭虫的分布及流行因素与蛔虫相同，多见于热带、亚热带和温带地区的发展中国家，常与蛔虫感染并存，但感染率低于蛔虫。我国感染率大约为 19.92%，南方高于北方，农村高于城市，儿童高于成人。人是唯一的传染源。虫卵在温暖、潮湿、荫蔽和氧气充分的适宜环境中，可保持感染力数个月至数年，但对低温和干燥的抵抗力不及蛔虫卵强。

（六）防治原则

防治原则与蛔虫防治基本相同，但鞭虫病不易根治，驱虫困难，一般驱虫药对鞭虫的疗效逊于对蛔虫的疗效。治疗一般需要 2～3 个疗程，常用的驱虫药物有甲苯达唑、阿苯达唑，治疗效果较好，双羟萘酸噻嘧啶与甲苯达唑合用效果更好。

粪类圆线虫

粪类圆线虫（*Strongyloides stercoralis* Bavay，1876）为一种兼性寄生虫。生活史复杂，包括在泥土中的自生世代和寄生于人体的寄生世代。在寄生世代，成虫主要寄生在人体小肠，幼虫可侵入人体肺部、肝脏、肾脏和脑部等器官,引起粪类圆线虫病。也可寄生于犬、猫等动物体内。

(一) 形态

1. 成虫

(1) 自生世代虫体:雄虫大小为0.7 mm×(0.04~0.05)mm,尾端向腹面卷曲,有2根交合刺。雌虫大小为1.0 mm×(0.05~0.075)mm,尾端尖细,生殖系统为双管型。成熟虫体的子宫内有单行排列的发育期虫卵4~16个,阴门位于虫体中部稍后的腹面。

(2) 寄生世代虫体:雌虫大小为2.2 mm×(0.03~0.074)mm,虫体半透明,体表角皮具细横纹,尾部尖细,末端略呈锥形。口腔短而咽管细长,为虫体体长的1/3~2/5,肛门位于虫体近末端处腹面。子宫前后排列,其内各含8~12个发育期虫卵,阴门位于虫体后1/3处的腹面(图2-9)。

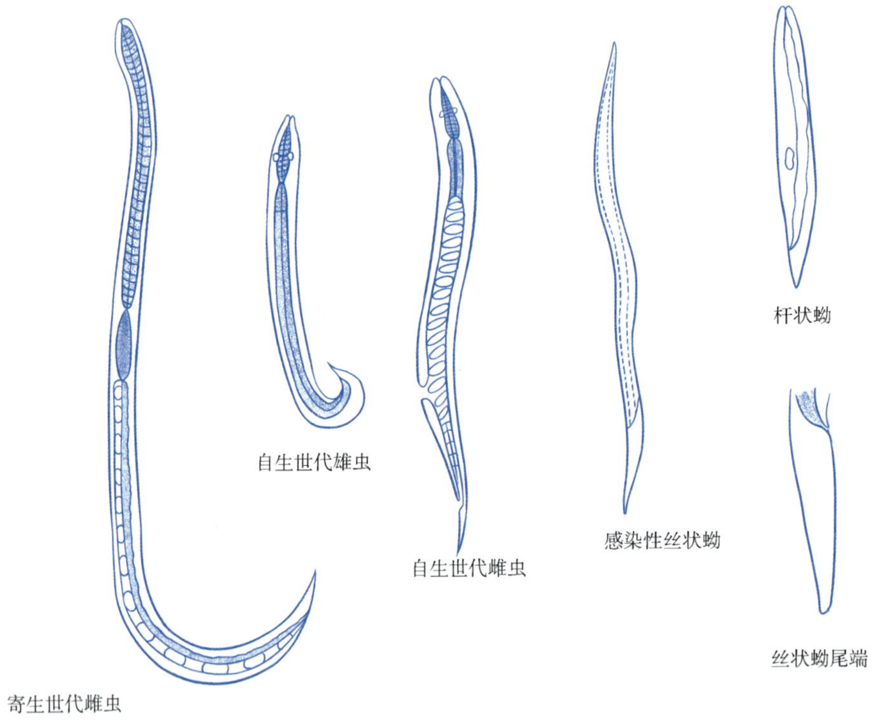

图2-9 粪类圆线虫

2. 幼虫 杆状蚴长0.2~0.45 mm,咽管呈双球型;感染期幼虫为丝状蚴,虫体细长,长0.6~0.7 mm,咽管呈柱状,尾端尖而分叉。粪类圆线虫的丝状蚴与钩虫、东方毛圆线虫的幼虫非常相似,要加以鉴别。

3. 虫卵 呈椭圆形,卵壳薄而无色透明,大小为(50~70)μm×(30~40)μm,与钩虫卵形态相似,部分虫卵内含有胚胎幼虫。

(二) 生活史

粪类圆线虫的生活史包括自生世代和寄生世代两部分,自生世代在土壤中进行,寄生世代在人体内完成。

1. 自生世代　虫卵在温暖、潮湿的土壤内，数小时即可孵化出杆状蚴，在1～2日内经4次蜕皮发育为自生生活的雌虫和雄虫。当外界环境条件适宜时，自生世代可继续多次，称为间接发育。经多次循环发育后，雄虫会逐次减少，甚至消失。雌虫常进行单性生殖，此过程不能持久，虫体最终趋于死亡。如遇环境条件不利于虫体发育，杆状蚴蜕皮2次，发育为丝状蚴，丝状蚴对宿主具有感染性，通过皮肤或黏膜侵入人体开始寄生世代，此过程称为直接发育。

2. 寄生世代　丝状蚴侵入人体后，随血液循环从右心至肺，穿破肺毛细血管进入肺泡，少数虫体在肺和支气管发育成熟，大多数幼虫沿支气管、气管移行到咽部，被吞咽后到达消化道，定居于小肠内，主要寄生在十二指肠和空肠。在小肠黏膜内蜕皮2次，发育为成虫。寄生世代只见有雌虫，雌虫将尖细的末端埋于肠黏膜内产卵。虫卵发育较快，数小时后即可孵化出杆状蚴，并自黏膜内逸出进入肠腔，随粪便排出体外。在机体免疫力降低或便秘时，杆状蚴在肠腔内可迅速发育为丝状蚴，再自小肠下段或结肠黏膜侵入血液循环，移行至小肠发育为成虫，引起自体内重复感染；若排出的丝状蚴附着在肛门周围，可钻入肛门周围的皮肤，引起自体外感染。

从丝状蚴感染人体到杆状蚴排出，一般需要17日。但严重腹泻患者，虫卵也可自粪便中排出。粪类圆线虫除寄生于肠道外，还可寄生于肺部或泌尿生殖系统，随痰排出的主要为丝状蚴，随尿排出的主要为杆状蚴。对在人体内有无寄生性雄虫，学者尚有争论。

杆状蚴从人体排出后的发育途径有两条：一个途径是经两次蜕皮直接发育为丝状蚴，然后再感染人体；另外一个途径，其可在外界间接发育为自生世代的成虫(图2-10)。

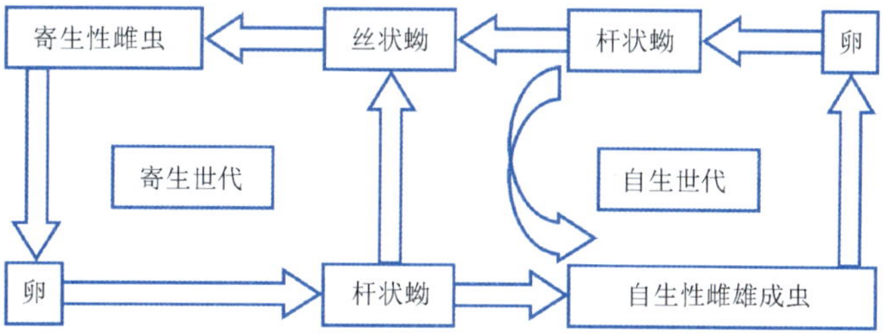

图2-10　粪类圆线虫生活史示意图

(三)感染与致病

粪类圆线虫对人体的致病、感染程度与人体的健康状况，特别是免疫功能状态有密切关系。轻度感染时，可无明显临床症状；而感染较重时常会引起以下损害。

1. 皮肤损害　当丝状蚴侵入人体皮肤后，可导致侵入部位的局部皮肤出现小出血点、丘疹、荨麻疹，伴有刺痛和痒感，搔破后易引发继发性细菌感染。由于自体外感染的原因，可出现移行性线状荨麻疹，病变常可反复出现在肛周、腹股沟和臀部等处皮肤。因幼虫在皮肤内移行较快，因此所引起的荨麻疹蔓延也较快。荨麻疹出现的部位和快速蔓延的特点，是诊断该病的重要依据。

2. 肺部损害　丝状蚴移行至肺部时，幼虫穿破肺部微血管可造成肺局部出血、炎性渗出和嗜酸性粒细胞浸润，患者可出现发热、咳嗽、咳血、胸痛等症状。若雌虫在肺部发育为成虫并产卵，肺部症状常较为严重，常表现为痰多、痰中带血丝、哮喘，甚至呼吸困难和发绀，或伴发细菌感染引起支气管肺炎，甚至呼吸功能衰竭等。

3. 消化道损害　雌虫在肠黏膜内产卵，并很快孵出幼虫，由于虫体的机械刺激和代谢产物的毒性作用，可致肠绒毛损伤和组织的炎症反应。轻者有以黏膜充血为主的卡他性肠炎和肠吸收功能不良，患者表现为恶心、呕吐、腹痛、间断性反复腹泻等症状；重者以水肿性肠炎或溃疡性肠炎为主，患者表现为排水样大便，脱水衰竭等症状，常伴有发热、贫血和全身不适等症状，以及嗜酸性粒细胞增多等，甚至出现肠壁糜烂，导致肠穿孔。

4. 弥漫性粪类圆线虫病　粪类圆线虫自体内重复感染，可导致大量幼虫在体内移行，甚至扩散至心、脑、肝、肺、肾等器官而引起相应脏器的损害。幼虫如果将肠道细菌带入血液，可引起败血症等继发细菌感染和全身衰竭而死亡。这种病例多见于患有各种消耗性疾病（如恶性肿瘤、结核病、先天性免疫缺陷，或因病长期大剂量使用激素或免疫抑制剂和艾滋病）的感染者。

（四）实验诊断

1. 病原学诊断　主要依靠从粪便、痰液、尿液和脑脊液中检获杆状蚴和丝状蚴或培养出丝状蚴为确诊依据。由于患者有间歇性排虫现象，因此要反复多次检查。滴加卢戈氏碘液，可使幼虫显现出棕黄色而有利于观察。也可在腹泻患者的粪便中检出虫卵来确诊。但须注意与钩虫卵和钩虫的丝状蚴相鉴别。

2. 免疫诊断　近年来，在免疫诊断方面已取得较大进展，用ELISA法检测患者血清中特异性抗体，对轻和中度感染者具有较好的辅助诊断价值，阳性率达94.4%，未出现假阳性反应。

3. 其他检查　对患者进行胃和十二指肠液引流，检查出幼虫可确诊。

（五）流行情况

粪类圆线虫主要分布在热带和亚热带地区，温带及寒带地区多为散发感染。国外一些国家的人群感染率可达30%左右，已有大量人体感染的病例报道。而在我国，以长江流域及其以南地区为多见，全国人群的平均感染率大约在0.122%。但近年来在局部地区，如广西东南地区，人群调查的感染率已达11%～14%，应引起高度重视。患者与带虫者为本病的传染源，人体主要是通过与土壤中丝状蚴接触而感染，流行因素与钩虫相似。

（六）防治原则

本病防治与钩虫相似，首先应加强粪便与水源管理，做好个人防护。同时，应避免发生自体感染。在临床上，使用激素类药物或免疫抑制剂前，应进行粪类圆线虫常规检查。检查到病原体者，应当先给予驱虫治疗。而若已经使用了上述药物的病原体检查阳性者，在驱虫治疗前应当停药。

治疗本病以噻苯达唑效果最好，治愈率可达95%以上，但有一定的副作用，肝和肾功能不良者慎用；阿苯达唑的治愈率在90%以上；此外，双羟萘酸噻嘧啶和左旋咪唑也有一定疗效。

国外报道香茅属植物（如柠檬草）有抑制杆状蚴发育的作用，在人居住地附近种植，可以起到生态学预防的效果。同时，也应注意家养狗和猫的检查和治疗，以消灭和控制动物传染源。

旋毛形线虫

旋毛形线虫（*Trichinella spiralis* Owen，1835）简称旋毛虫，是重要的动物源性人兽共患寄生虫之一。其幼虫和成虫可寄生于同一宿主不同部位的肌细胞与小肠内，人体一旦受其大量感染，所引起的旋毛虫病（trichinelliasis 或 trichinellosis）常能危及生命甚至死亡。

寄生人体旋毛虫有8种，我国流行的只有旋毛虫和乡土旋毛虫两种，是引起我国人体旋毛虫病的病原体，旋毛虫病是一种重要的人兽共患寄生虫病和食源性寄生虫病。

（一）形态

1. 成虫　成虫微小线状，虫体前细后粗。雄虫大小为(1.4～1.6)mm×(0.04～0.05)mm；雌虫大小为(3.0～4.0)mm×0.06 mm。雌、雄虫均为单管型生殖器官，雌虫子宫中段充满虫卵，后段与近阴门处则含幼虫，愈近阴道处的幼虫发育愈成熟。雌虫产出的幼虫称为新生幼虫，大小仅为124 μm×6 μm。

2. 幼虫囊包　寄生在宿主横纹肌细胞内的幼虫卷曲于梭形的囊包中。囊包与肌肉纤维平行，长约1 mm，称之为幼虫囊包。囊包大小为(0.25～0.5)mm×(0.21～0.42)mm，囊包内含幼虫一般为1～2条(图2-11)。

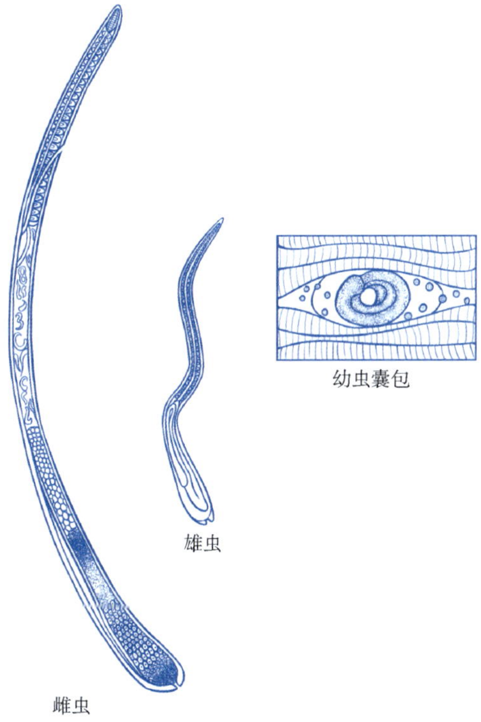

图2-11　旋毛虫幼虫与幼虫囊包

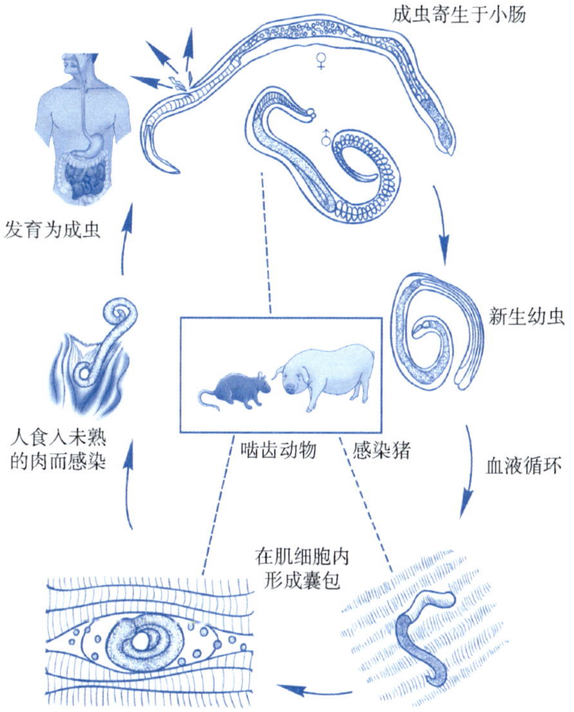

图2-12　旋毛虫生活史示意图

（二）生活史

成虫主要寄生于十二指肠与空肠上段。幼虫寄生于同一宿主的横纹肌细胞内，在肌肉内形成对新宿主具有感染性的幼虫囊包。旋毛虫无外界的自生生活阶段，要完成生活史必须更换宿主(图2-12)。人可作为终宿主和中间宿主，多种哺乳动物如猪、犬、鼠、猫及熊、野猪、狼、狐等野生动物，均可作为储存宿主。

宿主因食入的肉类及其制品中含活幼虫囊包而感染。经胃中消化酶作用，幼虫从囊包内逸出并进入十二指肠与空肠上段的肠黏膜中，需一段时间发育再回肠腔。幼虫在感染后30～48小时，经历4次蜕皮后发育为成虫。雌、雄成虫交配后，雌虫又侵入肠黏膜内，雄虫随即死亡。感染后5日内，雌虫子宫内虫卵发育为幼虫并将其产出。雌虫一生中产幼期持续时间为4～16周或更长，产出幼虫1 500～2 000条。雌虫寿命多为1～2个月，也有个别虫寿命长达3～4个月。

新生幼虫可侵入肠壁中的淋巴管或小静脉中，经淋巴与血液循环，通过门静脉、右心、肺等处，最终散布于全身各器官与组织内，但仅有侵入横纹肌内的幼虫方能继续发育，寄生部位多为肋间肌、舌肌、腓肠肌、膈肌、三角肌等。因幼虫对寄生部位周围肌纤维的机械刺激和代谢物的作用，其周围出现炎性细胞浸润与纤维组织增生，约在感染后1个月内，幼虫周围形成梭形囊包。如幼虫囊包没有侵入新宿主的机会，大约半年左右，囊包两端开始钙化致幼虫死亡，个别在囊包内的幼虫可活数年甚至更长。

（三）感染与致病

旋毛虫的幼虫是其主要致病阶段，轻者可无症状，重者若未及时诊治，可导致死亡。旋毛虫致病过程可分为3期。

1. 侵入期 此期为感染后1周，是指食入幼虫囊包、幼虫脱囊并侵入肠黏膜、幼虫再返回小肠内发育为成虫的过程。幼虫与成虫以肠绒毛为食，损害肠壁组织，导致十二指肠和空肠部位的广泛炎症，甚至形成浅表溃疡，患者有恶心、呕吐、腹痛、腹泻等消化系统症状，故称此为肠型期。与此同时，许多患者伴有厌食、乏力、畏寒、低热等全身症状。肠型期因与其他胃肠病相似易致误诊。

2. 幼虫移行期 此期为感染后2～3周，是指新生幼虫随淋巴与血循环移行至横纹肌组织导致炎症的过程，故亦称此期为肌型期。由于幼虫在移行过程中的机械损伤和代谢物的作用，使各脏器毛细血管受到损害，肌纤维出现变性、肿胀、坏死、崩解，患者血中嗜酸性粒细胞增多，临床表现为全身肌肉疼痛，其中以肱二头肌、肱三头肌、腓肠肌为甚。同时还可出现过敏性皮疹、发热、眼睑和面部浮肿等症状。个别严重者咀嚼、吞咽及语言出现障碍，同时伴有高热和全身中毒的症状。侵入肺部的幼虫，可造成肺水肿、肺出血、支气管炎、胸膜炎。少数患者因颅内压增高而引起头痛、昏迷及抽搐。患者可因心力衰竭、脑水肿、败血症、呼吸道并发症而病亡。在我国，该病死亡率约为3%。

3. 囊包形成期 此期为感染后4～16周，是损伤的肌细胞处于逐渐修复的过程。寄生于肌肉组织中的幼虫逐渐长大，不断刺激、挤压、损伤其周围的肌纤维，导致炎性细胞浸润，纤维组织增生，在幼虫周围形成梭形囊包。囊包形成的同时，轻者急性炎症消退，但肌痛症状仍可持续数个月。重症者可呈恶病质、毒血症、心肌炎、支气管肺炎、脑炎等并发症而危及生命。

（四）实验诊断

旋毛虫病诊断应结合患者是否食入过生肉或半生肉的病史、有无群体发病的特点，在肌肉中检出幼虫囊包是确诊本病的依据。

1. 病原学诊断 可从患者腓肠肌或肱二头肌等疼痛处活检取样，镜检确认有无幼虫及囊包。若要检出率高，可用人工胃液消化后取沉渣或经过离心后镜检观察。因局限的取样，检出率不高，仅有50%左右，但未检出不能排除本病。在镜检时，若发现有肌纤维横纹消失与间质水肿等病理变化则有助于诊断。对吃剩的肉类，同时要镜检或做动物接种，可提供佐证。

2. 免疫学诊断 旋毛虫的免疫原性较强，可采用免疫学诊断。其方法有皮内试验、环蚴沉淀试验、皂土絮状试验、IFA(间接荧光抗体试验)或ELISA等，目前IFA、ELISA法较常用，阳性检出率可达90%以上。

（五）流行情况

旋毛虫病呈世界性广泛分布，尤其是欧洲及北美洲流行较为严重。国内旋毛虫病呈现局部与暴发感染流行的特点,以云南、西藏与河南等地发病(人与动物)报道较多,云南省某些地方的居民,有吃生肉及生皮的饮食习性,易致本病的流行。该病已成为云南省最严重的人兽共患寄生虫病之一,且发病人数有上升的趋势。

在自然界中,旋毛虫病是肉食动物之间相互蚕食或摄食尸体而形成的寄生虫病,有 120～150 种哺乳动物可自然感染此虫,尤其是猪、犬、猫、狐和某些鼠类感染率较高。猪是旋毛虫病主要传染源,人因食入猪肉中含有旋毛虫活幼虫的囊包而感染。旋毛虫幼虫囊包对外界抵抗力较强,晾干、腌制以及熏烤和涮食时间过短等一般不能被杀死。在我国有些地区的群众有喜食"杀片""生皮""剁生"的习俗,易引起该病的暴发流行。

(六) 防治原则

应加强卫生宣传教育,改变人们食肉的方式。加强肉类检疫,注意饮食卫生,盛生冷食品的餐具、砧板、菜刀等要分开。目前,治疗本病的药物为阿苯达唑、甲苯达唑等,以前者为首选药物。

丝　虫

丝虫(filaria)是一类虫体细长的寄生性线虫,由吸血节肢动物传播,因其形态如丝线而得名。成虫寄生在脊椎动物的淋巴系统、皮下组织、腹腔、胸腔等脏器组织内而引起丝虫病(filariasis)。寄生人体的丝虫一共有 8 种,在我国仅有班氏吴策线虫(*Wuchereria bancrofti* Cobbold,1877)(简称班氏丝虫)和马来布鲁线虫(*Brugia malayi* Brug,1927)(简称马来丝虫)两种,两种成虫均寄生于淋巴系统。

我国早在隋唐时期的古医籍书中就有关于洽病(淋巴管炎)、莲病(象皮肿)及膏淋、热淋(乳糜尿)类似于丝虫病病症的描述,还记载了"小便白如米汁""癞疝重坠,囊大如斗"等丝虫病的症状,这些均为该病的研究提供了丰富的史料。

(一) 形态

1. 成虫　两种丝虫成虫的内外形态及结构相似,呈细长丝状,乳白色而表面光滑。雌雄异体,雄虫大小为(28.2～42)mm×(0.12～0.15)mm,尾部卷曲 2～3 圈,有一对交合刺。雌虫大小为(58.5～105)mm×(0.2～0.3)mm,头端稍膨大似球形,尾端向腹面稍弯曲,双管型生殖器,卵巢在虫体后部,膨大的子宫内盛满虫卵,靠阴门处的虫卵已发育为卷曲的幼虫,产出后称为微丝蚴(microfilaria)。两种丝虫可依据其大小、头端及尾端乳突数目的差异进行虫种鉴别。

2. 微丝蚴　两种微丝蚴均细长,头端钝圆而尾端尖细,外被鞘膜,虫体长 177～296 μm,宽 5～7 μm。用姬氏或瑞氏染色后,镜下检查可见有许多圆形或椭圆形的体核,头端区因无体核,称头间隙。两种微丝蚴的形态和鉴别特征见图 2－13、表 2－3。

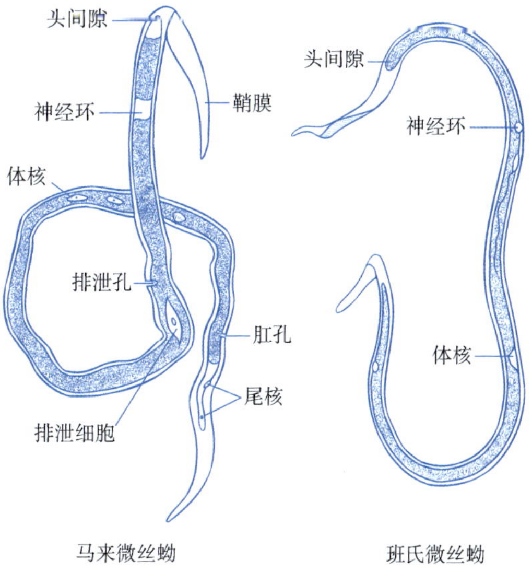

图 2－13　班氏、马来微丝蚴

表 2-3 班氏微丝蚴与马来微丝蚴形态鉴别

鉴别要点	班氏微丝蚴	马来微丝蚴
长、宽(μm)	(244～296)×(5.3～7.0)	(177～230)×(5～6)
体态	柔和、弯曲较大	硬直、大弯上有小弯
头间隙(宽∶长)	较短(1∶1 或 2∶1)	较长(1∶2)
体核	圆形或椭圆形，各核大小均匀分开，排列整齐，清晰可数	椭圆形，大小不等，排列密集，常有重叠，不易分清
尾核	无尾核，其后 1/3 较尖细	有前后排列两个尾核

(二) 生活史

两种丝虫的生活史均经历在中间宿主蚊体内发育与在终宿主人体内发育两个阶段(图 2-14)。

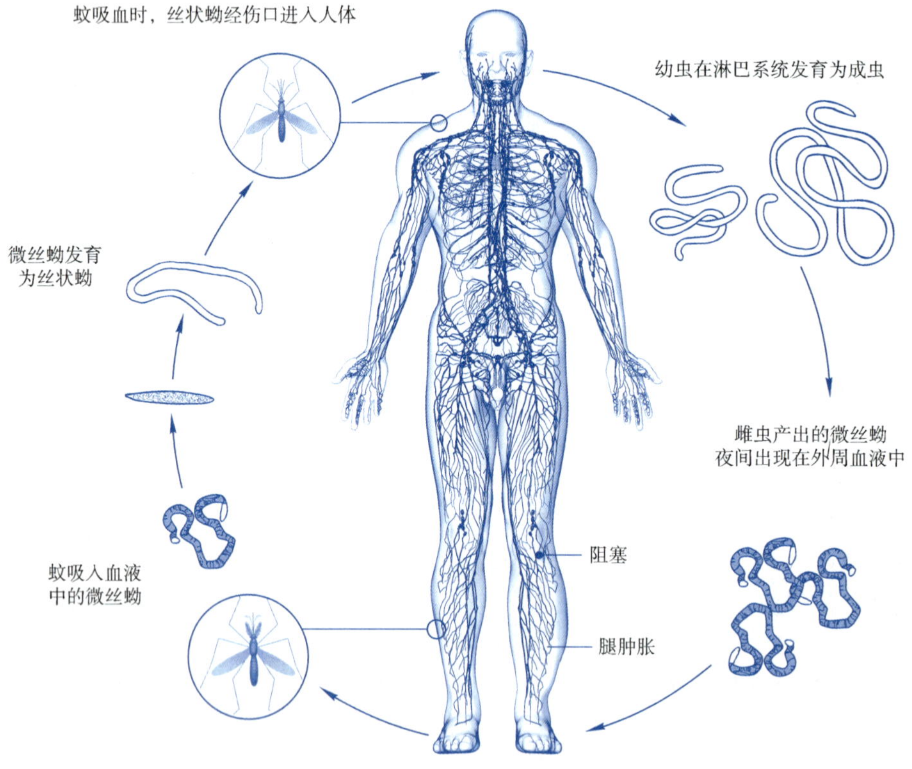

图 2-14 丝虫生活史示意图

1. *在蚊体内的发育* 当蚊虫叮吸血液中含有微丝蚴的患者或带虫者时，微丝蚴随血液进入蚊胃内，经 1～7 小时后脱去鞘膜，穿越蚊的胃壁，经血腔入胸肌。经 2～4 日发育后虫体缩短变粗，形似腊肠，称其为腊肠期幼虫，腊肠期幼虫经 2 次蜕皮后发育为感染期幼虫(丝状蚴)。丝状蚴离开蚊虫胸肌，经血腔移行至蚊下唇(幼虫在蚊体内仅有发育而不增殖，经两次脱皮)。马来微丝蚴在蚊体内发育为丝状蚴所需的时间为 6～7 日，班氏微丝蚴则需 10～14 日。

2. *在人体内的发育* 当含有感染性丝状蚴的雌性蚊虫再次叮咬人吸血时，幼虫从蚊下唇逸出，经吸血伤口或皮肤毛孔侵入人体。微丝蚴侵入人体后的移行途径至今尚不清楚，一般认为幼虫很快进入淋巴管内，之后移动至大淋巴管及淋巴结定居，以淋巴液为食发育为成虫。雌、雄成虫相互缠绕交配后，雌虫产出的微丝蚴随淋巴液经胸导管而进入血循环。

丝状蚴进入人体内发育为成虫，交配后雌虫产出微丝蚴需经过 3～12 个月。两种丝虫的寿命为 4～10 年，个别长达 40 年。微丝蚴的寿命一般为 1～3 个月，最长可达 2 年。人是班氏丝虫唯一终宿主。马来丝虫成虫除在人体寄生外，还可在叶猴、长尾猴、穿山甲、猫等其他脊椎动物体内寄生。

两种丝虫在人体内寄生部位有所不同，马来丝虫以上下肢浅部淋巴系统寄生为主，但下肢多见；班氏丝虫除在浅部淋巴系统寄生外，更多见于下肢、阴囊、精索、腹股沟、腹腔、肾盂等深部淋巴系统。

3. 微丝蚴的周期性　丝虫的微丝蚴白天滞留于肺脏的毛细血管内，夜晚出现在外周血液中，这种微丝蚴在外周血液中昼少夜多的现象称夜现周期性。在外周血中，马来微丝蚴在晚上 8 时至次晨 4 时出现最多，班氏微丝蚴在夜间 10 时至次晨 2 时最多。尽管夜现周期性早被人们发现，然而其机制目前尚未全部阐明，但可能与以下原因有关：① 氧的吸入量；② 中枢神经的兴奋与抑制；③ 内脏微血管的舒张与收缩；④ 微丝蚴自身的生物学特性；⑤ 与蚊虫的活动规律相一致等。

（三）感染与致病

丝虫的致病作用以成虫为主，但丝状蚴、微丝蚴对人体也有致病作用。丝虫感染人体后致病的强弱取决于患者对虫体刺激的反应状态、感染程度、重复感染情况等。该病的潜伏期大多为 4～5 个月，也有 1 年或更长者。整个病程为数年甚至数十年。该病的临床表现大致可分为：

1. 微丝蚴血症　微丝蚴进入血液循环后，感染者一般无临床症状成为带虫者，少数患者可呈现发热等较轻症状，如不治疗，这种现象可持续 10 年以上。

2. 急性期过敏和炎症反应　丝虫的代谢产物、分泌物及死亡虫体的分解物等均可刺激机体，引起局部和全身反应。

(1) 急性睾丸炎、精索炎、附睾炎：班氏丝虫的成虫主要寄生在睾丸、精索和附睾处的淋巴管内，从而引起这些部位炎症频繁发作，而表现出精索炎、附睾炎和睾丸炎。患者多出现睾丸及附睾肿胀，精索变粗且触痛明显，同时伴有畏寒、发热等症状。

(2) 急性淋巴管炎、淋巴结炎、丹毒样皮炎：在丝虫频繁刺激作用下，淋巴管内皮细胞增生，内膜肿胀，淋巴管壁及周围组织呈现炎性细胞浸润，表现为急性淋巴管炎，常见于下肢，发作时可见皮下出现一条红线，呈离心性扩展，俗称“流火”。淋巴结炎以淋巴结肿大、压痛为主，多发生在肱骨内上髁、颈部、锁骨、腋窝、肘前、腹股沟、股部、骨盆、腹部等部位的淋巴结。丹毒样皮炎是浅表微细淋巴管发炎所致，临床表现为局部皮肤出现弥漫性红肿，状似丹毒，有发热、头痛及全身不适等症状，伴有压痛和灼热感，多见于中下部小腿处。

3. 慢性期阻塞性病变　急性炎症的频繁重复发作后，可使淋巴管腔变得狭窄，加之局部组织出现增生性肉芽肿，最终引起淋巴管部分栓塞甚至完全闭塞，从而阻碍了淋巴液回流，阻塞处远端管内压力增高而致淋巴管曲张或破裂，淋巴液流入周围组织产生淋巴肿。因阻塞部位的差异，而出现了不同的临床表现。

(1) 象皮肿(elephantiasis)：为最常见晚期丝虫病的体征。淋巴管阻塞后，远端可出现淋巴管曲张，甚至淋巴管破裂，致使淋巴液潴留于组织间隙。淋巴液中的大量蛋白质刺激皮下组织，使纤维组织增生,同时影响局部血液循环,导致局部皮肤及皮下组织明显增厚、变粗变硬、失去光泽和弹性而成象皮肿。因局部皮肤的汗腺、皮脂腺与毛囊的功能损害,加之抵抗力下降而易并发细菌感染,引起局部皮肤急性炎症与慢性溃疡。这些感染又反过来可加重象皮肿的进一步发展。象皮肿是两种丝虫病最常见的病变,可发生于上下肢,而以下肢多见。发生在阴囊、阴唇、阴蒂、乳房等处的象皮肿多是班氏丝虫所为。

(2) 睾丸鞘膜积液(hydrocele testis):多由班氏丝虫致此病变,阻塞发生在精索、睾丸淋巴结,淋巴液渗入鞘膜腔内形成积液、阴囊肿大。穿刺液中有时可检查出微丝蚴。

(3) 乳糜尿(chyluria):班氏丝虫可致此病变。若在腹主动脉前淋巴结或肠干淋巴结产生闭塞,从小肠吸收的乳糜液不能流入乳糜池和胸导管,而是经侧支流入肾脏的淋巴管,引起肾乳头黏膜薄弱处破裂,乳糜随尿排出而引起乳糜尿。乳糜尿呈乳白色,其中有大量的脂肪与蛋白质,尿液沉淀物中可检查出微丝蚴。同时,若伴有肾毛细血管破裂,即可出现粉红色或红色尿液,称为乳糜血尿。

(4) 隐形丝虫病:在丝虫病患者中仅占1%左右,患者以夜间阵发性咳嗽、哮喘为主,同时伴有体内 IgE 水平升高及嗜酸性粒细胞持续增多。该病主要为微丝蚴抗原引发Ⅰ型超敏反应性的病变。

(四) 实验诊断

对本病流行区居住人群中的反复性发热者,或有淋巴管炎、淋巴结炎与泌尿系统炎症者应考虑患有该病。若要确诊,可进一步采用病原学和免疫学检查来诊断。

1. 病原学诊断

(1) 血液中微丝蚴检查:血液中检出微丝蚴是确诊的依据。微丝蚴有夜现周期性,适合在晚上9时至次晨2时采血,可采用厚血膜法、鲜血片法、离心沉淀浓集法、乙胺嗪白天诱出微丝蚴法等。厚血膜法最常用,在门诊可用离心沉淀法。乙胺嗪白天诱出法是让患者在白天服乙胺嗪2~6 mg/kg,30分钟后取血查微丝蚴。

(2) 体液及尿液检查:患者的体液和尿液中存在微丝蚴,可取其鞘膜积液、淋巴液、乳糜尿、乳糜胸腔积液及尿液做离心沉淀涂片染色镜检。

(3) 活检:直接用注射器抽取可疑肿大淋巴结及淋巴管中的成虫,或用刀片切除肿大的淋巴组织结节做病理切片镜检。

2. 免疫学诊断 从患者血清中检测丝虫的特异性抗体或循环抗原,可作为辅助诊断、流行病学调查和防治效果评价,较理想的方法有 IFA(间接荧光抗体试验)、IGSS(免疫金银染色法)和 ELISA(酶联免疫吸附试验)。此外,近年来有报道用 DNA 探针等方法用于丝虫病的诊断。

(五) 流行情况

丝虫病是全球重点控制的十大热带病之一,也是我国五大寄生虫病之一。目前全球80个国家、地区有此病的流行,受丝虫病威胁的人口达10亿多,约1.2亿人口受到丝虫的感染,班氏丝虫呈世界性分布,以亚洲、非洲较严重,马来丝虫仅在亚洲流行。20世纪50年代,班氏丝虫与马来丝虫病在我国分布于山东、河南、安徽、江苏、上海、浙江、广东、湖南、四川、广西和台湾等16个省、市、自治区。除山东、海南及台湾仅流行班氏丝虫病外,其余13个省(市)均有两种丝虫病流行。尽管丝虫病曾经对我国人民健康造成过严重的危害。但是中华人民共和国成立后,对该病采取了大规模的群防群治策略,目前已经基本消灭了丝虫病,取得了巨大的成就。但在丝虫病流行区可能尚有残存疫点，因此仍需对本病进行监测预防。

1. 传染源　血中带有微丝蚴的患者和无症状带虫者是两种丝虫病的传染源。

2. 传播媒介　班氏丝虫病的主要传播媒介为淡色库蚊和致倦库蚊，其次还有中华按蚊。马来丝虫病的主要传播媒介为中华按蚊和嗜人按蚊。

3. 易感人群　流行区的男女老幼均能被感染，因受被蚊虫叮咬的机会与机体抵抗力差异的影响，感染率的高低而不同。

4. 影响流行的自然因素　本病流行与气温、湿度、雨量和地理环境等自然因素关系密切。如气温低于10℃或高于35℃，两种丝虫微丝蚴在蚊体内停止发育，而蚊体内发育的适宜温度为25～30℃，相对湿度为70%～90%。主要的感染季节多是5～10月，这个时期也是传播丝虫病的高峰期。

（六）防治原则

1. 治疗患者和带虫者　每年对流行区1岁以上的居民进行血检，对血检微丝蚴阳性者进行杀虫治疗，常用药物有乙胺嗪，呋喃嘧酮和伊维菌素也有较好的治疗效果。对病情较为严重的患者，除服用药物杀虫外，还应对症治疗，如对淋巴管炎及淋巴结炎患者使用保泰松治疗，效果明显。对象皮肿患者可结合中医中药、桑叶注射液加绑扎法、烘绑法治疗。对有阴囊象皮肿与鞘膜积液患者可行鞘膜翻转手术治疗，对乳糜尿患者则可用生桑叶片剂或手术疗法治疗。

2. 防蚊灭蚊　大力开展爱国卫生运动，搞好环境卫生，采用综合措施清除蚊虫滋生地，杀灭蚊虫。

3. 做好基本消灭丝虫病后的监测工作　监测内容包括对流行区居民进行血检微丝蚴普查或血清学监测，对原微丝蚴血症阳性人群每年血检一次，对来自流行区的人群进行血检，捕捉并解剖蚊虫体内有无丝虫幼虫。

广州管圆线虫

广州管圆线虫(*Angiostrongylus cantonensis*)又称广州肺线虫，主要在鼠类肺血管中寄生，有时偶可寄生人体，可导致人嗜酸性粒细胞增多性脑膜脑炎或脑膜炎症。该虫1933年首次由陈心陶在广东家鼠、褐家鼠体内发现。

（一）形态

1. 成虫　呈线状，体表有微细的环状横纹。雌虫大小为(17～45)mm×(0.3～0.66)mm，尾端斜锥形。白色的双管形子宫与充满血液的肠管缠绕成白红相间的螺旋纹，阴门在肛孔之前。雄虫大小为(11～26)mm×(0.21～0.53)mm，交合伞对称。

2. 感染期幼虫　无色透明，大小为(419～489)μm×(0.21～0.53)μm，头端稍圆，有一骤然变尖细的尾部末端。

（二）生活史

本虫生活史经历成虫、卵、幼虫3个阶段，需要两个宿主。成虫多寄生于褐家鼠及黑家鼠的肺动脉内。雌虫所产虫卵随血液循环移至肺毛细血管，第一期幼虫孵出后，幼虫穿过肺毛细血管移入肺泡，沿着支气管及气管上移至咽喉而被吞入消化道，随宿主粪便排至体外。幼虫主动侵入或被褐云玛瑙螺、福寿螺及蛞蝓等中间宿主吞入后，经两次蜕皮发育成感染性的第三期幼虫。感染期幼虫被鼠类终宿主吞食后，进入消化道并侵入肠壁血管，后随血液循环到达机体各器官，多数虫体经颈动脉血进入脑部，脱皮 2 次后，从脑静脉再移行，经过右心，最终定居肺动脉内，发育为成虫(图 2－15)。人生食或半生食中间宿主及转续宿主，或误食感染期幼虫污染的水、瓜果、蔬菜而被感染。人为本虫的非正常宿主，第三期幼虫经皮肤侵入人体后，幼虫可停留在性器官未成熟的成虫早期(第四期幼虫)阶段，大多寄生于大脑髓质、脑桥等部位或侵入眼部寄生。

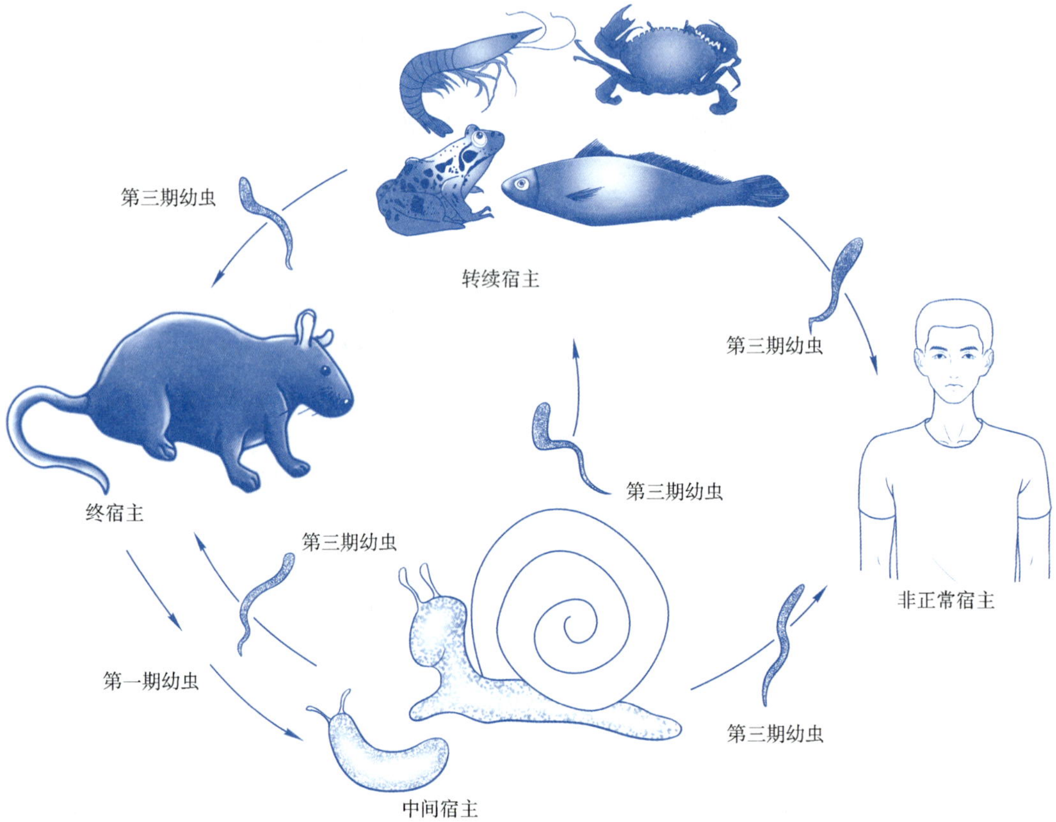

图 2－15 广州管圆线虫生活史示意图

(三) 感染与致病

本病为引起多个器官损伤的幼虫移行症。在体内移行的幼虫，可机械损伤肠、肝、肺、脑等器官，幼虫的分泌物、代谢产物也对人体产生毒性作用。第三期幼虫以侵犯中枢神经系统为主，可使脑积液中嗜酸性粒细胞显著升高，引起脑组织充血、出血及肉芽肿性炎症反应，导致嗜酸性粒细胞增多性脑膜脑炎或脑膜炎。除大脑和脑膜外，病变还可波及小脑、脑干和脊髓。在临床上，患者可有明显的急性剧烈头痛或脑膜炎症状，发作部位以枕部及双颞部为主，头痛多为胀裂性，难以忍受，起初为间歇性发作，以后发作较频或发作时间更长。同时伴有颈项强直、发热、肌痛、恶心呕吐、下肢乏力与麻痹等神经系统症状，个别患者还有视觉损害或眼部异常。晚期患者可因间质性心肌炎、呼吸功能衰竭等而死亡。

(四) 实验诊断

询问患者是否有生食、半生食淡水螺肉、鱼虾、蛙、蛇肉等的流行病学史有助于诊断。从患者脑脊液等部位检查出幼虫或成虫即可确诊，但查出率不高。亦可结合血液中白细胞数升高、嗜酸性粒细胞增多(超过 10%)作为辅助诊断。

免疫学检查最常用的方法是酶联免疫吸附试验，还可采用间接荧光试验、金标法检测血清、脑脊液的抗体。如采用磁共振检查脑部，可见患者颅内有结节状病灶或长条行影等病变。

(五) 流行情况

该虫以热带和亚热带分布为主，国内为散在分布，以台湾、香港、广东、浙江、福建、海南、天津、黑龙江、辽宁、湖南等地较多流行。2006 年 6 月，北京市 160 多人因在一家酒楼食用由福寿螺加工制作的“香香嘴螺肉”而感染了广州管圆线虫。该虫的传染源以鼠类较多见，中间宿主有福寿螺(感染率 65.5%)及褐云玛瑙螺(感染率 29.7%)等，转续宿主有黑眶蟾蜍、金线蛙及蜗牛等多达 50 余种。是一种人兽共患寄生虫病，人是该虫的非正常宿主，幼虫多寄生于中枢神经系统，一般不能发育成熟。

(六) 防治原则

目前，对该病治疗以阿苯达唑疗效较好，若能及时诊断、及时治疗，疗效和愈后均较好。防止广州管圆线虫感染的措施主要是不生食或半生食中间宿主螺类等，不吃生菜和不饮生水。加工螺类时，要防护好皮肤，避免幼虫经皮肤侵入机体。做好灭鼠工作，以消灭传染源。

结膜吸吮线虫

结膜吸吮线虫(*Thelazia callipaeda* Railliet & Henry，1910)又称东方眼虫。本虫多流行于亚洲，寄生部位多以猫、犬等动物的眼部为主，偶尔寄生于人眼引起结膜吸吮线虫病。

(一) 形态

成虫呈细线状，圆柱形，淡红色，离开人体后呈乳白色、略透明。除头、尾两端体表光滑外，其余部分均具有边缘锐利的环形皱褶。雌虫大小为(6.2～20)mm×(0.30～0.85)mm，雄虫大小为(4.5～15)mm×(0.25～0.75)mm。雌虫直接产出幼虫，幼虫大小为(350～414)μm×(13～19)μm，外被鞘膜，呈盘曲状，其尾部连一大的鞘膜囊(图 2-16)。

(二) 生活史

目前生活史还没有完全明了，成虫寄生部位多为猫、犬等动物的眼结膜囊及泪管内，偶尔亦可寄生在人的眼部。在眼结膜囊内雌虫可直接产出幼虫，当绕眼果蝇类(中间宿主)舐吸终宿主眼部分泌物时，分泌物中的幼虫便进入果蝇体内，经 2 次蜕皮发育为感染期幼虫，并移入果蝇的头部口器。当终宿主人或其他动物的眼部遇到果蝇再舐吸时，感染期幼虫从果蝇口器逸出并侵入人的眼部，经 15～20 日发育为成虫。成虫寿命多为 2 年以上。

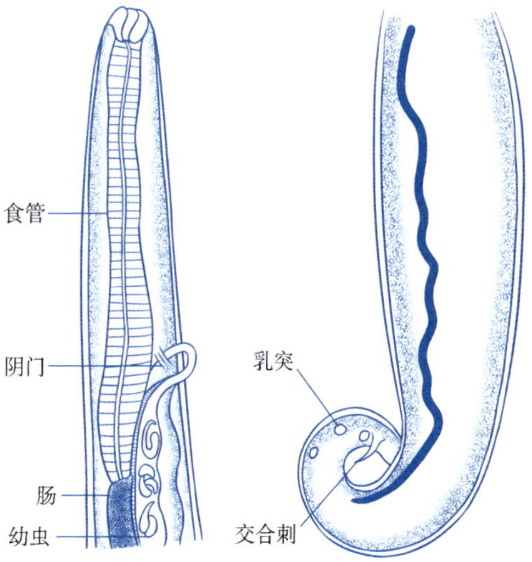

图 2-16　结膜吸吮线虫

(三) 感染与致病

成虫在人的眼结膜囊内寄生，多见于结膜囊外眦侧，在眼前房、泪腺、泪小管等部位也可见。虫体可通过其头端口囊吸附刺激、体表锐利环形皱褶的机械性损伤，以及分泌物、排泄物的化学刺激等，导致眼结膜炎及肉芽肿的形成。受感染者一般无视力障碍，但多表现有眼部异物感、刺痛、痒感、畏光、流泪等症状。

（四）实验诊断

自眼部分泌物中镜下检查出虫体，即可确诊。

（五）流行情况

本虫主要在亚洲流行，国内25个省、市、自治区有结膜吸吮线虫感染人体的病例报道。在我国，岗田绕眼果蝇类为该虫的传播媒介，亦是中间宿主，因此夏秋季多为该病的感染季节。本病的传染源主要是家犬，但猫、兔亦可作为人体感染的传染源。

（六）防治原则

要注意个人卫生，尤其要经常保持眼部清洁是预防本病的主要措施。另外，应搞好环境卫生，防蝇灭蝇及加强犬、猫等动物的管理。采用1%～2%地卡因溶液滴眼或用抗生素眼药治疗，可使虫体受到刺激并从眼角爬出，或用镊子取出。

艾氏小杆线虫

艾氏小杆线虫[*Rhabditis* (*Rhabditella*) *axei* (Cobbold, 1884) Dougherty, 1955]亦称艾氏同杆线虫，属于小杆总科的小杆科。本虫主要营自生生活，常常出现在污水和腐败植物中，偶可侵入人体寄生于消化系统和泌尿系统，引起艾氏小杆线虫病(rhabditelliasisaxei)。

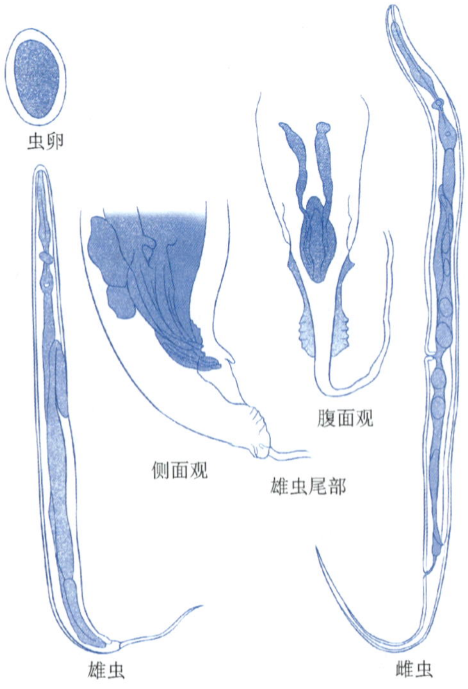

图2－17　艾氏小杆线虫

（一）形态

1. 成虫　虫体纤细，呈圆柱形，表皮光滑，半透明，白色或乳白色；食管具有前后两个咽管球，呈杆棒状；尾部长而极尖细。雄虫长约1.2 mm，雌虫长约1.5 mm。雌虫含双管型生殖器官，子宫内含有4～6个卵(图2－17)。

2. 虫卵　呈长椭圆形，两侧不完全对称，大小为(48～52)μm×(28～32)μm，无色透明，光滑薄壳，与卵细胞之间有明显的透明间隙，与钩虫卵相似，略小，容易混淆(图2－17)。

（二）生活史

艾氏小杆线虫经过雌雄交配后产卵，虫卵孵化出杆状蚴。杆状蚴常生活在腐败的有机物或污水中，经过蜕皮后发育为成虫。

（三）感染与致病

艾氏小杆线虫的幼虫经口进入消化道或经泌尿系统上行而感染人体，寄生于人体的消化和泌尿系统，引起艾氏小杆线虫病。在污水中游泳、捕捞水产品等接触污水或误饮污水均可能导致艾氏小杆线虫的感染。本虫侵入消化系统可引起腹痛、腹泻等症状，但是也可能只有轻微便秘或无明显的症状和体征；侵入泌尿系统可引起发热、腰痛、血尿、膀胱刺激征等症状，肾实质损伤患者可出现下肢水肿和乳糜尿，尿常规检查有蛋白尿、脓尿、低比重尿，亦可出现氮质血症。本虫在正常人尿液中存活时间不长，但是在肾炎、肾病患者尿液或乳糜尿液中能够生长发育。

（四）实验诊断

在重复送检的粪便或尿液沉淀物中检出虫体或虫卵是确诊本病的依据。本虫卵卵细胞与卵壳间有透明间隙，与钩虫卵形态相似，容易混淆。成虫与粪类圆线虫易混淆，可以使用小试管培养法镜检成虫，根据其形态学特征进行鉴别，粪类圆线虫的成虫和幼虫均大于艾氏小杆线虫（表 2－4）。

表 2－4　艾氏小杆线虫与粪类圆线虫成虫形态学特征比较

	艾氏小杆线虫	粪类圆线虫
食管球	前后各 1 个，共 2 个	仅后端 1 个
食管长度	占虫体长的 1/5～1/4	占虫体长的 1/3～2/5
雄虫末端	尖细而长，呈细针状	稍尖，呈圆锥状

（五）流行情况

我国首次报告艾氏小杆线虫是 1950 年，迄今发现超过 165 例，广泛分布于山西、湖北、湖南、江苏、贵州、广东、云南、河南、江西、福建、海南、新疆、浙江、西藏、上海、山东、陕西和天津等 18 个省、市、自治区。日本、墨西哥、以色列等国家也有病例报道，也曾在兔、猴、犬和鼠等动物粪便中检测出本虫。

（六）防治原则

防治艾氏小杆线虫的感染关键是注意个人卫生，避免引用污水或接触污水及腐败的植物。治疗本虫感染的药物可以使用甲苯达唑、阿苯达唑等。

棘 颚 口 线 虫

棘颚口线虫（*Gnathostoma spinigerum* Owen，1836）主要寄生于犬、猫体内，也可以寄生于虎、豹等野生肉食动物，偶可寄生于人体，引起颚口线虫病（Gnathostomiasis）。主要分布于亚洲和大洋洲。

（一）形态

1. 成虫　虫体短粗，圆柱形，活体时呈鲜红色。两端略向腹面弯曲，雄虫长 11～31 mm，雌虫长 11～54 mm。头部呈球形膨大，上有环小钩，颈部狭窄，前半部和尾端有大量的体棘，体棘的形状和数目是鉴别颚口线虫的重要依据（图 2－18）。

2. 幼虫　幼虫发育至第三期盘曲呈“6”字形，长约 4 mm。全身布满横纹和体棘，前端体棘排列紧密且大，中部体棘逐渐变稀小，至尾部变小且呈颗粒状。前端口周围有 2 片肥厚的肉质唇，唇上各有 2 个唇乳头（图 2－18）。

3. 虫卵　呈椭圆形，表面透明且粗糙不平，一段有一透明的帽状塞（图 2－18）。

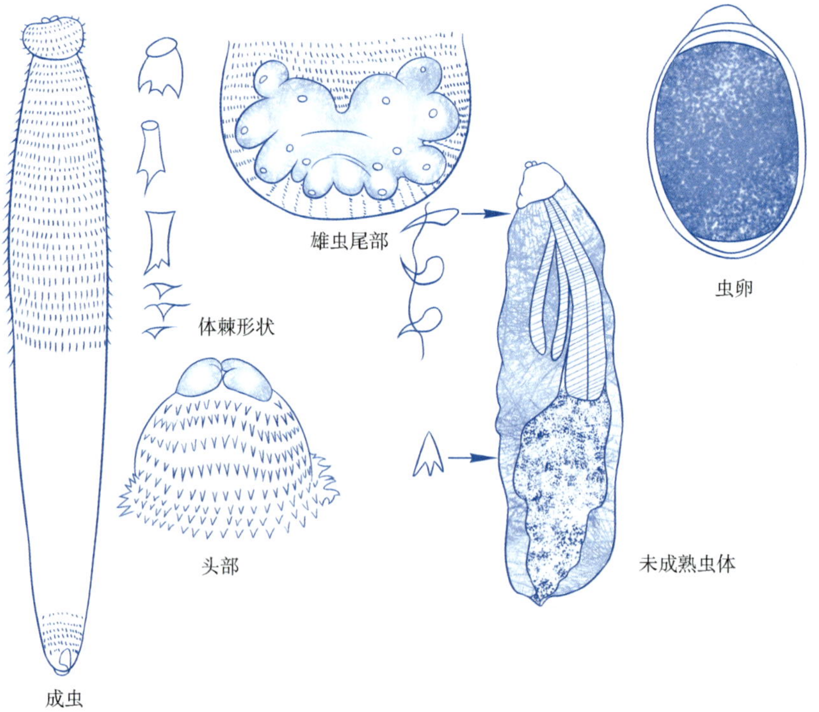

图 2-18 棘颚口线虫

(二) 生活史

自然状态下,犬、猫是棘颚口线虫的主要终宿主。成虫主要寄生于终宿主的胃壁肿块中产卵,虫卵从肿块中破溃后进入消化道,随宿主粪便排出体外;虫卵在 27～31℃水中经过 1 周发育后,孵化出第一期幼虫;第一期幼虫在第一中间宿主剑水蚤中经过蜕皮后,孵出第二期幼虫,该期幼虫头部呈球形,并带有 4 圈小钩;淡水鱼类吞食剑水蚤后,第二期幼虫经肠壁进入肌肉中,经过约 1 个月时间发育成为第三期幼虫;第三期外有囊壁包裹,随寄生的鱼类被犬、猫等终宿主吞食,在胃中脱囊后,穿过肠壁,经肝脏移行至肌肉或者组织中,最终到达胃壁发育为成虫并产卵。终宿主感染大约 100 日后,可以在粪便中检测到虫卵。

携带有本虫幼虫的鱼类被蛙、虾、蟹、蛇、泥鳅、鸡、鸭、鼠、猪等动物吞食后,幼虫不能继续发育,只停留在第三期幼虫状态,成为本虫的转续宿主,但是进入终宿主后可以继续发育成为成虫。在人体当中绝大部分也仅仅停留在第三期幼虫阶段。

(三) 感染与致病

第三期幼虫寄生于人体后,产生的危害主要包括虫体移行时对人体组织产生的机械损伤和虫体分泌物、排泄物等所引起的炎症和超敏反应。其临床表现因感染器官不同而有不同的症状:虫体停留在某一寄生部位可引起病灶局部大量的嗜酸性粒细胞、浆细胞及中性粒细胞浸润,产生结节性损害;虫体侵犯皮肤可以引起游走性肿块或匐行疹,同时伴有局部红肿、瘙痒;虫体侵犯眼前房,可引起眼部炎症、疼痛,甚至间歇性失明和视力丧失;虫体侵犯脑及中枢,可导致发热、持续性头痛、四肢运动功能丧失和脑脊髓炎,严重者可致死;虫体也可以经过消化道、泌尿道、肺部等组织器官移行,引起一系列临床表现。

（四）实验诊断

从疑似病变组织中获取虫体镜检是最可靠的诊断方法，对无明显体表损害的可疑患者，也可以通过血清免疫学试验作为辅助诊断，但 ELISA 法检测可能与其他蠕虫病患者血清交叉反应率较高，诊断时应注意区别。

（五）流行情况

本虫最早于 1836 年由 Richard Owen 在英国伦敦动物园的虎胃壁内发现并命名。在世界范围内分布广泛，其中以泰国和日本为最多，其次包括印度、墨西哥、越南、柬埔寨等国。我国目前累计报道病例 50 多例，分布于河北、浙江、黑龙江、山东、湖北、广东、上海、广西、海南、福建等地。

人体感染棘颚口线虫与其生活、饮食习惯具有重要关系，生食或者半生食含有感染期幼虫的鱼、蛙和禽等肉类均可能引起感染。

（六）防治原则

对于本虫的预防主要是加强饮食卫生，不生食鱼、虾、蟹、蛙等肉类，防止病从口入。对于本病治疗尚无特效药，多用外科手术摘除幼虫，辅以阿苯达唑、伊维菌素等药物治疗。

（汤冬生　陆　杨　魏　科）

第三节　猪巨吻棘头虫

猪巨吻棘头虫[*Macracanthorhynchus hirudinaceus* (Pallas, 1781) Travassos, 1916]又称蛭形棘头虫，主要寄生于猪的小肠内，偶尔寄生于犬、猫和人的回肠，引起巨吻棘头虫病(macracanthorhynchosis)。

（一）形态

1. 成虫　个体中型大小，体长 80～100 cm，体表有明显的横纹，呈乳白色或淡红色，活体时虫体背腹略扁平，固定后为圆柱形，无口及消化道。虫体可分为吻突、颈部、躯干三个部分。头端吻突呈类球形，可以伸缩，其周围有 5～6 排尖锐透明的吻钩；颈部短，与吻鞘相连，吻突可以伸缩入吻鞘内。雄虫体长 5～10 cm，尾端有一钟形交合伞；雌虫 20～65 cm，尾端钝圆。

2. 虫卵　呈椭圆形，大小为(67～110)μm×(40～65)μm，棕褐色；卵壳厚，由 3 层构成，卵壳外层薄而透明，中间层明显增厚，一端闭合不全，呈透明状，容易破裂，内层光滑而薄；成熟的虫卵内含有 1 个带小钩的幼虫(棘头蚴)(图 2-19)。

（二）生活史

本虫的主要终宿主是猪和野猪，偶尔在人、犬、猫体内寄生，中间宿主主要是鞘翅目昆虫(甲虫)，包括多种天牛和金龟子。其生活史包括虫卵、棘头蚴(acanthor)、棘头体(acanthella)、感染性棘头体(cystacanth)和成虫等阶段。成虫寄生于终宿主的小肠内并产卵，虫卵随粪便排出。虫卵对干旱和寒冷抵抗力较强，在土壤中可存活数个月至数年。当虫卵被甲虫的幼虫吞食后，卵壳破裂，棘头蚴逸出，穿透肠壁进入甲虫血腔，发育成棘头体，经过 3～5 个月进一步发育成为感染性棘头

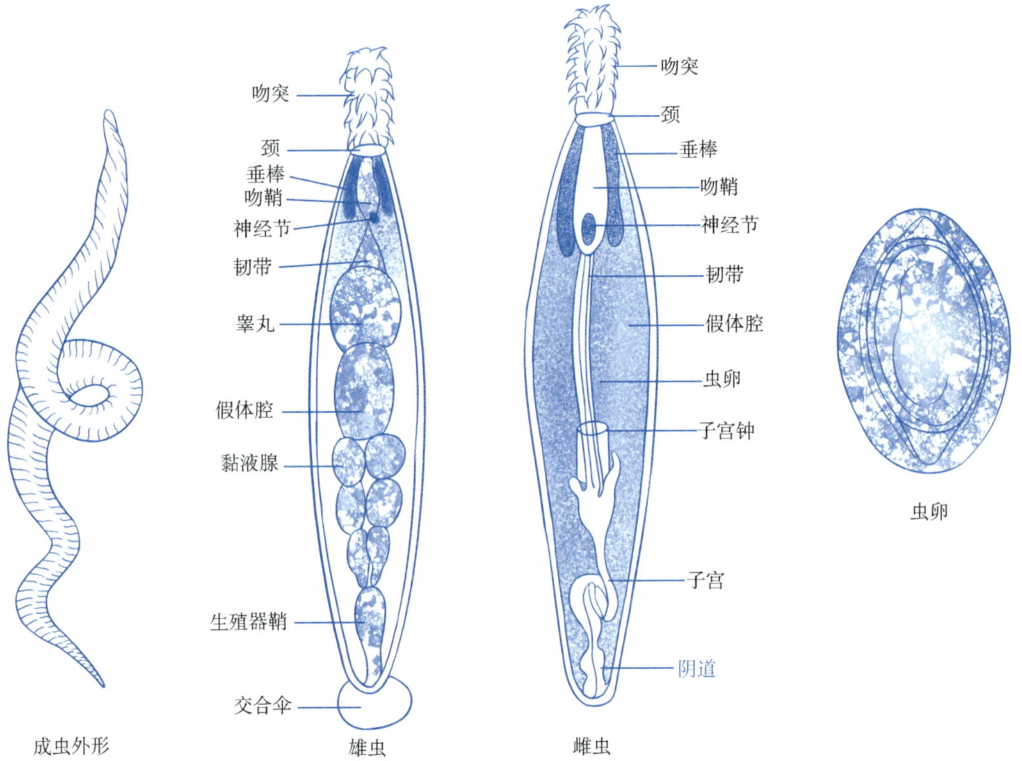

图 2-19 猪巨吻棘头成虫

体。感染性棘头体存在于甲虫的整个变态过程(幼虫、蛹、成虫),可持续 2～3 年,并始终保持对宿主的感染力,当猪等动物吞食了这类含有感染性棘头体的甲虫时,感染性棘头体可以感染并寄生于猪小肠内,经过 1～3 个月发育为成虫。人也因误食含感染性棘头体的甲虫而感染,但是人不是猪巨吻棘头虫的适宜宿主,故本虫在人体中很少能够发育成熟和产卵。

(三) 感染与致病

猪巨吻棘头虫偶寄生于人体,一般是寄生于人体回肠中下段,寄生的虫体以 1～3 条居多,国内人体最高纪录为 21 条。虫体通过吻突上的吻钩固着于肠黏膜,造成黏膜机械性损伤,引起黏膜局部组织充血和出血;虫体吻腺可分泌毒素加剧肠黏膜组织的水肿,中性和嗜酸性粒细胞浸润、肌层出血,产生坏死和溃疡。随后可出现结缔组织增生,形成 0.1～1 cm 大小的棘头虫结节。结节与大网膜、邻近的肠管、肠系膜等粘连形成包块。因虫体会移行更换附着部位,导致肠壁多处受损,常可引起肠壁深层的损伤,甚至穿破肠壁造成肠穿孔,进而引起局限性腹膜炎和腹腔脓肿,也可能因肠粘连而出现肠梗阻。

患者感染早期症状不明显,偶有食欲不振、乏力等。一般在感染 1～3 个月后,因虫体代谢产物等毒性物质的吸收增加,逐渐出现消瘦、贫血、腹泻和黑便等症状,同时常伴随右下腹部和脐周出现阵发性或持续性疼痛,在腹部明显疼痛时常可扪及大小不一的圆形或卵圆形包块。少数感染者亦可不出现任何症状和体征,自动排虫后痊愈。本虫感染对人体最大的危害是引起外科并发症,大多数患者术前表现为阑尾炎、肠梗阻、腹膜炎等,据报道国内临床报告病例中超过半数的患者发生肠穿孔。

(四) 实验诊断

巨吻棘头虫病的诊断首先是根据流行病学史和临床表现,做诊断性驱虫或经急症手术发现虫体,均是确诊的重要依据。因本虫一般很少能够寄生于人体发育成熟,因此在患者粪便中很少能够检测出虫卵。临床腹腔影像检查异常、大便隐血试验阳性、外周血嗜酸性粒细胞增高、虫卵抗原皮试的免疫学试验等均有助于本病的诊断。

(五) 流行情况

猪巨吻棘头虫呈世界性分布,主要寄生于猪,在猪群中分布广泛,感染率达1.4%～3.0%。人体猪巨吻棘头虫病在国外报道病例数不多,国内自1964年报道辽宁第一例感染病例以来,累计报道380多例,分布于辽宁、山东、河北、河南、广东、湖北、江苏、四川、北京、吉林、云南、安徽、海南、西藏、内蒙古、山西等地,其中辽宁和山东部分地区曾出现地方性流行。

(六) 防治原则

人体感染棘头虫病主要与生食或半生食甲虫的饮食习惯密切相关,国内流行地区人们习惯在夏秋时期甲虫出现的高峰季节捕食天牛或某些金龟子,因食入未熟的含有棘头虫体的甲虫而感染。

对于本病的预防应该要加强宣传教育,尤其教育学龄儿童和青少年不要捕食甲虫;加强猪的饲养管理;出现并发症者,应尽早给予手术治疗。

目前尚无针对本病的理想治疗药物,服用阿苯达唑和甲苯达唑具有一定的疗效。

(魏　科)

第四节　吸　虫

在我国,寄生于人体的吸虫主要有华支睾吸虫、布氏姜片吸虫、卫氏并殖吸虫和日本裂体吸虫等。

华支睾吸虫

华支睾吸虫[*Clonorchis sinensis* (Cobbold,1875) Looss,1907]因其成虫寄生于人和哺乳动物的肝胆管内,故简称肝吸虫,可致肝吸虫病。1874年在印度加尔各答一华侨胆管内首次发现本虫,1908年在我国证实该病存在。1975年在湖北省江陵县凤凰山西汉古尸体内发现本虫的虫卵之后,又于该县战国楚墓古尸查见同样的虫卵,证实肝吸虫病在我国的流行至少有2 300年以上的历史。

(一) 形态

1. 成虫　体形狭长,背腹扁平,前端较窄,后端钝圆,状如葵花子仁。大小为(10～25)mm×(3～5)mm。口吸盘位于虫体前端;腹吸盘略小,位于虫体前1/5处。消化道简单,有口、咽及很短的食管,两肠管沿虫体两侧伸至虫体的后端,为盲管。雌雄同体,两个睾丸高度分支,前后排列于虫体后1/3处;卵巢1个,细小、边缘分叶,位于睾丸之前,子宫管状,位于虫体中部,在腹吸盘和卵巢之间(图2-20)。

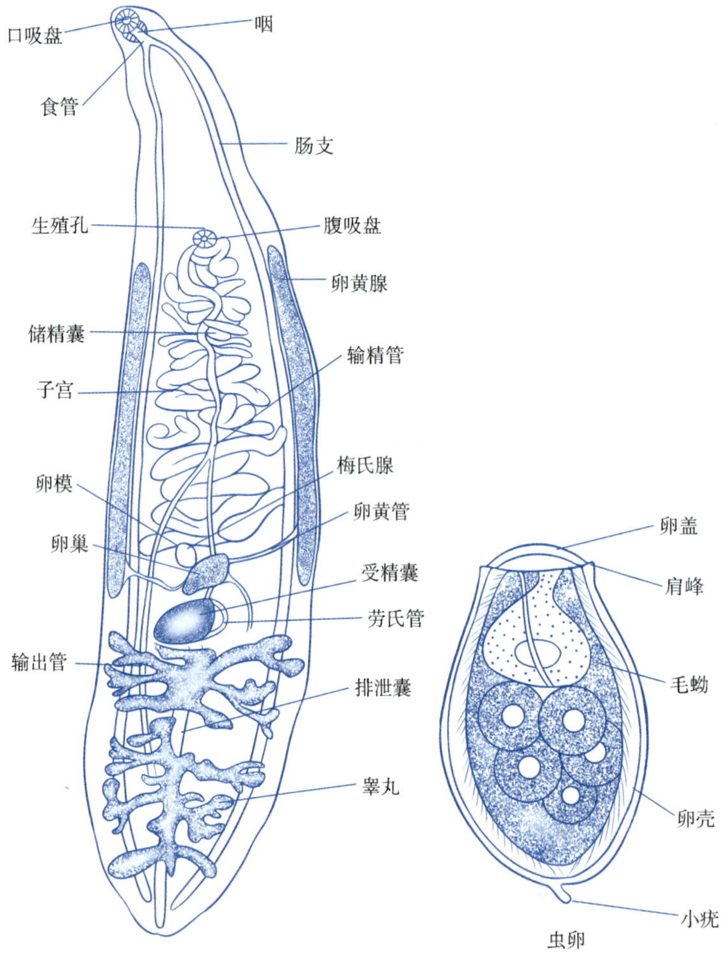

图 2-20 华支睾吸虫成虫与虫卵

2. 虫卵 为黄褐色，甚小，大小为(27～35)μm×(12～20)μm，外形呈芝麻状。卵的前端较窄，有一明显卵盖，卵壳与卵盖相接处增厚隆起形成肩峰，其后端钝圆，有一突起的小疣，卵内含一毛蚴(图 2-20)。

(二) 生活史

成虫寄生于人或猫、犬等哺乳动物的肝胆管内。成虫产下虫卵，虫卵随胆汁进入消化道混于粪便中排出。粪便落入水中，虫卵被第一中间宿主豆螺、沼螺等淡水螺类吞食后，在螺类的消化道内孵出毛蚴，毛蚴穿过肠壁继续在螺体内发育，经胞蚴、雷蚴，形成大量尾蚴。成熟的尾蚴从螺体逸出，在水中遇到第二中间宿主淡水鱼、虾，则侵入其体内肌肉等组织，形成囊蚴。人或猫、犬等哺乳动物因生食或半生食含活囊蚴的鱼或虾而感染。囊蚴进入十二指肠后，在消化液的作用下，囊壁软化，幼虫脱囊而出，循胆总管进入肝胆管，发育为成虫。成虫在人体内可存活 20～30 年。寄生于人体的成虫数量多少不等，数量在 1 000 条左右的患者并不少见(图 2-21)。

(三) 感染与致病

肝吸虫引起的病变和临床症状的轻重与宿主感染虫数的多少、寄生时间的长短以及宿主的抵

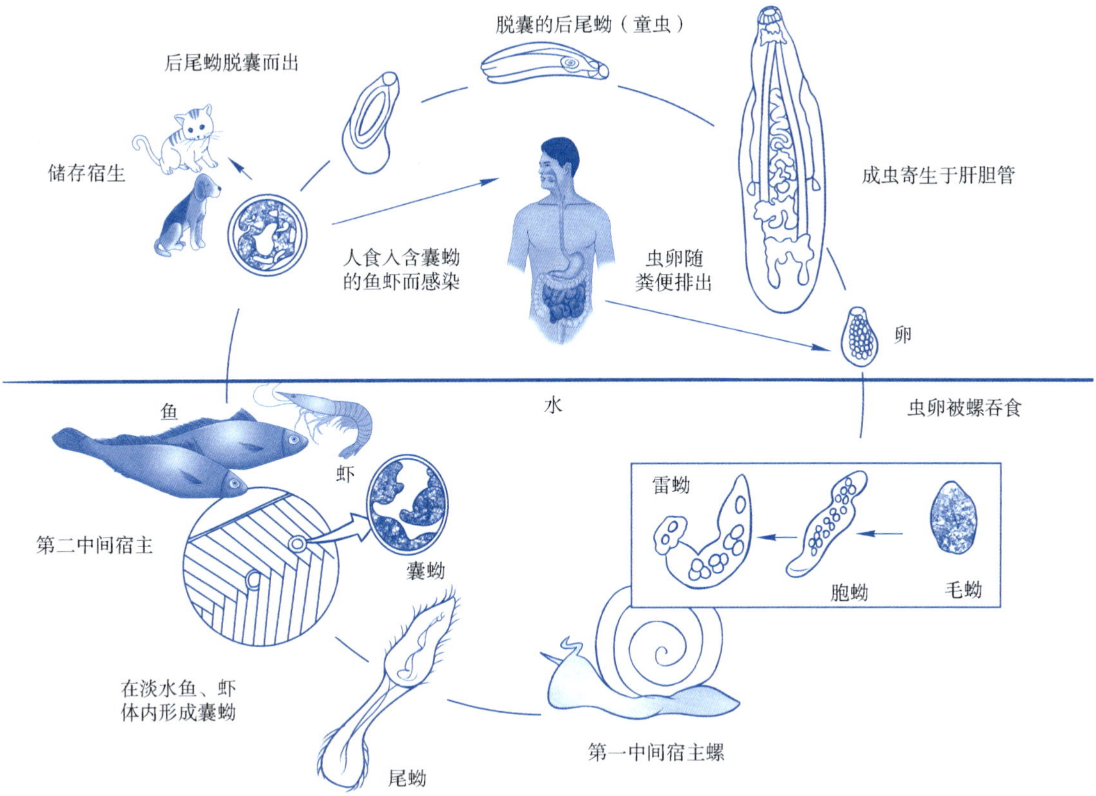

图 2-21　华支睾吸虫生活史示意图

抗力有关。成虫寄生肝胆管内，其分泌物及代谢物引起的超敏反应及虫体活动压迫胆管壁造成的机械刺激，可致胆管上皮细胞增生、管壁增厚。轻度感染者由于病变轻微，常无明显症状。虫数较多时，可出现发热、食欲不振、乏力、消瘦、腹胀、肝区隐痛、肝肿大等症状。重度感染者虫体可直接阻塞胆管，加上胆管壁增厚，管腔变窄而引起阻塞性黄疸。由于胆汁流通不畅，易致细菌感染，继发胆管炎、胆囊炎。在虫体长期刺激下，晚期可致肝硬化、腹水。虫卵、虫体死亡后的碎片和脱落的胆管上皮细胞等，可以构成结石的核心，造成胆石症。反复或重度感染的儿童，可影响其生长、发育，偶有导致侏儒症者。国内外一些文献报道，华支睾吸虫病与原发性胆管性肝癌的发生有关。

（四）实验诊断

肝吸虫病的临床症状有时不够典型，要注意与病毒性肝炎，急、慢性胆囊炎，胆结石等相鉴别。要注意询问病史。

粪中检获虫卵为确诊的依据。直接涂片法检查虫卵由于取粪量少、虫卵小，易被漏检，常用水洗沉淀法集卵。必要时用十二指肠引流胆汁进行离心沉淀检查，以提高检出率。

此外，免疫学诊断方法已被广泛应用，常用的方法有皮内试验、间接血凝试验（IHA）、酶联免疫吸附试验（ELISA）等。其中 ELISA 检查法经过不断改进，具有简便、快速、敏感性高和特异性强的优点，是目前较为理想的方法。

（五）流行情况

肝吸虫病主要流行于东亚和东南亚各国。在我国，除青海、宁夏、内蒙古、西藏等尚未见报道外，在25个省、市、自治区已有不同程度的流行。肝吸虫病为人兽共患寄生虫病。患者、带虫者和保虫宿主是本病的传染源。

本病的流行与当地居民生食、半生食淡水鱼虾的饮食习惯有关。珠江流域及东北朝鲜族居民有食鱼生、“鱼生粥”的习惯，华支睾吸虫感染率高，以男性成年人感染为主。但在山东、河南等地因有捕捉沟、塘内的小鱼烤食的习惯，以少年、儿童感染为主。此外，抓鱼后不洗手或用口叼鱼，使用切过生鱼的刀具及砧板切熟食品，或用盛过生鱼的器皿盛熟食也有使人感染的可能。我国目前有1 200多万感染者，其中广东有500万，随着人们生活水平的提高，流行状况也发生了新的变化，成人感染率明显上升，各类人群感染率也随着吃鱼生机会增多而升高。

淡水鱼虾常和豆螺、沼螺等生活在同一水域中，若有感染华支睾吸虫的人或动物的粪便污染水域，而当地人群又有生食或半生食淡水鱼虾的习惯，则本病有可能在人群中流行。

（六）防治原则

预防本病应抓住经口感染这个环节，做好宣传教育工作，自觉不吃生鱼及未煮熟的淡水鱼虾。注意烹饪卫生，生、熟食物不共用刀具、器皿。不用未煮熟的鱼虾喂猫、犬，以免引起感染。治疗用药首选吡喹酮。

管理好人畜粪便，防止粪便污染水源，并注意灭螺，亦是预防本病传播的重要措施。

布氏姜片吸虫

布氏姜片吸虫[*Fasciolopsis buski* (Lankester，1857) Odhner，1902]简称姜片虫，是寄生在人、猪小肠内的大型吸虫，可致姜片虫病。该虫是人类最早认识的寄生虫之一。早在1 600多年前东晋时期的范东阳就记述了该寄生虫。1 300多年前的隋代巢元方在《诸病源候论》中，将其描述为“赤虫状如生肉，片如鸡肝”。临床上确诊的第1个病例是在广州发现的(Kerr，1873)。

（一）形态

1. 成虫　虫体肥厚，呈长椭圆形，前窄后宽，背腹扁平，新鲜时肉红色，固定后灰白色，形似姜片。长、宽、厚为(20～75)mm×(8～20)mm×(0.5～3)mm，是寄生在人体中最大型的吸虫。口吸盘位于虫体前端；腹吸盘呈漏斗状，肌肉发达，较口吸盘大，位于口吸盘后方，肉眼可见。雌雄同体，两个睾丸高度分支呈现珊瑚状，排列于虫体后半部。子宫盘曲在卵巢和腹吸盘之间(图2-22)。

2. 虫卵　呈椭圆形，淡黄色，大小为(130～140)μm×(80～85)μm，卵壳薄。卵盖小，不明显。卵内含一个卵细胞和20～40个卵黄细胞(图2-22)。

（二）生活史

姜片虫的终宿主是人，猪为其主要储存宿主。成虫寄生在终宿主的小肠上段，以同体或异体受精产卵。虫卵随粪便排出体外，若落入水中，在26～32℃的适宜温度，经3～7周发育为毛蚴。毛蚴侵入扁卷螺的淋巴间隙，经胞蚴、母雷蚴、子雷蚴阶段而形成许多尾蚴。成熟尾蚴从螺体逸出，附着于菱角、荸荠、茭白等水生植物或其他物体表面形成囊蚴。终宿主因生食带有活囊蚴的水生植物或喝入含有活囊蚴的生水而被感染。囊蚴进入小肠后，在消化液和胆汁作用下，幼虫破囊而出，吸附在十二指肠或空肠上段的黏膜上，摄取小肠内营养物质，经1～3个月发育为成虫。成虫每日可产卵15 000～25 000个。据观察，成虫在人体最长可存活4～5年(图2-23)。

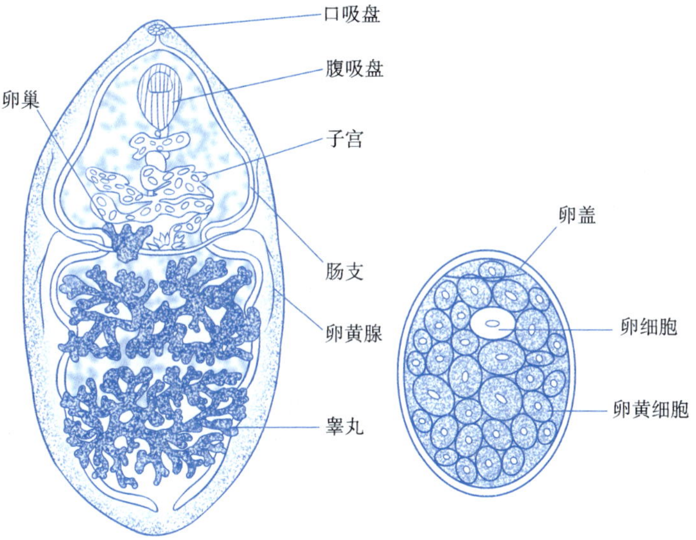

图 2-22 布氏姜片吸虫成虫与虫卵

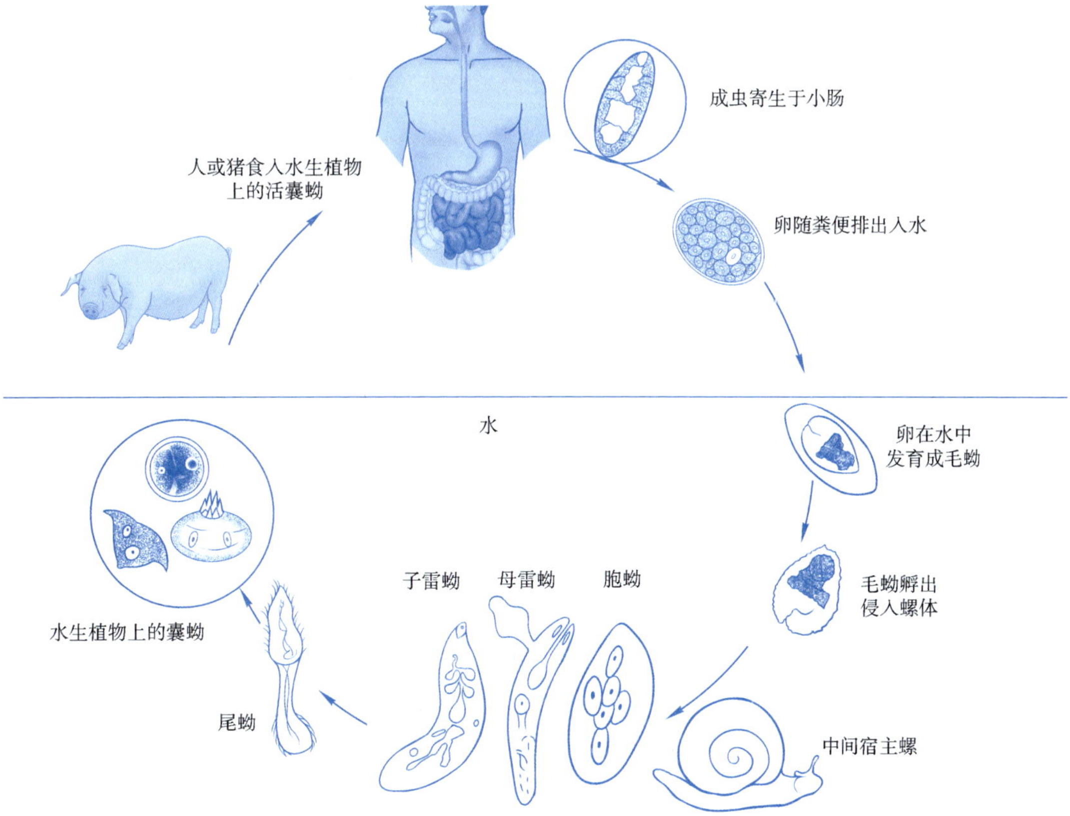

图 2-23 布氏姜片吸虫生活史示意图

（三）感染与致病

成虫的致病作用包括夺取营养物质、机械性损伤和虫体代谢产物被吸收后引起的超敏反应。

姜片虫虫体大，腹吸盘发达，吸附在肠黏膜上，引起局部肠黏膜出现炎症、点状出血、水肿，甚至坏死、脱落，形成溃疡。病变部位出现中性粒细胞、淋巴细胞和嗜酸性粒细胞浸润，血中嗜酸性粒细胞增多。

轻度感染者常无明显症状。虫数多时，虫体夺取宿主营养，覆盖并损伤肠黏膜，影响宿主消化与吸收功能，引起营养不良和消化功能紊乱，常见症状为上腹部肠鸣音亢进，消化不良、腹痛，腹泻与便秘交替出现，甚至可出现肠梗阻。重度感染而体质较弱者，可出现全身低热、消瘦、贫血、浮肿、腹水等症状。儿童患者可出现智力减退、发育障碍等症状。

（四）实验诊断

粪检虫卵是确诊姜片虫感染的主要方法。姜片虫虫卵大，易于识别，一般用直接涂片法即可检出。用沉淀集卵法可提高检出率，常用的有水洗自然沉淀法或离心沉淀法。

若发现由粪便排出或呕吐出的虫体，亦可确诊。

（五）流行情况

姜片虫病流行于亚洲。我国长江流域和江南各地以及山东、河南、河北、陕西和台湾等地均有姜片虫病流行，主要与当地种植可供生食的水生植物有关。猪是最重要的储存宿主。

感染姜片虫的人或猪是姜片虫病的传染源，由于其粪便污染水源，使生活在有水生植物水体中的扁卷螺受到感染。在种植水生植物的地区，居民有生食菱角、荸荠、茭白等水生植物和喝生水的不良习惯，是当地姜片虫流行的主要原因。猪则因食入水浮莲等青饲料而感染。

（六）防治原则

加强粪便管理，防止人或猪的粪便污染水体；改变生食菱角、荸荠等水生植物的习惯；提倡用熟饲料养猪，对于预防本病流行十分重要。当前治疗患者疗效最好的药物是吡喹酮，中药槟榔也有良好效果。

肝片形吸虫

肝片形吸虫（*Fasciola hepatica* Linn，1758）常寄生于牛、羊和其他哺乳动物的肝胆管内，引起肝部病变。人亦可感染，引起肝片形吸虫病。

（一）形态

1. 成虫　与姜片虫在形态、颜色和大小等方面都十分相似。虫体大小为(20～50)mm×(8～13)mm，呈扁平叶片状，前端伸展呈圆锥状突出，称为头锥。口吸盘位于头锥前端，腹吸盘较大，位于头锥基部。活体呈棕红色。雌雄同体，2个高度分支的睾丸前后排列，位于虫体的中部；子宫较短，盘曲于腹吸盘与卵巢之间；卵巢较小，略分支（图2-24）。

2. 虫卵　呈长椭圆形，淡黄褐色，大小为(130～150)μm×(70～80)μm。卵壳薄，一端有一小卵盖。卵内含1个卵细胞和多个卵黄细胞，易与姜片虫卵相混淆（图2-24）。

（二）生活史

肝片形吸虫的终宿主是人，牛、羊等哺乳动物为其储存宿主。成虫寄生于终宿主肝胆管内，产下的虫卵随胆汁进入肠道，然后随粪便一起排出体外，在温度适宜的水中孵出毛蚴。毛蚴侵入椎实螺类体内，经胞蚴、母雷蚴、子雷蚴，发育为尾蚴。成熟的尾蚴从螺体逸出，附于水生植物或水中其他物体上形成囊蚴。囊蚴随水生植物、饮水进入终宿主肠道内，童虫脱囊逸出后一部分侵入肠黏膜，进入肠静脉，随血液循环到达肝胆管；另一部分穿过肠壁，进入腹腔，侵入肝脏。自感染囊蚴到发育为成虫需要10～12周。成虫寄生在绵羊及牛肝脏内可生存3～5年，甚至更长；在人体内最长可达12年。

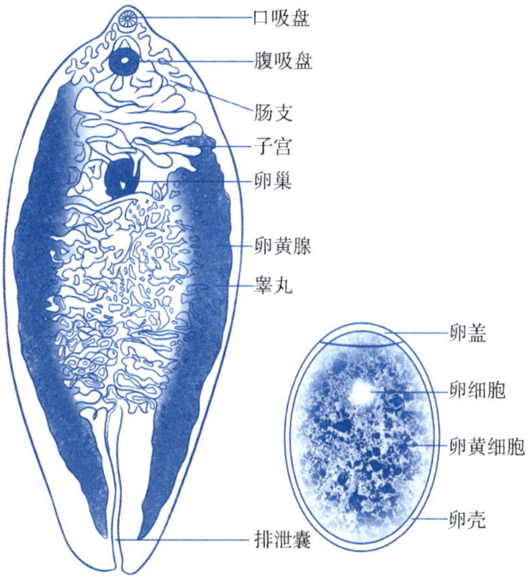

图2-24 肝片形吸虫成虫与虫卵

（三）感染与致病

童虫在肠壁、腹腔和肝内移行造成机械性损伤和化学性刺激（肝片吸虫可分泌半胱氨酸肽酶，包括组织蛋白酶L和B蛋白酶，Moazeni M, Ahmadi A. Controversial aspects of the life cycle of Fasciola hepatica. *Exp Parasitol*. 2016；169：81-89.），肠壁可见出血灶，肝组织可表现出广泛的损伤性肝炎。患者可有突发高热、腹痛，并伴有胀气、呕吐、腹泻或便秘、肝肿大、贫血和嗜酸性粒细胞增多等症状，此为急性期。

成虫进入胆管后，其吸盘、皮棘的机械性刺激和代谢产物的作用可引起胆管上皮细胞增生及炎症性改变，并易发细菌感染，引起胆管炎和慢性肝炎的症状。患者主要有乏力、右上腹部疼痛、恶心、厌油腻、贫血、黄疸和肝肿大等症状，此为慢性期。

此外，童虫在腹腔中移行时，可穿入或随血液循环到达肝脏以外的部位寄生，如腹壁肌肉、腹膜、皮下、肺部、支气管、眼、脑及膀胱等，引起异位损害（肝外肝片形吸虫病）。

（四）实验诊断

粪便或十二指肠引流液检查发现虫卵可以确诊，应注意与姜片虫卵相鉴别。用酶联免疫吸附试验（ELISA）、间接血凝试验（IHA）和免疫荧光试验（IFA）等方法，检测患者血清中的特异性抗体均有较高的敏感性。B型超声波检查可显示不同程度肝肿大、胆管扩张等变化。

（五）流行情况

肝片形吸虫主要是牛、羊等哺乳动物的寄生虫，人体偶然会被感染，呈散发性流行于世界各地。牛、羊感染率多在20%～60%。法国、葡萄牙和西班牙是人体感染该虫的主要流行区，我国以甘肃省的感染率为最高，人体大多因生食含有活囊蚴的水生植物或喝生水而感染。

（六）防治原则

改变不良饮食习惯，不生食水生植物是预防本病感染的有效方法。治疗药物首选硫双二氯酚。

并殖吸虫

并殖吸虫属（*Paragonimus*）的成虫主要寄生于宿主的肺内，故又称肺吸虫（lung fluke）。其所致的并殖吸虫病（paragonimiasis）也称肺吸虫病（lung fluke disease），是一种人兽共患的寄生虫病，属于我国重要的食物源性寄生虫病。1850 年,Diesing 首次在巴西水獭肺中发现并殖吸虫成虫。1879 年,英国医生 Ringer 首次在中国台湾一葡萄牙籍水手尸体的肺内检获成虫。1880 年,Manson 在福建厦门当地人的痰液标本中检查到虫卵。迄今全球共发现并殖吸虫近 50 多种,我国已报道 32 种。其中至少 7 种对人有致病力:卫氏并殖吸虫(*P. westermani*)、斯氏并殖吸虫(*P. skrjabini*)、异盘并殖吸虫(*P. heterotremus*)、宫崎并殖吸虫(*P. miyazkii*)、墨西哥并殖吸虫(*P. mexicanus*)和双侧宫并殖吸虫(*P. uterobilateralis*)。在我国引起人体疾病的主要是卫氏并殖吸虫和斯氏并殖吸虫。

卫氏并殖吸虫

卫氏并殖吸虫[*Paragonimus westermani* (Kerbert,1878) Braun,1899]是人们认识较早的一种并殖吸虫,其成虫主要寄生于人和哺乳动物的肺脏,引起肺脏的特殊病变,是人体并殖吸虫病的主要病原体。

(一) 形态

1. 成虫　虫体肥厚,活体呈暗红色,静止时外形呈椭圆形,背凸腹平,似半粒花生米状,全身布有体棘。虫体长 7～12 mm,宽 4～6 mm,厚 2～4 mm。口吸盘位于虫体前端,腹吸盘位于虫体腹面中线前缘,两吸盘大小相近。消化器官包括口、咽、食管及两支弯曲的肠管。卵巢 6 叶,与子宫并列于腹吸盘之后。睾丸两个、分支如指状,左右并列于虫体后端 1/3 处(图 2-25)。

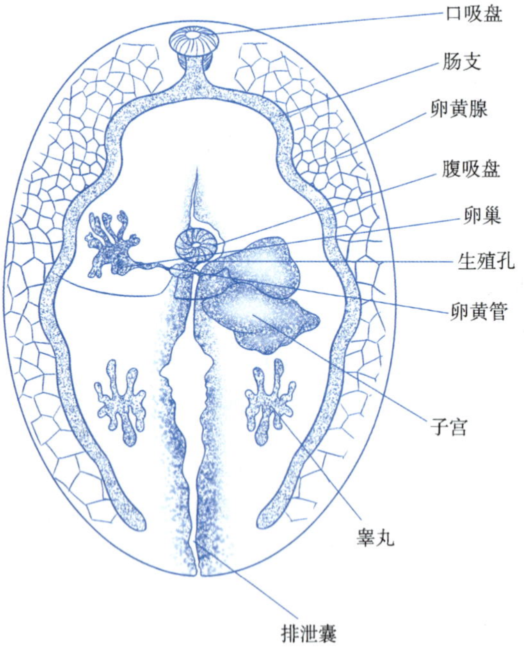

图 2-25　卫氏并殖吸虫成虫

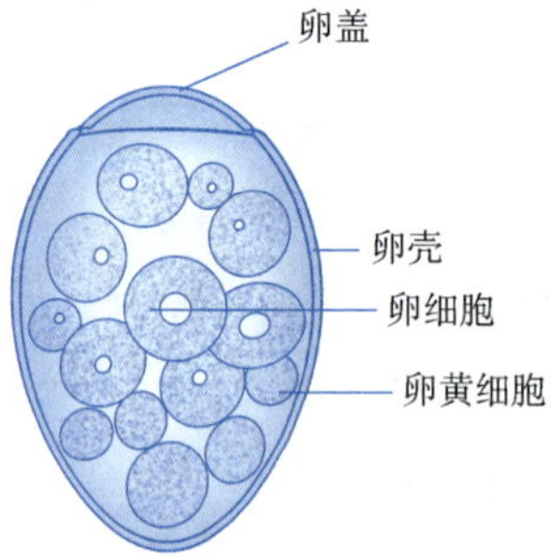

图 2-26　卫氏并殖吸虫卵

2. 虫卵　大小为(80～118)μm×(48～60)μm。金黄色,呈不规则椭圆形,前端较宽,有扁平卵盖,后端稍窄。卵壳厚薄不均,后端往往增厚。卵内含 1 个卵细胞,周围有 10 余个卵黄细胞充填(图 2-26)。

3. 囊蚴 呈乳白色球形，具有两层囊壁，外层较薄，内层较厚，囊蚴直径≤400 μm。

（二）生活史

卫氏并殖吸虫终宿主为人，多种肉食类哺乳动物（如犬、猫等）为储存宿主。成虫主要寄生于人体的肺脏，卵随痰液或粪便排出体外。虫卵入水后，在适宜条件下约经 3 周发育为毛蚴并孵出。毛蚴遇第一中间宿主川卷螺，则侵入其体内，经胞蚴、母雷蚴、子雷蚴等阶段发育和增殖，形成尾蚴分批逸出螺体。尾蚴遇第二中间宿主石蟹（或溪蟹）或蝲蛄，则侵入其体内，在其肌肉、内脏或腮上形成囊蚴。囊蚴是肺吸虫感染期幼虫，人或其他哺乳动物因食入含有活囊蚴的淡水蟹、蝲蛄而感染。在人体肠腔，囊蚴内的幼虫受消化液作用脱囊而出成为童虫。童虫穿过肠壁进入腹腔，徘徊于各器官之间。1～3 周后，部分童虫穿过横膈肌经胸腔进入肺部发育为成虫。童虫在移行过程中也可侵入其他器官，如腹腔、皮下和脑等部位，但一般不能发育成熟。自囊蚴侵入人体到在肺部发育成熟产卵，一般约需 2 个月。成虫寿命为 5～6 年（图 2-27）。

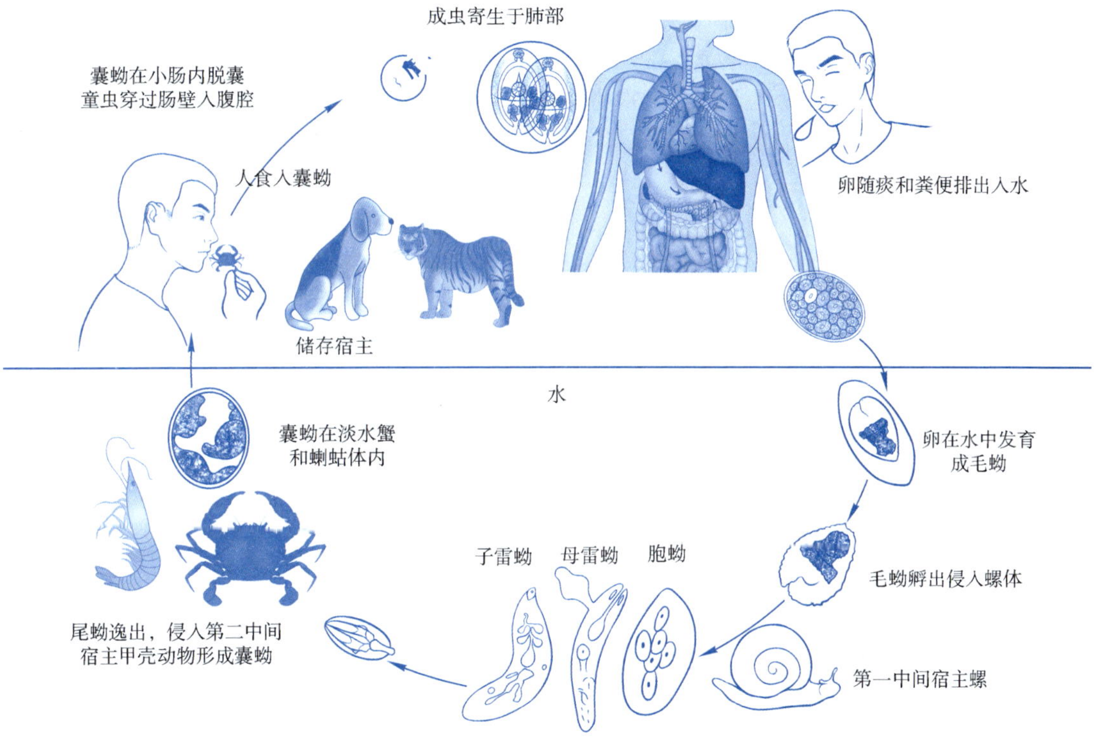

图 2-27 卫氏并殖吸虫生活史示意图

（三）感染与致病

卫氏并殖吸虫的致病，主要是由其成虫、童虫在人体组织和器官内移行、寄居造成的机械性损伤和虫体代谢物等引起的免疫病理反应所致。病变特点为在器官或组织内形成互相沟通的多房性小囊肿，囊内可见虫体。患者可出现肺、肝、脑等多种组织和器官的损伤症状和体征，如咳嗽、胸痛、咳铁锈色痰；肝肿大；游走性皮下包块；癫痫、偏瘫、视力障碍；低热、嗜酸性粒细胞增多等。病程一般分为急性期和慢性期两个阶段。急性期主要由童虫移行、游窜引起，症状多出现于感染后数日至 1 个月，可出现食欲不振、乏力、消瘦、发热、腹痛、腹泻、白细胞数增多等症状、体征及血象异常。慢性期是由于虫体在肺脏形成囊肿所致,临床上可分为脓肿期、囊肿期和纤维瘢痕期,由于虫体在组织内移行前后不一,以上3期可同时存在于同一肺部。慢性期分型主要根据童虫及成虫的游走和寄生部位而定,一般可分为胸肺型、皮下型、腹肝型、脑脊髓型、亚临床型和其他类型,共6型。

(四) 实验诊断

在患者痰或粪便中检获虫卵是确诊肺吸虫病的依据,常用的方法有直接涂片法或沉淀集卵法。在手术摘除的患者皮下包块或结节等组织中检获童虫也可确诊。酶联免疫吸附试验和酶联免疫印迹试验等免疫学方法可用于辅助诊断和流行病学调查。X线、CT及MR等检查适用于胸肺型及脑脊髓患者。

(五) 流行情况

1. 分布　亚洲、非洲和南美洲的30多个国家和地区有卫氏并殖吸虫病的报道。在我国的23个省、自治区有卫氏并殖吸虫的存在,以四川、浙江、台湾和东北各地为甚。本病主要流行于山区,疫区多呈点状分布,患者人数不多。

2. 流行因素　肺吸虫病是人兽共患寄生虫病,传染源是有虫卵排出的患者和被感染的家畜(如犬、猫)以及一些野生肉食类动物(如虎、豹、狼、狐等)。第一中间宿主和第二中间宿主常共同栖息于山区和丘陵的溪流中,是引起本病感染和流行的重要因素。含有虫卵的人畜粪便进入水体,就有可能发育到感染阶段,流行区居民生吃或半生吃淡水蟹或喇蛄是感染本病的主要原因。如在我国东北地区,居民有生食蝲蛄酱或蝲蛄豆腐的习惯,其制作方法不能将囊蚴杀死,食后可能发生感染。其他疫区有生食或腌、醉、烤等吃蟹方式,亦有可能造成感染。此外,囊蚴脱落水中污染水源,人们喝生水也可导致感染。

(六) 防治原则

健康教育是控制本病流行的重要措施。不吃生的或半生的淡水蟹和蝲蛄及不饮生水,是预防本病的最有效措施。治疗本病首选的药物是吡喹酮。硫双二氯酚主要作用于虫体生殖器官,也可选用。

斯氏并殖吸虫

斯氏并殖吸虫[*Pagumogonimus skrjabini* (chen, 1959) chen, 1963]主要寄生于果子狸、猫、犬等动物肺部,也可寄生于人体,但在人体内不能发育为成虫,系童虫在皮下或在各脏器和组织间移行,引起皮下型并殖吸虫病或(和)内脏幼虫移行症。斯氏并殖吸虫系1959年由陈心陶教授在我国四川地区发现,故也称四川并殖吸虫,是中国独有虫种。

(一) 形态

1. 成虫　虫体呈纺锤形,窄长,前宽后窄,两端较尖,最宽处在腹吸盘稍下水平。大小为(11.0～18.5)mm×(3.5～6.0)mm,体表披棘,腹吸盘位于虫体前1/3处,卵巢形似珊瑚,位于腹吸盘的后侧。睾丸2个,可分多叶,左右并列,长度占体长的1/7～1/4,个别可达1/3。

2. 虫卵　呈椭圆形,大多数形状不对称,卵盖大,壳厚薄不均匀,大小平均71 μm×48 μm,内部结构与卫氏并殖吸虫卵相似。

3. 囊蚴　呈圆球形,直径≥420 μm。

（二）生活史

生活史与卫氏并殖吸虫相似。本虫的第一中间宿主多为栖息于流速较缓的山溪中的小型螺和微型螺类，主要有泥泞拟钉螺（*Tricula humida*）、建瓯拟小豆螺（*Pseudobithynella kienoensis*）和中国小豆螺（*Bithynella chinensis*）等。第二中间宿主为多种淡水蟹，常见的有锯齿华溪蟹（*Sinopotamon denticulatum*）、雅安华溪蟹（*S. yaanensis*）和河南华溪蟹（*S. honanese*）等。终宿主为果子狸、猫、犬、豹猫等猫科、犬科、灵猫科动物。蛙、鸟、鸡、鸭、鼠等多种动物可作为本虫转续宿主。人不是本虫的适宜宿主，绝大多数虫体在人体处于童虫阶段，少见发育成熟并产卵者。

（三）感染与致病

斯氏并殖吸虫是人兽共患以兽为主的致病虫种。在人体内，其童虫窜扰引起的机械性损伤和免疫病理反应可导致组织病变，出现相应临床表现，主要为幼虫移行症，分为皮肤型和内脏型。皮肤型患者主要出现游走性皮下包块或结节，这些包块或结节多位于胸背部、腹部、头颈部、四肢等处皮下，边界不清，无明显红肿，病理检查可见隧道样虫穴，有时可见童虫。内脏型则可表现为肝脏和肺等多个组织器官受损，出现肝脏肿大与疼痛、转氨酶升高和胸闷、胸痛、咳嗽、咳痰等相应症状和体征。其引起的全身和局部过敏反应较强烈，血中嗜酸性粒细胞增高明显，局部组织炎症反应中亦以嗜酸性粒细胞为主，而中性粒细胞较少。

（四）实验诊断

皮下包块活体组织检查是诊断本病的主要方法，查见虫体即可确诊。免疫学方法可用于本病的辅助诊断和流行病学调查。

（五）流行情况

斯氏并殖吸虫在国外尚未见报道。国内发现于甘肃、山西、陕西、河南、四川、重庆、云南、贵州、湖北、湖南、浙江、江西、福建、广西、广东等 15 个省、自治区。

（六）防治原则

实验证明，大鼠、小鼠、豚鼠、蛙、鸡、鸟等多种动物可作为本虫转续宿主，人如果食入这些动物未熟的肉，有可能感染本虫。流行因素及防治原则与卫氏并殖吸虫病相似。治疗药物首选吡喹酮，但疗效稍逊于卫氏并殖吸虫病。

日本血吸虫

裂体吸虫（*Schistosoma*）隶属于吸虫纲、复殖目、裂体科、裂体属。成虫寄生于多种哺乳类动物和鸟类的静脉血管中，故又称血吸虫。寄生于人体的血吸虫有 6 种，即日本血吸虫（*Schistosoma japonicum* Katsurad，1904）、曼氏血吸虫（*S. mansoni* Sambon，1907）、埃及血吸虫（*S. haematobium* Bilharz，1852）、间插血吸虫（*S. intercalatum* Fisher，1934）、湄公血吸虫（*S. mekongi* Voge *et al*，1978）和马来血吸虫（*S. malayensis* Greer *et al*，1988），其中以日本血吸虫、埃及血吸虫和曼氏血吸虫引起的血吸虫病流行广泛，危害最大。血吸虫病分布于亚洲、非洲及拉丁美洲，我国仅有日本血吸虫一种。血吸虫病曾对我国人民健康造成长期严重的危害。我国学者曾在湖南长沙马王堆的西汉女尸和湖北江陵的西汉男尸体内检获血吸虫卵，证明血吸虫病在我国的存在至少已有 2 100 多年的历史，目前该病仍是我国重点防治的寄生虫病之一。

(一) 形态

1. 成虫　血吸虫为雌雄异体,但多呈合抱状态。虫体呈圆柱形,状似线虫。雄虫一般呈乳白色,短粗,背腹扁平,大小为(10～20)mm×(0.5～0.55)mm,常向腹面弯曲呈镰刀状。前端有发达的口吸盘和腹吸盘。腹吸盘以下的虫体两侧向外延展,并向腹面卷曲,形成抱雌沟,雌虫常居留于抱雌沟内。消化道开口于口吸盘,在腹吸盘后分成左右两肠支,沿虫体两侧向后延伸,至后端1/3处汇合形成一盲管。生殖系统由睾丸、输出管、输精管、储精囊和生殖孔组成。睾丸一般为7个,前后单行排列于腹吸盘后的虫体背侧。

雌虫呈圆柱形,细长,大小为(12～28)mm×(0.1～0.3)mm。消化道构成与雄虫类似,因肠管内充满宿主红细胞被消化后残留的色素,使虫体后部常呈黑褐色。生殖系统由卵巢、输卵管、卵黄腺、卵黄管、卵模、梅氏腺、子宫等组成。卵巢1个,位于虫体中部,呈椭圆形。子宫呈管状,内含虫卵,开口于腹吸盘下方的生殖孔(图2-28)。

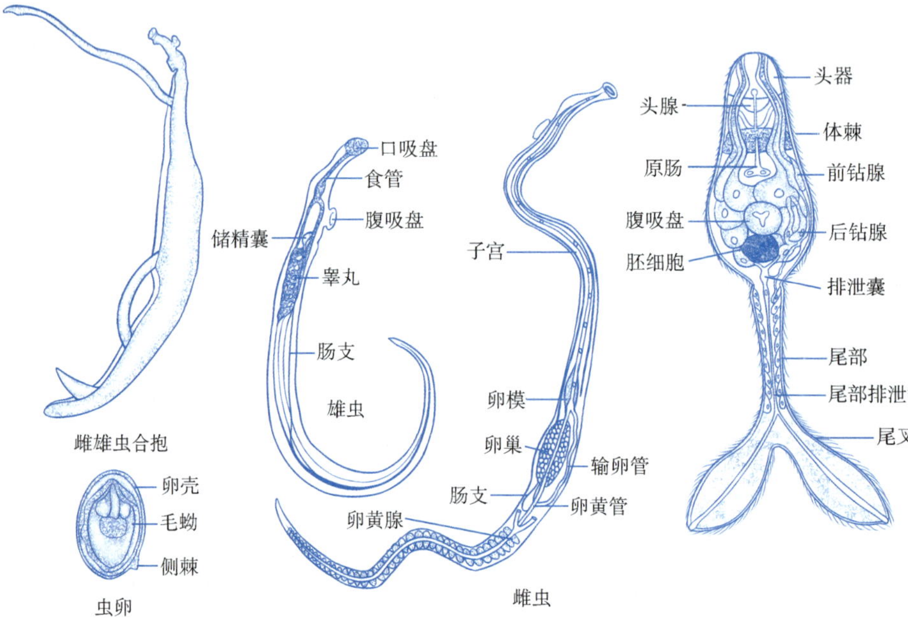

图2-28　日本血吸虫成虫、虫卵和尾蚴

2. 虫卵　成熟虫卵大小一般为(74～106)μm×(55～80)μm。淡黄色,呈椭圆形。卵壳薄而均匀,一侧有一小棘。无卵盖,内含一毛蚴,毛蚴与卵壳之间常见有大小不等的油滴状分泌物(图2-28)。

3. 尾蚴　长280～360 μm,由体部及尾部组成。体部有口吸盘、腹吸盘和5对穿刺腺。尾部分尾干和尾叉(图2-28)。

(二) 生活史

日本血吸虫生活史有成虫、虫卵、毛蚴、母胞蚴、子胞蚴、尾蚴、童虫等7个阶段,人是终宿主,牛、犬、猪等多种哺乳动物为保虫宿主,中间宿主为钉螺。

成虫寄生于人体的门静脉系统,主要是肠系膜下静脉内,直接吞食宿主红细胞,每条雌虫摄取红细胞数为33万个/小时,而雄虫仅为3.9万个/小时。雌雄成虫在宿主肠黏膜下层的小静脉末梢内合抱,交配并产卵,每条雌虫每日产卵300～3 000个。虫卵大部分沉积于结肠肠壁组织中,部分虫卵可随门静脉血流进入肝脏，并沉积于肝脏，亦有少量虫卵沉积于小肠肠壁、肺、脑等处。约经11日，虫卵发育成熟，此时卵内的卵细胞发育成为毛蚴。毛蚴分泌的可溶性虫卵抗原透过卵壳，引起血管壁和周围组织发生炎症坏死，形成脓肿。在肠道蠕动、腹内压增加等作用下，肠黏膜表面的脓肿可向肠腔溃破，虫卵即随溃破组织落入肠腔排出体外。成熟虫卵在组织中能存活10～11日，如未排出则会逐渐死亡、钙化。

虫卵入水后，在渗透压、水温25～30℃、pH 7.5～7.8和光照充足的适宜条件下，虫卵内的毛蚴孵出。毛蚴在水中遇到钉螺时，在其头足部游动，并利用其头腺分泌物的溶组织作用、纤毛的摆动及虫体的伸缩而钻入钉螺体内，经母胞蚴、子胞蚴两个阶段发育成大量尾蚴。

尾蚴发育成熟后，在水清、水温20～25℃、pH 6.6～7.8和一定光照条件下，分批自钉螺体内逸出。尾蚴逸出后多集中在水面下，寿命一般为1～3日。当尾蚴遇到终宿主时，即利用其吸盘吸附于其皮肤表面，依靠体内穿刺腺分泌的透明质酸酶和胶原纤维酶溶解宿主皮肤组织，以及体部肌肉伸缩和尾部摆动的协同作用而迅速穿过宿主皮肤，脱去尾部，钻入宿主体内，转为童虫。童虫在宿主皮下组织内短暂停留后即进入血管或淋巴管，随血流或淋巴液经右心到肺，再经左心入体循环，经肠系膜动脉、肠系膜毛细血管丛进入门静脉系统寄生、发育为成虫。从尾蚴侵入宿主至成虫开始产卵约需24日。成虫在人体寿命平均为4.5年，最长可达40多年(图2-29)。

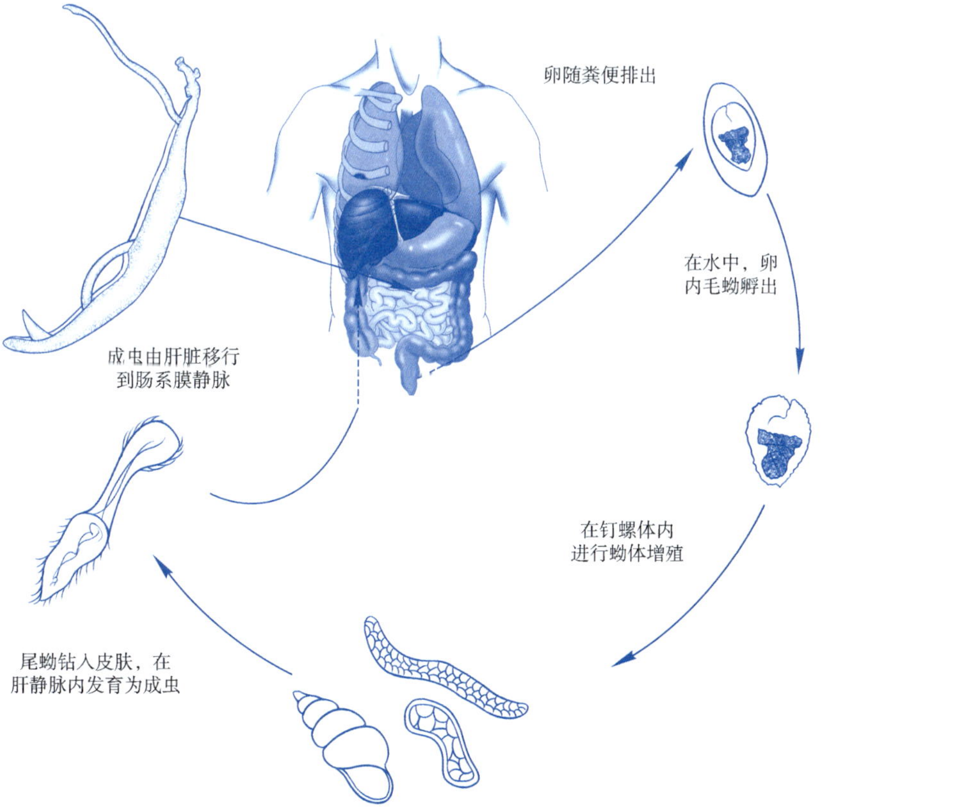

图2-29　日本血吸虫生活史示意图

(三) 感染与致病

血吸虫的尾蚴、童虫、成虫和虫卵均可对人体造成不同程度的损害，其中以虫卵所致的损害最为严重。致病的主要机制是血吸虫抗原诱发宿主的免疫应答,引起机体出现一系列免疫病理变化。

1. *尾蚴致病* 尾蚴侵入人体皮肤时,通过机械性损伤和毒性作用,导致局部炎症和免疫病理反应,引起尾蚴性皮炎。表现为局部皮肤出现奇痒、灼痛、丘疹、斑疹和水疱甚至脓疱。

2. *童虫致病* 童虫在人体内移行时,可导致肺部毛细血管栓塞与破裂,在肺部引起细胞浸润和点状出血。患者出现发热、咳嗽、胸痛、咳血等症状。多次重复感染还可出现超敏反应,引起哮喘、荨麻疹和嗜酸性粒细胞增多。

3. *成虫致病* 成虫寄生在血管内通过机械损伤,引起静脉内膜炎和静脉周围炎。虫体代谢物、分泌物和排泄物及脱落的表皮刺激机体产生的免疫复合物,可引起Ⅲ型超敏反应,导致肾小球广泛性损害。

4. *虫卵致病* 虫卵是血吸虫的主要致病阶段。沉积于宿主肝脏及结肠肠壁等组织的虫卵,引起的肉芽肿和纤维化是血吸虫病的主要病变,为T细胞介导的Ⅳ型超敏反应所引起。诱发Ⅳ型超敏反应的抗原是成熟虫卵中毛蚴所分泌的酶、蛋白质、多糖等物质,称可溶性虫卵抗原(soluble egg antigen,SEA)。SEA透过卵壳微孔释放到周围的组织,经巨噬细胞吞噬、处理后传递给辅助性T细胞(Th),使其致敏。致敏的Th细胞再次受到相同抗原刺激后即产生各种淋巴因子,其中白细胞介素2(IL-2)促进T细胞各亚群的增生;γ-干扰素增进巨噬细胞的吞噬功能;嗜酸性粒细胞刺激素(ESP)、成纤维细胞刺激因子(FSF)、巨噬细胞移动抑制因子(MIF)等则吸引巨噬细胞、嗜酸性粒细胞及成纤维细胞聚集于虫卵周围,形成肉芽肿,从而完成Ⅳ型超敏反应过程。临床上一般将日本血吸虫病分为急性期、慢性期、晚期和异位血吸虫病。

(1) 急性期:主要见于无免疫力的初次严重感染者,血吸虫卵常成簇沉积于组织中,虫卵肉芽肿的体积较大,其中含有大量嗜酸性粒细胞。肉芽肿中心易坏死、液化,形成脓肿。因脓液中含有大量嗜酸性颗粒,故称之为嗜酸性脓肿。在虫卵周围常可见到抗原抗体复合物反应,称何博礼现象(Hoeppli phenomenon)。初次感染尾蚴1个月后,随着嗜酸性脓肿的形成,患者可出现急性血吸虫病的症状和体征。表现为发热、荨麻疹,血中嗜酸性粒细胞及免疫球蛋白增高,肝、脾及全身淋巴结肿大,肝区触痛,腹泻和脓血便等。

(2) 慢性期:急性期患者因没有及时治疗或治疗不彻底以及少量多次反复感染,可转为慢性血吸虫病。由于成熟虫卵在组织中仅能存活10～11日,卵内毛蚴死亡后即不再产生SEA,坏死组织被逐渐吸收,类上皮细胞、淋巴细胞增生,形成肉芽肿。其后类上皮细胞转变成为成纤维细胞,并产生胶原纤维,肉芽肿及周围组织逐渐纤维化。血吸虫卵所致的纤维组织增生主要见于肝脏和结肠。在肝脏,因虫卵肉芽肿及纤维组织多出现于门脉分支终端、窦前静脉,故对肝脏的结构和功能影响不明显。但门脉周围纤维组织广泛增生,纤维束随门静脉从不同角度伸入肝内,引起宿主肝硬化,称干线型纤维变。在流行区,90%的血吸虫病患者为慢性血吸虫病,多无明显症状,部分可出现间歇性腹泻、粪便中带有黏液及肝脾肿大、贫血和消瘦等表现。

(3) 晚期:由于肝脏和肠壁组织的大量纤维化,窦前静脉阻塞严重,临床上出现肝硬化,导致门静脉高压,患者可出现肝脾肿大,腹壁、食管及胃底静脉曲张,上消化道出血和腹水等晚期血吸虫病的症状和体征,可因上消化道出血、肝性脑病等并发症而死亡。儿童时期如反复感染,可致垂体前叶和性腺功能减退,严重者可致侏儒症。

(4) 异位血吸虫病:严重感染时,童虫也可以在门脉系统以外异位寄生,甚至发育为成虫。异位损害常发生在脑和肺等脏器,也可发生在皮肤、甲状腺、心包、脑、肾、肾上腺皮质、腰肌等组织或器官,引起相应病变。

此外，虫体的代谢产物在宿主体内可形成免疫复合物，引起Ⅲ型超敏反应，造成肾脏等脏器较严重的损害。

（四）实验诊断

1. 病原学诊断　从粪便或组织中检获血吸虫虫卵或毛蚴是确诊血吸虫病的依据，常用检查方法有以下方面。① 粪便直接涂片法：操作简便，但检出率低，适用于重感染者和急性感染者。② 沉淀孵化法：为诊断血吸虫病常用而有效的病原检查方法。③ 定量透明法：是利用甘油使粪便涂片透明，以便查找虫卵的方法。利用该方法可测定人群感染程度并考核防治效果。④ 直肠镜活体组织检查：用于反复粪检未查见虫卵的疑似患者。用该方法查见虫卵仅反映受检者曾感染过血吸虫，须鉴别虫卵死活才能确定其体内是否有活虫存在。该方法可能引起受检者直肠出血，应慎用。

2. 免疫学诊断　是目前诊断血吸虫病的重要方法，常用有以下方面。① 间接红细胞凝集试验（IHA）：操作简便快捷，敏感性和特异性较高，在疫区感染筛查和临床检验中应用较多。② 酶联免疫吸附试验（ELISA）：为操作简便、自动化程度高、费用低、有高度敏感性和特异性的检查方法，可反映受检者体内的抗体水平，现已成为临床诊断和血吸虫病流行区的现场查病工作的常用方法。在传统酶联免疫吸附试验基础上产生的一些改进方法如斑点酶联免疫吸附试验（Dot－ELISA）、亲和素-生物素-酶联免疫吸附试验（ABC－ELIA）和金黄色葡萄球菌 A 蛋白-酶联免疫吸附试验（SPA－ELSA）等，也已应用于临床检验。此外，新型抗原如利用抗 SEA 抗体亲和柱层析纯化的日本血吸虫虫卵主要血清学抗原（MSA）和日本血吸虫 31/32 kDa 蛋白的制备也极大提高了血吸虫病诊断效能。③ 间接荧光抗体试验（IFAT）：该方法标本保存时间长，利于复查，适于现场应用。④ 酶标记抗原对流免疫电泳：具有疗效考核价值。⑤ 金标免疫渗滤法：其特点是以醋酸纤维膜为载体，用胶体金代替酶标记物，省略底物反应步骤，阳性反应呈红色斑点，肉眼清晰可见。整个操作过程不受特殊仪器设备的限制，简便快速，数分钟内即可完成，且结果准确，所用试剂稳定、易长期保存。

3. 核酸检测　通过检测血吸虫在寄生过程中排出于人体的血液、尿液和粪便等样本中的核酸片段可诊断血吸虫感染。检测方法有核酸分子杂交法、PCR 技术和基因芯片技术，其所需样本少，对样品纯度要求低，灵敏度高，特异性强，可用于血吸虫感染的早期诊断和疗效考核，且可区分现症感染和既往感染，为极具应用前景的检查方法。

（五）流行情况

1. 分布　日本血吸虫主要流行于中国、日本、菲律宾、印度尼西亚等亚洲东部国家。2013 年底，我国血吸虫病患者推测数为 18.49 万人，分布于长江流域及其以南的湖北、湖南、江西、安徽、江苏、云南、四川、浙江、广东、广西、上海、福建等 12 个省、市、自治区，454 个县。其中，江西、湖北、湖南、安徽 4 省患者人数为 17.82 万，占全国患者人数的 96.34%。全国流行区村镇人口 6 905 万人，存栏耕牛 96.21 万头，有钉螺面积 3 655 km^2。

2. 流行因素　除人以外，多种哺乳动物可成为本病的传染源，常见的有家畜如牛、犬、猪和野生动物如褐家鼠、野兔、野猪等，其中患者和病牛是最重要的传染源。

含有血吸虫卵的粪便污染水源、钉螺的存在和人群接触疫水，是造成本病流行的重要环节。钉螺是日本血吸虫的唯一中间宿主，学名为湖北钉螺（*Oncomelania hupensis*），是小型两栖淡水螺。其长约 10 mm、宽 3～4 mm，呈圆锥形，有 6～8 个螺层。平原地区的钉螺壳表面有纵肋，称肋壳钉螺;山丘地区的钉螺表面光滑无纵肋,称光壳钉螺。钉螺多孳生于水流缓慢、杂草丛生的洲滩、湖汊、河畔、水田、小溪、沟渠两岸,一般在土表活动,喜聚集在泥土裂缝、洞穴、草根四周。含有虫卵的人畜粪便污染水体,使钉螺可能受到感染,在其生存期间陆续释放尾蚴,使其所在水体对终宿主具有感染性。人类对日本血吸虫普遍易感,疫区人群可因捕鱼、放牧、抢收抢种、推舟、抗洪排涝、游泳及盥洗等生产、生活活动接触疫水而感染。

(六)防治原则

我国防治血吸虫病的方针是因地制宜,综合治理、科学防治。

1. 控制传染源　普查普治、人畜同步化疗是控制血吸虫病流行的有效措施。吡喹酮具有高效、安全和使用方便的特点,是目前治疗血吸虫病的首选药物。但其对血吸虫童虫无杀伤作用,不能预防血吸虫感染,且随着吡喹酮的长期广泛应用,血吸虫出现了对其耐药的迹象。甲氟喹是一类新型抗血吸虫病药物,对不同发育期的血吸虫童虫和成虫均有杀灭作用,可用于血吸虫感染的预防和治疗。蒿甲醚和青蒿琥酯等青蒿素类药物对血吸虫童虫有较强杀灭作用,已列入治疗血吸虫病的常规药物内。此外,在研究中的新型抗血吸虫病药物尚有噁二唑-2-氧化物等。

2. 切断传播途径　消灭钉螺是控制血吸虫病流行的重要措施。其原则是结合农田水利建设,改造生态环境,消除钉螺孳生的条件,可配合使用杀螺药如氯硝柳胺等。大力开展卫生宣传教育活动,提高疫区人群对本病传播途径和危害的认识,改厕改水,防止未经无害化处理的人畜粪便污染水体,对控制本病流行有重要作用。

3. 保护易感者　目前尚无可靠的保护性疫苗,但多价 DNA 疫苗的研究为防控血吸虫病带来了新的希望。流行区居民接触水时须加强个人防护,在不慎接触疫水后可服用蒿甲醚或青蒿琥酯,有一定防止感染或减轻感染程度的作用。此外,有实验表明生姜油能杀灭血吸虫尾蚴,在皮肤上涂擦生姜油,亦可在一定程度上防止血吸虫感染。

【附】尾蚴性皮炎

尾蚴性皮炎(cercarial dermatitis)是禽类或畜类血吸虫尾蚴侵入人体皮肤所致的超敏反应性疾病。在我国,引起尾蚴性皮炎的病原体主要是毛毕吸虫(*Trichobilharzia*)和东毕吸虫(*Orientobilharzia*)。毛毕吸虫的终宿主是鸭等禽类,东毕吸虫的终宿主是牛、羊等畜类。这两种吸虫的中间宿主皆为椎实螺(*Lymnea*),分布于稻田、池塘和水沟内,毛蚴在椎实螺体内发育为有眼点的叉尾蚴。尾蚴自螺体逸出后多浮集在水面下,人体皮肤接触尾蚴后可发生感染。但在人体内,仅限于幼虫在皮肤内寄生,不能发育为成虫。

尾蚴性皮炎属Ⅰ型和Ⅳ型超敏反应,皮损多发生在手、足及上、下肢等裸露于外的经常接触疫水的部位。尾蚴侵入皮肤后,接触部位皮肤迅即出现刺痒感,随后出现点状红斑和丘疹,丘疹数量增多或扩大后可相互融合成风疹块。症状一般在3～4日达到高峰,1周左右自行消散。如搔破皮肤,则可引起继发性细菌感染。

尾蚴性皮炎在世界各地均有报道。在国外,人们多因游泳或海岸养殖、捞挖蚌蚝而感染,因此称之为“游泳痒”“湖岸病”。在我国则分布于吉林、辽宁、上海、江苏、福建、广东、湖南、四川等地。人体感染主要是在稻田劳动、捕捞鱼虾或放养牛、鸭时接触疫水所致,故常称之为“稻田皮炎”“鸭屎风”。

尾蚴性皮炎是自限性疾病,若无继发细菌感染,1周内多可自愈。治疗主要是对症处理,如可用1%～5%樟脑酒精、鱼黄软膏或复方炉甘石洗剂涂擦患处止痒。中药蛇床子、黄柏、苦参和五倍子等煎水泡洗也有止痒作用。

预防尾蚴性皮炎可行措施主要是加强个人防护，如下田劳动时戴手套、穿胶鞋，涂擦邻苯二甲酸二丁酯软膏、松香软膏等防护剂。

其他人体寄生吸虫

异形吸虫

异形吸虫（*Heterophyid trematodes*）是一类属于异形科（Heterophyidae）的小型吸虫，可引起人兽共患的异形吸虫病。我国常见的异形类吸虫有10多种，其中已有人体感染报道的有5种，即异形吸虫（*Heterophyes heterophyes* V. Siebold, 1852）、横川后殖吸虫（*Metagonimus yokogawai* Katsurada, 1912）、钩棘单睾吸虫（*Haplorchis pumilio* Looss, 1899）、多棘单睾吸虫（*Haplorchis yokogawai* Katsuta, 1932）和台湾棘带吸虫（*Centrocestus formosanus* Nishigori, 1924）。

（一）形态

1. 虫体 成虫体微小，长0.3～0.5 mm，最大者也不超过2～3 mm，呈长梨形（图2-30），前半略扁，后半较肥大，体表具有鳞棘。除口、腹吸盘外，有的种类还有生殖吸盘。生殖吸盘或单独存在或与腹吸盘相连构成腹殖吸盘复合器（ventro-genital sucker complex）。前咽明显，食管细长，肠支长短不一。卵巢紧接卵模，睾丸1～2个，位于卵巢之后。受精囊和储精囊明显。

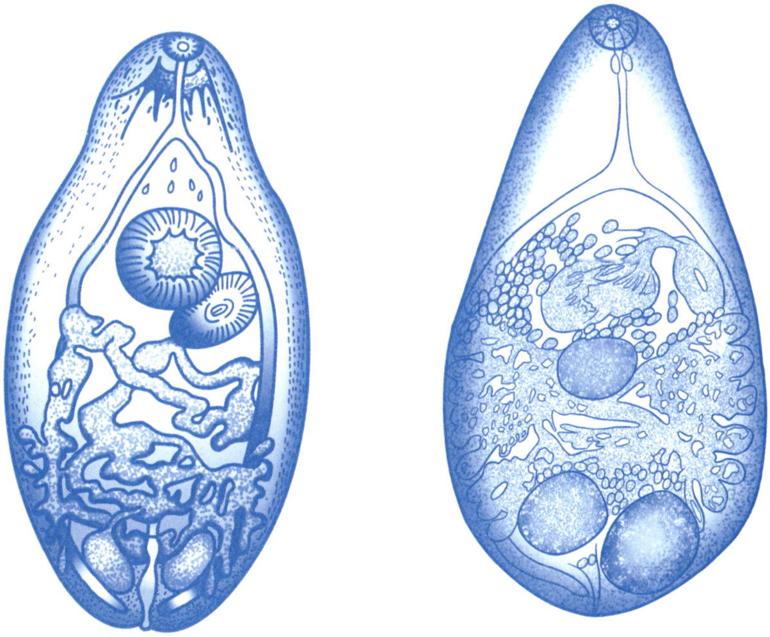

图2-30 异形吸虫成虫

2. 虫卵 大小为(28～30)μm×(15～17)μm，棕黄色，有卵盖，从宿主体内排出时卵内已含成熟的毛蚴。除台湾棘带吸虫的卵壳表面有格子状花纹外，各种异形吸虫的卵形态相似，光学显微镜下难以鉴别。

(二) 生活史

各种异形吸虫的生活史基本相同，成虫寄生于终宿主鸟类及哺乳动物的肠道，虫卵产出后随宿主粪便入水。第一中间宿主为淡水螺类，虫卵被淡水螺类吞食后在其体内孵出毛蚴，经胞蚴、雷蚴(1～2 代)阶段的发育和繁殖形成尾蚴。尾蚴释出侵入第二中间宿主鱼或蛙体内，发育为囊蚴。囊蚴为感染阶段，终宿主吞食含有囊蚴的鱼或蛙而获感染。在终宿主消化道内，囊蚴脱囊，在小肠发育为成虫。

(三) 感染与致病

异形吸虫成虫在小肠寄生通常仅引起肠壁轻度炎症，患者可出现腹泻或消化功能紊乱症状。因成虫很小，可钻入肠壁，其虫卵可进入肠壁血管，随血流到达脑、脊髓、肝、脾、肺和心肌等组织或器官，引起相应病变，出现心力衰竭等严重损害。

(四) 实验诊断

用粪便直接涂片法和沉渣法镜检虫卵为诊断异形吸虫病的常规病原学检查方法。由于各种异形吸虫的卵形态相似，且与华支睾吸虫卵难以鉴别，因此常需检获成虫鉴定虫种，流行病学资料可用作诊断参考。此外，异形吸虫多在十二指肠以下的肠道寄生，华支睾吸虫则寄生于胆管系统。因此，如十二指肠引流液未找到虫卵而粪便出现虫卵，应考虑到异形吸虫的可能。

(五) 流行情况

异形吸虫病在日本、朝鲜、菲律宾、俄罗斯的西伯利亚地区、土耳其、以色列和欧洲一些地区及埃及等非洲尼罗河流域的国家地区有流行。在我国的上海、浙江、江西、湖南、海南、福建、湖北、安徽、新疆、广西、山东、广东、台湾等省、市、自治区都有发现。但除台湾报道有较多异形吸虫和横川后殖吸虫病例数外，我国其他地区报道的人体感染病例较少。

(六) 防治原则

实验表明，异形吸虫囊蚴对热耐受力很低，在 50℃水中可存活 7 分钟，80℃水中 3 分钟，开水中仅 20 秒即死亡。而其在酱油、醋和 5%的盐水中可分别存活 13 小时、24 小时和 4 日。因此，注意饮食卫生、不吃未熟的鱼肉和蛙肉是防止异形吸虫感染的重要措施。治疗可试用吡喹酮。

棘口吸虫

棘口吸虫为一类属于棘口科(Echinostomatidae)的中、小型吸虫，可寄生于人类引起棘口吸虫病(echinostomiasis)。其种类繁多，目前全球已报告有 600 多种，宿主主要是禽类，其次是哺乳类、爬行类，少数见于鱼类。寄生于人体的棘口吸虫主要分布于东南亚地区，已知的有三亚科 7 属 22 种。在我国已报道的可在人体寄生的棘口吸虫有 11 种，其中日本棘隙吸虫(*Echinochasmus iaponicus* Tanabe,1926)、藐小棘隙吸虫(*Echinochasmus liliputanus* Looss,1896)、叶形棘隙吸虫(*Echinochasmas perfoliatus* Gedoelst,1911)、卷棘口吸虫[*Echinostoma revolutum* (Frohlich,1802) Loss,1899]和九佛棘口吸虫(*Echinochasmas jiufoensis* Liang,1990)有局部流行。

(一) 形态

1. 虫体　成虫大小为(1.16～1.76)mm×(0.33～0.50)mm(图 2-31)，呈长条形，有体棘。口吸盘接近腹吸盘，具头冠和头棘。睾丸 2 个，前后排列在虫体后部。卵巢位于睾丸之前。

2. 虫卵　大小为 109.85 μm×67.65 μm，呈椭圆形，壳薄，有卵盖。

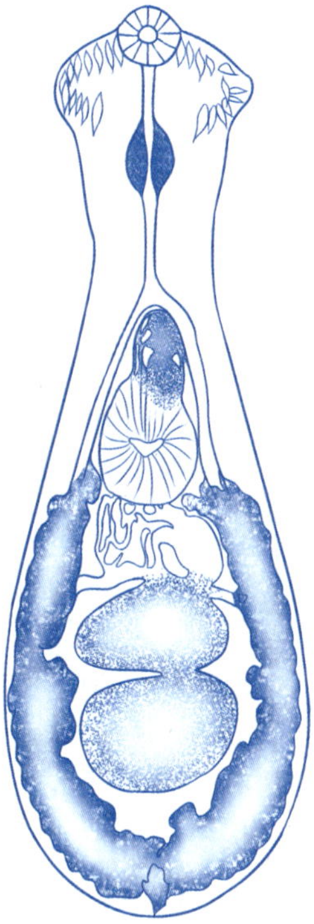
图 2-31　日本棘隙吸虫成虫

（二）生活史

成虫寄生于终宿主肠道，偶尔也可侵入胆管。虫卵入水后经发育孵出卵内毛蚴。第一中间宿主为淡水螺类，毛蚴侵入第一中间宿主体内后经胞蚴、母雷蚴、子雷蚴等期发育为尾蚴。尾蚴释出侵入第二中间宿主鱼、蛙或蝌蚪和软体动物体内，形成囊蚴。也可不逸出就在第二中间宿主体内形成囊蚴或在植物上结囊。囊蚴为感染阶段，人或动物因食入含活囊蚴的中间宿主而感染。在终宿主消化道内，囊蚴脱囊，在小肠发育为成虫。

（三）感染与致病

成虫在终宿主肠道内寄生的过程中，常以头部插入肠黏膜，引起局部炎症。表现为消化道症状和营养障碍患者可出现腹痛、腹泻、厌食、消瘦、贫血和浮肿等症状。

（四）实验诊断

粪便直接涂片法和沉渣法镜检虫卵为诊断棘口吸虫病的常用方法，但由于多种棘口吸虫的卵形态相似，不易鉴别，因此鉴定虫种常需检获成虫。

（五）流行情况

人体棘口吸虫病主要分布于亚洲东部和东南亚地区，以日本、朝鲜和我国报道的病例为多，多为散发病例。在我国主要分布于福建、江西、湖北、云南、海南、安徽、新疆、广东、湖南等地，其中在福建、广东和安徽报道有局部流行。人多因食入含囊蚴的鱼、蛙及螺类而感染。有报道麦穗鱼的囊蚴感染率高达 80.70%，感染度最高者达 3 752 个囊蚴/条鱼。已证实泥鳅为圆圃棘口吸虫的第二中间宿主，在我国感染的病例多为用偏方吞活泥鳅治疗肝炎或食入未熟的泥鳅所致。

（六）防治原则

改变不良饮食习惯、不吃未熟的鱼肉和蛙肉是防止异形吸虫感染的关键因素。治疗可用硫双二氯酚或吡喹酮，有良好的治疗效果。

（张宏方　侯晓蓉　叶　树　赖　宇）

第五节　绦　　虫

本节主要介绍与人类疾病关系密切的几个重要虫种，包括链状带绦虫、肥胖带绦虫、亚洲带绦虫、细粒棘球绦虫、曼氏迭宫绦虫等。

链状带绦虫

链状带绦虫（*Taenia solium* Linneaus，1758）又称猪带绦虫、猪肉绦虫或有钩绦虫，是我国最常见的人体寄生绦虫。成虫寄生于人体的肠道，引起猪带绦虫病，幼虫除寄生于猪体外，也可寄生于人体各种组织器官，引起猪囊尾蚴病。古代医籍中猪带绦虫与牛带绦虫一起被称为“寸白虫”或“白虫”，并有用槟榔、南瓜子驱虫的记录，一直沿用至今。

（一）形态

1. 成虫 乳白色呈带状，长 2～4 m，由 700～1 000 个节片组成，节片较薄，略透明，前端较细，向后逐渐变宽。整个虫体由头节，颈部和链体三个部分组成。

(1) 头节：呈球形，直径 0.6～1.0 mm，顶端有能伸缩的顶突，顶突上有 25～50 个小钩，大小相间并内外两圈排列，顶突下有 4 个圆形的吸盘，这些都是适应寄生生活的附着器官(图 2－32)。

(2) 颈部：为虫体最细的部分，直径约为头节的一半，与头节间无明显的界限，具有生发功能，能不断分裂产生节片，是绦虫的生长区。

(3) 链体：由颈部之后的节片组成，分为幼节(未成熟节片)、成节(成熟节片)和孕节(妊娠节片)，靠近颈部的幼节细小，外形短而宽，内部构造尚未发育成熟；中部的成节近正方形，较大，每一成节内各有一套雌、雄生殖器官。卵巢分 3 叶，位于节片后部中央，子宫长袋状，纵行于节片中央；150～200 个睾丸呈滤泡状，输精管由节片中部向一侧横行，经阴茎囊开口于生殖孔。末端的孕节片最大，呈长方形，除子宫外，其他的生殖器官均已萎缩退化；孕节内的子宫向两侧发出侧支呈不规则树枝状，子宫每侧支数为 7～13 支，对虫种的鉴别有重要意义，每一孕节内含虫卵 30 000～50 000 个(图 2－32)。

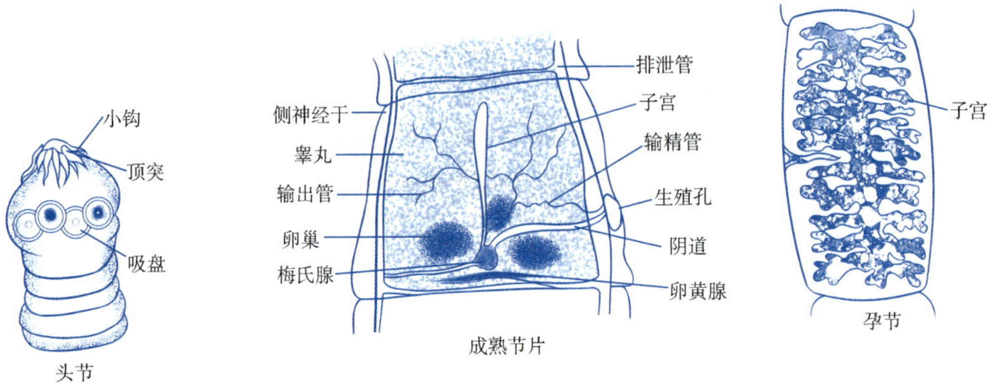

图 2－32 链状带绦虫成虫

2. 虫卵 呈圆球形或近似球形，直径 31～43 μm。卵壳薄，容易破裂，内为胚膜，在脱离子宫时卵壳常脱落。胚膜较厚，棕黄色，由棱柱体构成，光镜下呈放射状条纹。胚膜内幼虫呈球形，直径 14～20 μm，有 3 对小钩，故称六钩蚴(图 2－33)。

3. 幼虫 猪囊尾蚴(cysticercus cellulosae)俗称猪囊虫，呈椭圆形，黄豆大小为(8～10)mm×5 mm，白色半透明的囊状物，囊内充满透明的囊液，囊壁内层有一米粒大小的白点，是向囊内翻卷收缩的头节，其形态结构与成虫头节相似。

（二）生活史

链状带绦虫的发育需要终宿主和中间宿主，人是链状带绦虫最主要的终宿主，也可作为中间宿主。猪和野猪是主要的中间宿主。

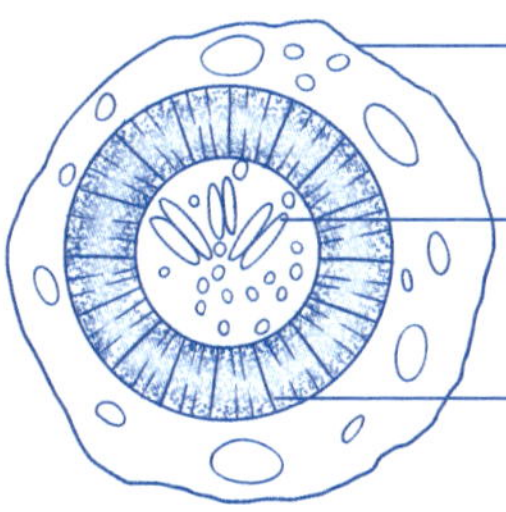

完整带绦虫卵

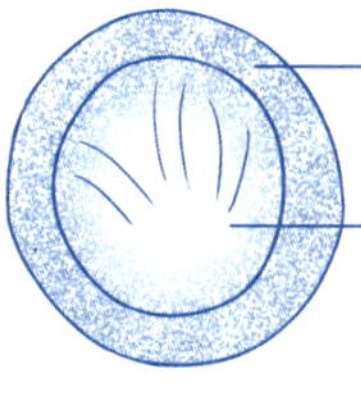

不完整带绦虫卵

图 2-33　链状带绦虫虫卵

成虫寄生于人体的小肠内,末端的孕节常单独或 5～6 节相连地从链体上脱落,随粪便排出。当孕节或散落的虫卵被猪或野猪等中间宿主吞食后,在消化液作用下,虫卵经 1～2 日在小肠内孵出六钩蚴,借助小钩及分泌物的作用侵入肠壁,随血液循环到达猪的各组织器官,约经 10 周发育成熟为猪囊尾蚴。囊尾蚴主要寄生于猪体内运动发达的肌肉里,以股内侧肌最多见,其次为腰深肌、肩胛肌、膈肌、心肌和舌肌等,还可寄生于脑、眼等器官。被囊尾蚴寄生的猪肉俗称为“米猪肉”“米糁子肉”“豆猪肉”。当人食入未煮熟或生的“米猪肉”后,囊尾蚴在小肠内受胆汁刺激,翻出头节并附着在小肠壁上,从颈部不断生出新节片,经 2～3 个月可发育为成虫,成虫寿命可长达 25 年以上。

当人误食链状带绦虫的虫卵或孕节后,也可在人体的皮下肌肉、脑、眼等各部位内发育为囊尾蚴,人体感染虫卵的方式有三种。① 异体感染:患者误食他人排出的虫卵而感染。② 自体内感染:因某种原因引起绦虫病患者反胃、呕吐时,孕节被胃肠道逆蠕动带到胃中消化,虫卵散出,继而引起感染。③ 自体外感染:患者误食自己排出的虫卵而感染;囊尾蚴在人体内一般可存活多年,但不能继续发育为成虫(图 2-34)。

(三) 感染与致病

链状带绦虫的成虫寄生于人体的小肠引起猪带绦虫病,幼虫寄生于人体的多种组织器官引起猪囊尾蚴病。

1. 猪带绦虫病　人体小肠一般寄生一条成虫,但也有多条寄生的病例,一般无明显症状或仅有轻微的消化道症状,粪便中发现节片是患者就诊的主要原因。少数患者可有腹部隐痛、消化不良、腹泻、消瘦等症状,偶尔因头节固着于肠壁而引起肠穿孔或肠梗阻。链状带绦虫病引起的症状虽较轻或无明显症状,但患者常因自体感染而引起囊虫病。据统计约有 25%的链状带绦虫病患者伴有囊虫病。

2. 囊尾蚴病　囊尾蚴常见的寄生部位依次为皮下组织、肌肉、脑、眼、心、肝、肺、腹膜等,引起囊尾蚴病,俗称囊虫病,是严重危害人体的寄生虫病之一。囊尾蚴寄生部位广,寄生数量不等,危害程度和临床表现因寄生部位和数量的不同而异。根据猪囊尾蚴常见的寄生部位,分为以下 3 类。

(1) 皮下及肌肉囊尾蚴病:表现为皮下、黏膜或肌肉内直径 0.5～1.5 cm 的结节,多见于躯干和头部,四肢较少,皮下结节约黄豆大小、无压痛、结节硬度似软骨,活动度良好。与皮下组织不粘连,无炎症反应和色素沉着,可成批出现,亦可自行消失。重度感染者可出现局部肌肉酸痛无力、发胀、发麻或呈假性肌肥大症状。

(2) 脑囊尾蚴病:危害严重程度与囊尾蚴在脑内的寄生部位、数量和机体反应有很大关系,临床表现复杂多样,从无症状者到猝死轻重不等,发病时间以感染后 1 个月至 1 年最多见。癫痫发

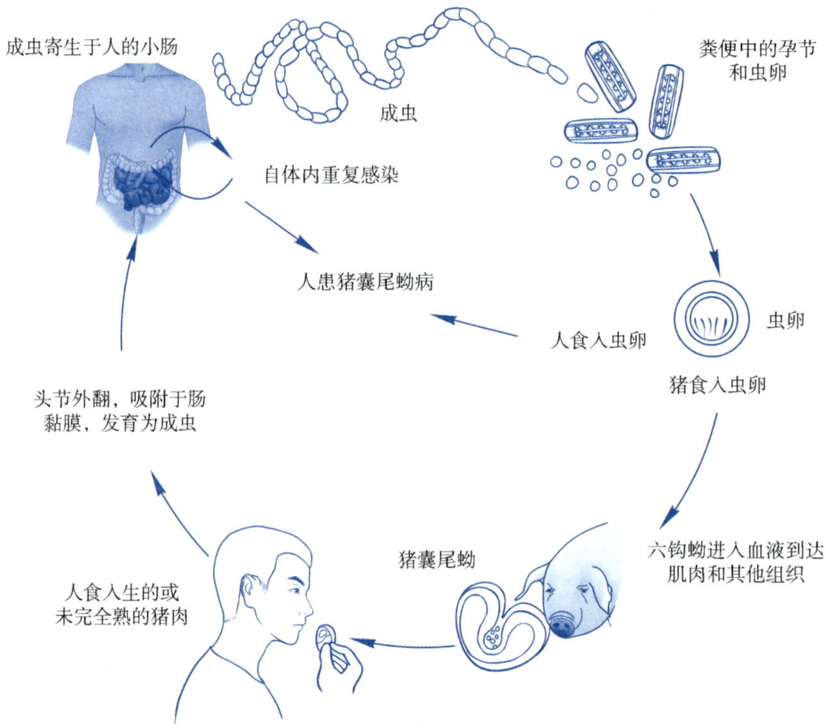

图 2－34　链状带绦虫生活史示意图

作、颅内压增高、神经精神症状是脑囊尾蚴的三大主要症状，其中以癫痫发作最为常见。患者可出现头痛、恶心、呕吐、神志不清、失语、偏瘫等症状。国内将脑囊尾蚴病分为 6 个临床类型：① 癫痫型；② 脑实质型；③ 蛛网膜下腔型；④ 脑室型；⑤ 混合型；⑥ 亚临床型。

（3）眼囊尾蚴病：囊尾蚴可寄生在眼的任何部位，好发于眼球深部、玻璃体和视网膜下。虫体的机械性损伤加上分解产物的刺激，症状轻者表现为视力下降，重者可导致失明。

（四）实验诊断

1. 链状带绦虫病的诊断　链状带绦虫病是因患者生吃或半生吃"米猪肉"所致，询问食肉习惯对本病的诊断有重要意义。病原学检查包括孕节检查和虫卵检查，但由于该虫种孕节蠕动能力较弱，检获孕节和虫卵的机会较少，对可疑的患者应连续数日粪便检查，必要时还可试验性驱虫，收集患者粪便中的节片确定虫种。

2. 囊尾蚴病的诊断　询问患者有无吃"米猪肉"史、有无排出绦虫节片史，可作为自体感染的参考。临床上根据寄生部位的特点选择不同的诊断方法：皮下、浅表部位的囊尾蚴结节可采用手术摘除活检；眼囊尾蚴则可用眼底镜的检查；脑囊尾蚴可用 MIR 和 CT 等影像学手段检测。免疫学试验具有辅助诊断价值，尤其是对无明显临床体征的脑型患者更具重要参考意义。目前常用的免疫学方法有 IHA、ELISA、Dot－ELISA、单克隆抗体和重组抗原技术等。

（五）流行情况

链状带绦虫呈世界性分布，主要流行于欧洲、中美洲及东南亚地区，但感染率一般不高。在我国分布较广，几乎遍及全国各省区，患者以青壮年居多，男性多于女性，农村高于城市。

1. 传染源 感染链状带绦虫成虫的人是本病的传染源，目前我国某些农村地区养猪仍以放养、散养为主，在经济落后地区缺乏厕所，某些农村地区将猪圈与厕所建在一起，俗称“连茅圈”，这些行为都使猪极易吃到人粪便中的孕节和虫卵而被感染。

2. 传播途径 人因食用生的或半生的含猪囊尾蚴的猪肉而感染。某些地区人们存在不良的食肉习惯，如喜食腌肉、熏肉，在烹炒时肉未煮熟煮透，或品尝生的肉馅、吃生肉片火锅等都可食入活囊尾蚴。另外，在制作猪肉时，生熟刀具不分也可导致感染。

3. 易感人群 人对链状带绦虫普遍易感，在感染链状带绦虫成虫后未能及时驱虫，加上个人卫生习惯不良，饭前便后不洗手，容易误食虫卵造成自体感染，都是引起囊尾蚴病的重要因素。

（六）防治原则

1. 普查普治 及时彻底治疗链状带绦虫病患者和带虫者，以消灭传染源，可有效防止猪囊尾蚴病的发生；驱虫常用吡喹酮、阿苯达唑、甲苯达唑等；另外中药槟榔对虫体的头部及前段有麻痹作用，南瓜子可麻痹虫体的中、后段节片，两者联合应用疗效更佳。

治疗囊尾蚴病，分为药物和手术两种方法，应根据临床类型加以选择。皮下和肌肉型囊尾蚴病一般首选药物治疗。眼囊尾蚴病唯一合理的治疗方法是早期手术摘取虫体，但在特殊部位或较深处的囊尾蚴往往不易手术，可使用吡喹酮、阿苯达唑、甲苯达唑等驱虫药使囊尾蚴变性或死亡，同时给予对症治疗。如脑囊尾蚴病在使用药物治疗过程中，常因虫体死亡而致患者出现颅内压升高等症状，严重时可危及生命，一般建议在医生密切观察下进行治疗，并同时给予抗癫痫药物和激素。

2. 管理厕所、猪圈 不随地排便，提倡建圈养猪，废除“连茅圈”或“开放式”厕所，防止猪随意吃到人的粪便而感染。

3. 加强肉类检验检疫 提倡统一宰杀肉畜，加强猪肉制品的卫生检验，特别是农贸市场上个体商贩出售的猪肉，严禁出售“米猪肉”。

4. 加强卫生宣传 注意个人卫生，不生食或半生食猪肉，生、熟刀案分开使用，以免误食囊尾蚴；饭前便后洗手，以免误食虫卵。

肥胖带绦虫

肥胖带绦虫（*Taenia saginata* Goeze，1782）又称牛带绦虫或牛肉绦虫，因头节上无顶突和小钩，故又称为无钩绦虫。成虫寄生于人体引起牛带绦虫病。在我国古籍中也被称作“白虫”或“寸白虫”。它与链状带绦虫同属于带科、带属，两者形态和发育过程相似。

（一）形态

肥胖带绦虫与链状带绦虫成虫形态结构相似（图 2-35），在长度和结构上存在一定的差异，它们之间的主要区别见表 2-5。肥胖带绦虫的节片较肥厚，有较发达的肌组织，脱落的孕节蠕动能力强，每一孕节片内含 80 000～100 000 个虫卵。虫卵与链状带绦虫虫卵相似，从形态学上无法区别，通称带绦虫卵。

（二）生活史

人是肥胖带绦虫的终宿主，成虫寄生在人体的小肠，从链体脱下的孕节仍具有显著的蠕动力，有

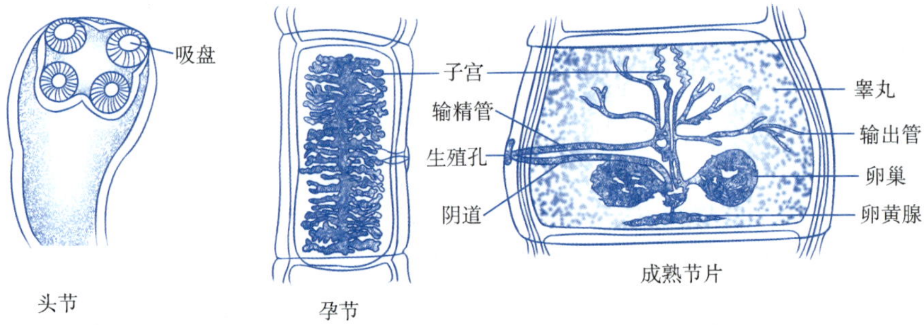

图 2-35 肥胖带绦虫成虫

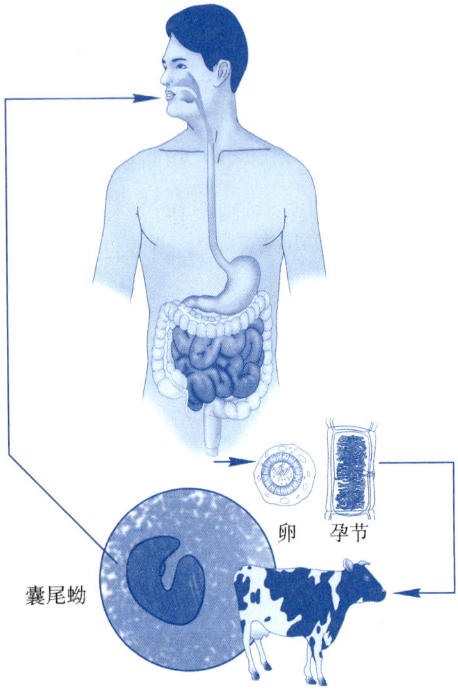

图 2-36 肥胖带绦虫生活史示意图

的可自动地从肛门逸出。孕节或孕节破裂后散落出的虫卵污染环境，被中间宿主牛食入，卵内六钩蚴在其小肠内孵出，然后钻入肠壁，随血液循环到达全身，尤其多见于运动较多的股、肩、心、舌等肌肉内，经 60～70 日发育为牛囊尾蚴。除牛之外，羊、美洲驼、长颈鹿、羚羊等也可被牛囊尾蚴寄生。人若食入生的或未煮熟的含囊尾蚴的牛肉后，经消化液的作用，牛囊尾蚴的头节外翻并固着在小肠壁上，从颈部不断生出新节片，经过 2～3 个月可发育为成虫。成虫寿命可长达 20～30 年，甚至更长(图 2-36)。人体对肥胖带绦虫虫卵具有先天不感受性，几乎未见牛囊尾蚴寄生于人体的报道。

(三) 感染与致病

寄生人体的肥胖带绦虫成虫多为 1 条，但在地方性流行区也有多条寄生的报道，患者一般无明显症状，或仅有腹部不适、腹泻、消化不良、体重减轻等消化道症状，由于肥胖带绦虫孕节活动力较强，患者常有孕节从肛门自行逸出伴有肛门瘙痒的症状。偶有脱落的孕节阻塞肠管而引起阑尾炎或肠梗阻的报道。

(四) 实验诊断

因患者常自带排出的孕节节片前来就诊，故询问病史对肥胖带绦虫患者更具有诊断价值，如食用牛肉的习惯、是否来自流行区等。

病原学诊断包括孕节检查和粪便中的虫卵检查。使用透明胶纸法或肛门拭子法可提高虫卵检出率，但不能辨别虫种；孕节检查的方法同链状带绦虫，可根据子宫的侧支数目和特征进行鉴别。也可在驱虫后采用粪便淘洗法寻找头节，可明确疗效并判定虫种。

(五) 流行情况

肥胖带绦虫呈世界性分布，多流行于喜食牛肉的地区，但多为散在感染。我国 20 多个省、自治区都有分布，在许多少数民族聚集地如新疆、内蒙古、西藏、云南、广西、贵州、甘肃、宁夏及四川等地呈地方性流行，其中以西藏感染率最高，局部地区可高达 70%以上。造成肥胖带绦虫病流行的主要因素是患者和带虫者粪便污染牧草、水源以及居民有生食或半生食牛肉的习惯。

(六) 防治原则

(1) 治疗患者和带虫者方法同链状带绦虫感染的治疗。

(2) 加强粪便管理,注意牧场清洁,尽量防止牧场、水源被污染,避免牛受感染。

(3) 注意饮食卫生,改变不良的饮食习惯,不吃生牛肉和不熟的牛肉。

(4) 加强肉类检疫禁止出售含囊尾蚴的牛肉。

亚洲带绦虫

20 世纪 80 年代在东亚和东南亚的某些地区一直流行“牛带绦虫病”,但当地居民很少养牛或吃牛肉,而有吃家猪肉和野猪肉及内脏的习惯,经大量的研究证实此种绦虫为一新种,与肥胖带绦虫近缘,由于该绦虫遍及亚洲国家,故称之为亚洲带绦虫(*Taenia asiatica*)或亚洲牛带绦虫(*Taenia saginata asiatica*)。

(一) 形态

亚洲带绦虫成虫形态与肥胖带绦虫相似,幼虫类似于猪囊尾蚴,虫卵与链状带绦虫、肥胖带绦虫虫卵无法区别,与链状带绦虫、肥胖带绦虫的形态区别要点见表 2-5。

表 2-5 亚洲带绦虫、链状带绦虫、肥胖带绦虫的形态鉴别要点

鉴别要点	亚洲带绦虫	链状带绦虫	肥胖带绦虫
体长	4～12 m	2～4 m	4～8 m
节片	260～1 016 节,较薄	700～1 000 节,较薄、略透明	1 000～2 000 节,较厚,不透明
头节	呈圆形或近似方形,直径 1.4～1.7 mm,有或无顶突,无小沟	呈球形,直径约 1 mm,具有顶突和两圈小钩	略呈方形,直径 1.5～2.0 mm,无顶突和小钩
成节	卵巢分 2 叶,睾丸 354～1 197 个	卵巢分 3 叶,睾丸 150～200 个	卵巢分 2 叶,睾丸 800～1 200 个
孕节	子宫分支数较多,每侧 11～32 支	子宫分支排列不规则,每侧 7～13 支	子宫分支排列整齐,每侧为 15～30 支
囊尾蚴	头节有顶突和发育不良的小沟,寄生部位以猪和野猪等动物肝脏为主	头节具有顶突和小钩,可寄生人体,寄生部位多见于中间宿主猪或人的肌肉组织中	头节无顶突和小钩,一般不寄生人体,多寄生于牛的肌肉内,内脏少见

(二) 生活史

人是亚洲带绦虫的终宿主,中间宿主主要是猪、野猪及其他一些野生动物。

成虫寄生在人体的小肠,孕节或虫卵随粪便排出被中间宿主食入,卵内六钩蚴在其小肠内孵出,侵入肠壁,随血液循环到达全身,约经 4 周发育为囊尾蚴。囊尾蚴主要寄生于内脏,尤其多见于肝脏的表面。人因食入生的或未煮熟的含囊尾蚴的动物内脏而感染。

尚未见误食亚洲带绦虫虫卵在人体内发育的报道。

(三) 感染与致病

致病机制、临床表现与肥胖带绦虫相似,患者就诊的主要原因是孕节自肛门逸出,部分患者可有肛门瘙痒、腹部不适、恶心呕吐、腹泻或便秘、消化不良等消化道症状。

（四）实验诊断

询问患者是否来自流行区，有无食用动物肝脏史，以及有无排节片史对该病诊断有一定价值，病原学诊断包括从粪便中查获节片与虫卵，但需与链状带绦虫与肥胖带绦虫鉴别。

（五）流行情况与防治原则

亚洲带绦虫主要分布于韩国、日本、新加坡、泰国、缅甸、菲律宾等国家，我国台湾部分地区、贵州、广西及云南亦有病例报道。人是亚洲带绦虫的终宿主和传染源，本病的流行与食用动物肝脏的饮食习惯密切相关。

防治原则同链状带绦虫病与肥胖带绦虫病。

细粒棘球绦虫

细粒棘球绦虫（*Echinococcus granulosus* Batsch，1786）属圆叶目、带科、棘球属绦虫，俗称包生绦虫。成虫寄生于犬科食肉类动物的小肠，幼虫（棘球蚴或包虫）寄生于人或其他食草动物体内，引起棘球蚴病或囊性包虫病（echinococcosis，或 hydatid disease，或 hydatidosis）。棘球蚴病是一种危害严重的人兽共患病，被列为我国重点防治的寄生虫病之一。

（一）形态

1. 成虫　为最短小的绦虫之一，大小为（2～7）mm×（0.5～0.6）mm，由头节和链体组成。头节略呈梨形，具有顶突和4个吸盘，其上有大小相间的2圈小钩（共28～48个），顶突顶端有顶突腺。链体包括幼节、成节和孕节各1节，偶有2节孕节。幼节的长略大于宽。成节较幼节长1倍，生殖孔位于节片一侧的中部偏后，内有发育成熟的雌雄生殖器官各一套。孕节最长最宽，子宫呈囊状，不规则地向两侧突出形成侧囊，内含200～800个虫卵（图2-37）。

2. 幼虫　即棘球蚴，为球形囊状体。大小因宿主种类、寄生时间和寄生部位不同而异，从不足1厘米到数十厘米不等。基本结构由囊壁和囊内含物（原头蚴、生发囊、子囊、孙囊和囊液）组成。囊壁外尚有宿主的纤维结缔组织包裹（图2-37）。

（1）囊壁：分两层。外层为角皮层，由生发层细胞分泌而成，乳白色，半透明，似粉皮状，易破裂，厚1～4 mm，光镜下无细胞结构，呈多层纹理状。内层为生发层，亦称胚层，紧贴在角皮层内侧，厚22～25 μm，电镜下可见由单层合胞体细胞构成，并有许多微毛延伸到角皮层内。生发层向囊内长出许多原头蚴、生发囊和子囊。

（2）原头蚴：又称原头节，呈椭圆形或圆形，大小为170 μm×122 μm，为向内翻卷的头节。与成虫头节相比，具有体积小、顶突凹陷、小钩数量少的特点。一个棘球蚴中含有成千上万的原头蚴。

（3）生发囊：也称育囊，是由生发层向囊内产生的成群细胞空腔化而成、仅有一层生发层的小囊，囊内壁可长出数量不等的原头蚴。

（4）子囊：可由棘球蚴（母囊）的生发层直接长出，也可由原头蚴进一步发育形成。其结构与母囊相同，亦可在子囊内形成孙囊。有的棘球蚴无原头蚴、生发囊和子囊，称为不育囊。

（5）棘球蚴液：无色透明或略黄，pH 6.7～7.8，内含多种蛋白质、肌醇、卵磷脂、尿素及少量的糖和无机盐等，具有抗原性。原头蚴、生发囊和子囊可从囊壁上脱落并悬浮在囊液中，统称为棘球蚴砂或囊砂（图2-37）。

3. 虫卵　形态与链状、肥胖带绦虫卵基本相同，光镜下难以区别。

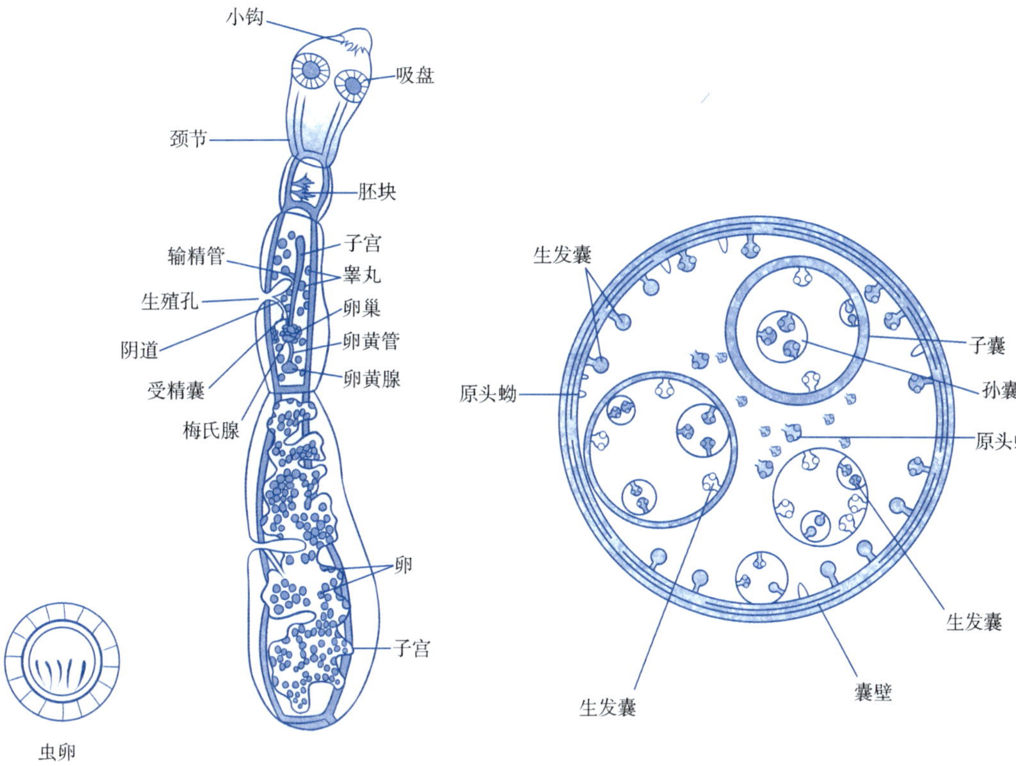

图 2-37　细粒棘球绦虫形态

（二）生活史

细粒棘球绦虫的成虫寄生在犬、豺、狼等犬科食肉动物的小肠上段，以吸盘和小钩固着于肠黏膜上。脱落的孕节或虫卵随粪便排出，污染牧场的土壤、草地、蔬菜或水源等，或黏附在动物的皮毛上。当孕节或虫卵被羊、牛、鹿、猪或骆驼等食草类动物食入后，在小肠内孵出六钩蚴，六钩蚴侵入肠壁，经血液循环和淋巴循环至肝、肺等器官，经 3～5 个月发育成直径 1～3 cm 的棘球蚴，并逐渐长大，囊内可有数千至数万个原头蚴。含棘球蚴的动物内脏被犬科动物吞食后，其内原头节在胆汁刺激下头节翻出，吸附在小肠壁上，经 8 周左右发育成虫。成虫寿命一般为 5～6 个月。

人亦可作为细粒棘球绦虫的中间宿主，在人体的发育过程与在牛、羊体内基本相同。当人误食到虫卵后，六钩蚴钻入肠壁随血液循环侵入组织，在其周围出现炎症反应并逐渐形成一个纤维性外囊，幼虫在囊内缓慢发育成棘球蚴(图 2-38)。

（三）感染与致病

棘球蚴为致病阶段。棘球蚴可寄生在人体各组织、器官，但以肝脏最常见(69.9%)，肺脏次之(19.3%)。原发性感染的棘球蚴一般为单个，继发性感染常常为多个，并可累及多个器官。棘球蚴在人体生长缓慢，每年增长 1～5 cm，往往在感染 5～20 年后才出现症状。致病机制主要为机械损伤，由于棘球蚴的不断生长，压迫周围组织、器官，引起组织细胞萎缩、坏死。同时，因棘球蚴液渗出或溢出可引起毒性或过敏性反应及继发性、多发的棘球蚴病。棘球蚴对人体的危害程度取决于棘球蚴的体积、数量、寄生部位、机体的反应性和有无并发症。临床表现极其复杂，常见

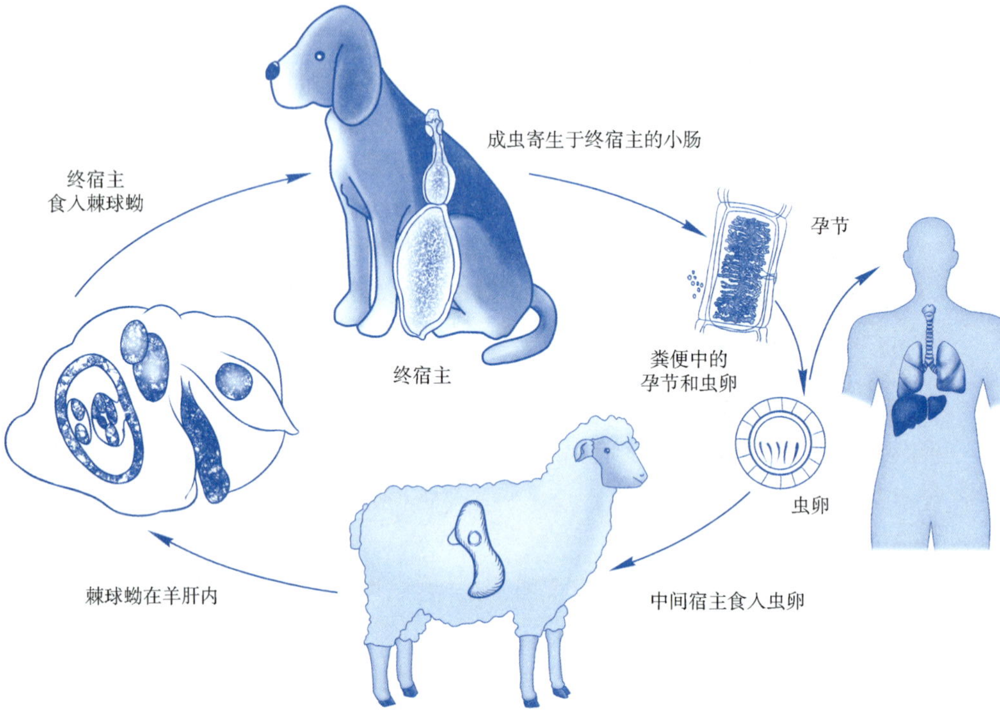

图 2-38 细粒棘球绦虫生活史示意图

症状有：

1. *局部压迫和刺激症状* 临床表现因寄生部位不同而异。在肝可有肝区不适、隐痛和胀痛，肝门附近可压迫胆管出现阻塞性黄疸，压迫门静脉发生门脉高压症；在肺可有呼吸急促、胸部隐痛或咳嗽，与支气管相通时可咳出大量液体，内有粉皮样囊壁；在颅脑则引起头痛、视乳头水肿和呕吐等颅内高压症，甚至癫痫发作；骨棘球蚴常发生于骨盆、椎体的中心和长骨的干骺端，可破坏骨质，易造成骨折或骨碎裂。

2. *过敏症状* 棘球蚴液外渗可致荨麻疹、血管神经性水肿和嗜酸性粒细胞增多等表现。一旦棘球蚴破裂，大量囊液进入血液循环，可致过敏性休克，甚至死亡。

3. *中毒症状* 少数巨大囊肿患者可有食欲减退、体重减轻、消瘦、发育障碍和恶病质等慢性消耗性表现。

4. *继发性感染* 棘球蚴囊壁破裂可引起继发性感染。如肝棘球蚴破裂，内容物可进入胆道，引起胆绞痛、寒战、高热、黄疸等急性炎症表现；腹腔棘球蚴破裂，内容物进入腹腔可致急性弥漫性腹膜炎。棘球蚴破裂后，囊液中的原头节可播散移植到其他部位，发育为新的棘球蚴，称为继发性棘球蚴病，多为多发性病变。

（四）实验诊断

由于棘球蚴生长缓慢，早期患者可无症状和体征，难以发现。询问病史，了解患者是否来自流行区，以及与犬、羊等动物和皮毛接触史对诊断有一定参考价值。影像学检查是临床诊断棘球蚴病的关键手段，可选择 B 超、X 线、CT 和 MRI 等，特别是 CT 检查，不但可早期发现无症状带虫者，还可准确地判断各种病理形态影像。确诊要依赖手术取出棘球蚴，或是从可疑患者的痰液、胸水、腹水及尿中检出棘球蚴碎片或原头蚴等。本病严禁穿刺检查，以免造成继发性棘球蚴病和过敏性休克。

免疫学试验是目前最常用的辅助诊断和流行病学调查方法，ELISA 敏感性和特异性均较高；ABC-ELISA 是目前敏感性最高的免疫学方法，比常规 ELISA 高 4～6 倍，且特异性也很高；Dot-ELISA 因操作简便、容易观察，适合在基层使用；对流免疫电泳（CIEP）和间接血凝试验（IHA）均较敏感，但低于 ELISA。对包虫病的免疫学诊断应选择 2～3 项方法综合进行，以提高诊断的准确率。

（五）流行情况

细粒棘球绦虫呈世界性分布，尤其是畜牧业发达地区和国家。我国有 23 个省、市、自治区有本虫原发性病例报道，以新疆、甘肃、青海、内蒙古、宁夏、西藏和四川西部等畜牧发达地区流行最严重，其次是陕西、河北和山西等省。在黑龙江、吉林、辽宁、河南、山东、安徽、湖北、贵州和云南等省有散发病例。细粒棘球绦虫的流行与畜牧业关系密切，其原因主要有以下方面。

1. 虫卵污染外界环境，且有较强的抵抗力　犬是细粒棘球绦虫最适宜的终宿主和主要传染源。犬粪内含有大量孕节和虫卵，极易污染牧场、畜圈、皮毛、蔬菜、土壤和水源等环境。

2. 人、畜与环境的密切接触　人在生产、生活中与终宿主和中间宿主的密切接触，如喂犬、与犬嬉戏、剪羊毛、挤奶以及皮毛加工过程中误食虫卵而感染；不良的卫生习惯，如饭前不洗手，直接摄入虫卵污染的水源、蔬菜和食物等亦可造成感染。

3. 病畜内脏喂犬或随便丢弃　牧民在宰杀病畜后，将内脏喂犬或随地丢弃后被野狼、野犬吞食，致使这些动物感染而成为传染源，从而造成本虫在犬、狼及多种家畜之间的传播和流行。

（六）防治原则

在流行区应采取综合性的预防措施。消灭野犬、加强家犬的管理，控制养犬数量，提倡拴养，防止犬粪污染环境和水源；定期为家犬驱虫。普及棘球蚴病防治知识，加强卫生法规建设，妥善处理病畜的肝、肺等脏器和尸体，切忌喂犬或随便丢弃。

治疗棘球蚴病的首选方法是外科手术，术中应避免囊液外溢，防止继发感染和过敏性休克。为预防包虫病复发，术后可继续服用抗包虫药物。对早期小的棘球蚴或不适宜手术的患者，可用阿苯达唑等药物治疗。近年来，WHO 推荐的超声引导下的经皮穿刺疗法，具有创伤小、复发率低、操作简便等优点，作为一种新的治疗方法，正在被逐渐推广。

多房棘球绦虫

多房棘球绦虫（*Echinococcus multilocularis* Leuckart，1863）与细粒棘球绦虫同属圆叶目、带科、棘球属，故两者形态和生活史比较相似。成虫主要寄生在狐、犬、狼等野生动物的肠腔内，幼虫（即多房棘球蚴或称泡球蚴）寄生在啮齿类或食虫类动物或人体，引起泡球蚴病（alveococcosis）或称多房性包虫病（multilocular hydatid disease）或泡型包虫病（alveolar hydatid disease）。

（一）形态

成虫与细粒棘球绦虫很相似。幼虫称为泡球蚴或多房棘球蚴，为多个小囊泡组成的白色或淡黄色团块，形态结构与细粒棘球蚴差别很大。多房棘球绦虫和细粒棘球绦虫虫卵相似，光镜下难以区别。两种棘球绦虫的主要区别见表 2-6。

表 2-6 两种棘球绦虫形态的主要区别

区别点	细粒棘球绦虫	多房棘球绦虫
体长	2～7 mm	1.2～3.7 mm
节片数	3～4 节	4～5 节
头节	顶突伸缩力强，有 24～48 个小钩	顶突小，有 13～34 个小钩
成节	生殖孔位于节片中线侧缘偏后，睾丸 45～65 个，分布于生殖孔前后	生殖孔位于节片中线侧缘偏前，睾丸 26～36 个，多分布于生殖孔之后
孕节	子宫具有不规则的分支，有侧囊	子宫袋状，无侧囊
幼虫	称棘球蚴，单房性，角皮层完整，其外有宿主结缔组织包裹，向内增殖，生长较局限，不发生转移	称泡球蚴，囊泡状团块，角皮层不完整，与正常组织间无明显界限，外向出芽增殖，可向远端器官转移

（二）生活史

多房棘球绦虫的生活史与细粒棘球绦虫相似。但其终宿主主要为狐狸，其次是犬、狼、獾和猫等。中间宿主为野生啮齿类动物如田鼠、黄鼠、麝鼠、仓鼠、大沙鼠以及绵羊和人等。

当体内有泡球蚴寄生的啮齿类动物被终宿主吞噬后，在肠道内经 45 日左右，原头蚴发育为成虫并排出孕节和虫卵。鼠类因觅食终宿主的粪便摄入虫卵而感染。人和食草类动物亦可因食入虫卵而被感染。由于人、牛和羊是多房棘球绦虫的非适宜中间宿主，故囊泡中仅有胶状物而很少含有原头蚴(图 2-39)。

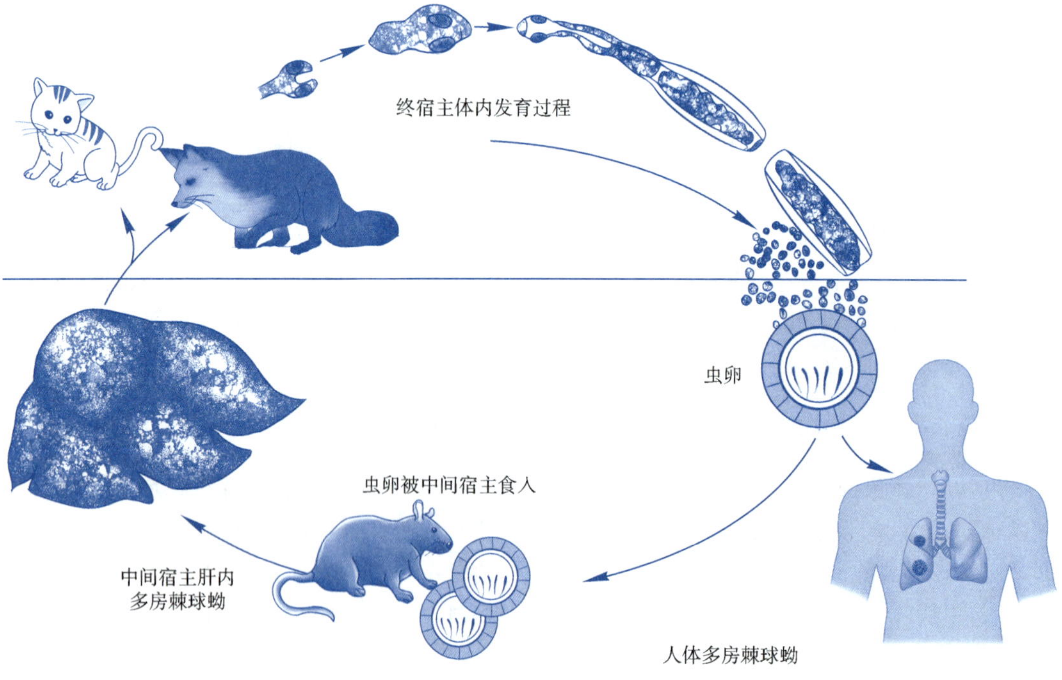

图 2-39 多房棘球绦虫生活史示意图

（三）感染与致病

泡球蚴病通常比细粒棘球蚴病更严重，病死率较高。对人的危害包括直接侵蚀、机械压迫和毒害作用。泡球蚴的原发病灶几乎100%在肝脏，在肝实质内呈弥漫性浸润生长，并逐渐波及整个肝脏，严重破坏肝组织结构；产生的毒素加重这一损害，可引起肝功能衰竭而导致肝昏迷，或诱发肝硬化而引起门静脉高压，并发消化道大出血而死亡。泡球蚴若侵入肝门静脉分支，则沿血流在肝内广泛播散，形成多发性寄生虫结节，出现肉芽肿反应，可诱发肝硬化和胆管细胞型肝癌；侵入肝静脉则可随血液循环转移到肺和脑，引起相应的呼吸道和神经系统症状如咯血、气胸和癫痫、偏瘫等。

由于泡球蚴生长缓慢，一般在感染后30年才出现症状。最常见的临床表现是右上腹缓慢增长的肿块或肝肿大，可有肝区疼痛、坠胀感等，触诊时肿块较坚硬，与周围组织界限不清。也可出现腹痛、黄疸和门脉高压的表现。几乎所有患者都表现有肝功能损害，如食欲不振、消化不良等，晚期患者有恶病质现象。本病症状与肝癌相似，但病程通常很长。

（四）实验诊断

病原学诊断较困难，应详细询问病史，对来自流行区而在体检时发现肝脏有肿块者，应高度警惕本病可能。用于棘球蚴病的各种免疫学诊断方法均适用于泡球蚴病。

（五）流行情况

多房棘球绦虫分布地区较为局限，主要见于北半球高纬度地区及冻土地带，如美国阿拉斯加、俄罗斯西伯利亚、加拿大北部、日本北海道和我国的西北地区。在我国，自1958年首例报道以来，各地报道的泡球蚴患者近千例，主要分布在宁夏、甘肃、四川、新疆和青海。感染者多为农牧民与野外狩猎人员，以男性青壮年为主。

多房棘球绦虫可在狐或野犬与鼠间的野生生活循环，存在自然疫源地。人在狩猎等生产活动中误食虫卵，造成直接感染。贩运和交易狐皮也可能造成泡球蚴病扩散。

（六）防治原则

消灭流行区的野犬和狐，将动物尸体焚烧或深埋，对家犬则定期驱虫是控制传染源的重要措施。野生啮齿类动物是重要的中间宿主，故灭鼠可减少本病在自然界的传播。教育群众避免与狐、犬及其皮毛的接触；注意个人防护和饮食、饮水卫生。

对流行区人群使用免疫学试验和X线、B超等手段进行普查，可早期发现患者。手术是泡球蚴病的主要治疗手段，故早期诊断，实施肝叶切除术，可达到根治效果；一旦出现肝硬化、黄疸和门脉高压，往往已错过手术根治时机，可用阿苯达唑、甲苯达唑和吡喹酮等药物控制病情。

微小膜壳绦虫

微小膜壳绦虫（*Hymenolepis nana* V. Siebold）又称短膜壳绦虫，属圆叶目、膜壳科、膜壳属。该虫寄生于人或啮齿类动物的肠道内，引起微小膜壳绦虫病。

（一）形态

1. 成虫　小型绦虫，大小为（5～80）mm×（0.5～1）mm，平均长度为20 mm。头节细小呈球形，直径0.13～0.4 mm，其上有4个吸盘和一个可伸缩的顶突，顶突上有20～30个小钩，排成一圈。颈节细长；链体由100～200个节片组成，最多可达1 000个，所有节片均宽大于长，并由前向后逐渐增大，至孕节最大。各节片生殖孔均为位于虫体同一侧。成节的中央为分叶状的卵巢，其后为卵黄腺。3个较大的、椭圆形的睾丸横向排列。储精囊很发达，分内、外两部分，分别位于阴茎囊内、外。孕节内袋状的子宫，充满虫卵并占据整个节片（图2-40）。

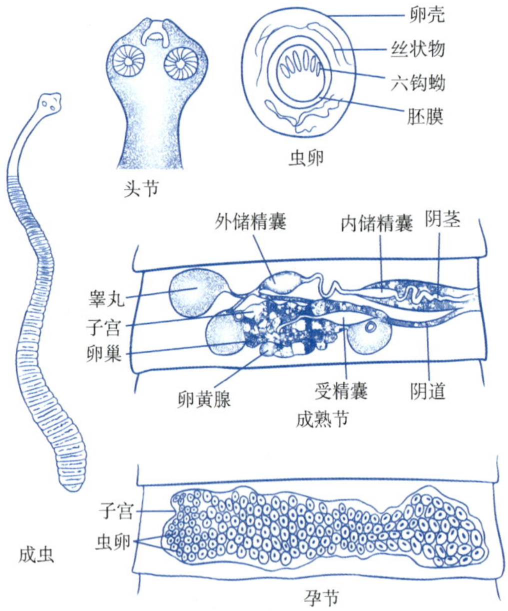

图 2-40 微小膜壳绦虫形态

2. 虫卵 呈圆形或椭圆形，大小为(48～60)μm×(36～48)μm，无色透明。卵壳很薄，其内为较厚的胚膜，两极稍隆起并由此发出 4～8 根细丝，称极丝，弯曲伸延在胚膜与卵壳之间。胚膜内含一个圆球形的六钩蚴(图 2-40)。

(二) 生活史

微小膜壳绦虫的生活史，分为直接型(不需要中间宿主)和间接型(需要中间宿主)两种。

1. 直接型 成虫寄生在鼠类或人的小肠内，脱落的孕节或虫卵随宿主粪便排出体外。新排出的虫卵即有感染性，如被另一宿主吞食，在小肠消化液的作用下孵出六钩蚴，六钩蚴钻入肠绒毛内，约经 4 日发育为似囊尾蚴，6～7 日后似囊尾蚴破肠绒毛回到肠腔，逐渐发育为成虫，成虫寿命仅数周。在人体内完成整个生活史过程需 2～4 周，在鼠体内 11～16 日。

若虫卵在肠道内停留时间过久，可孵出六钩蚴钻入肠绒毛，经似囊尾蚴发育为成虫，整个过程在同一宿主肠道内完成，称自体内感染。这种自体内感染可导致严重的重复感染，国内曾报道 1 例患者经三次驱虫共排出成虫 37 982 条。

2. 间接型 多种蚤类(如印鼠客蚤、犬蚤、猫蚤和致痒蚤)的幼虫、面粉甲虫和拟谷盗等可作为微小膜壳绦虫的中间宿主。鼠或人肠道寄生的成虫所排出的孕节或虫卵，被中间宿主吞食，孵出六钩蚴，六钩蚴在其血腔内发育为似囊尾蚴。鼠类或人误食含似囊尾蚴的中间宿主而感染，似囊尾蚴在小肠内发育为成虫(图 2-41)。

(三) 感染与致病

本虫对人体的致病作用主要是成虫头节的机械性损伤和虫体分泌物的毒性作用。虫体附着的肠黏膜可形成溃疡和坏死，并伴有淋巴细胞和中性粒细胞浸润。临床表现的轻重取决于感染的虫体数量，感染虫数较少时一般无明显症状，感染重者，患者可出现胃肠道和神经系统症状，如恶心、呕吐、食欲不振、腹痛、腹泻，甚至头痛、头晕、烦躁失眠、消瘦等全身症状。少数患者有皮肤瘙痒和荨麻疹。另外，宿主的免疫状态可影响该虫的感染和发育，如使用糖皮质激素治疗其他疾病时所致的免疫抑制，可引起似囊尾蚴异常增殖和播散。许多严重感染者有使用免疫抑制剂的病史，故临床使用免疫抑制剂时应注意本虫感染情况，必要时应先行驱虫。

(四) 实验诊断

粪便检查孕节或虫卵。采取水洗沉淀或饱和盐水浮聚法可提高虫卵检出率。

(五) 流行情况

本虫呈世界性分布，多见于温带和热带地区。美洲、大洋洲、非洲、欧洲、亚洲以及太平洋各岛屿都有报道。国内分布也很广泛，北京、天津、陕西、山西、山东、河南、江苏、湖北、辽宁、吉林、青海、广东、新疆、西藏及台湾等 17 省、市、自治区均有报道。平均感染率一般不足 1%，但在新疆的伊

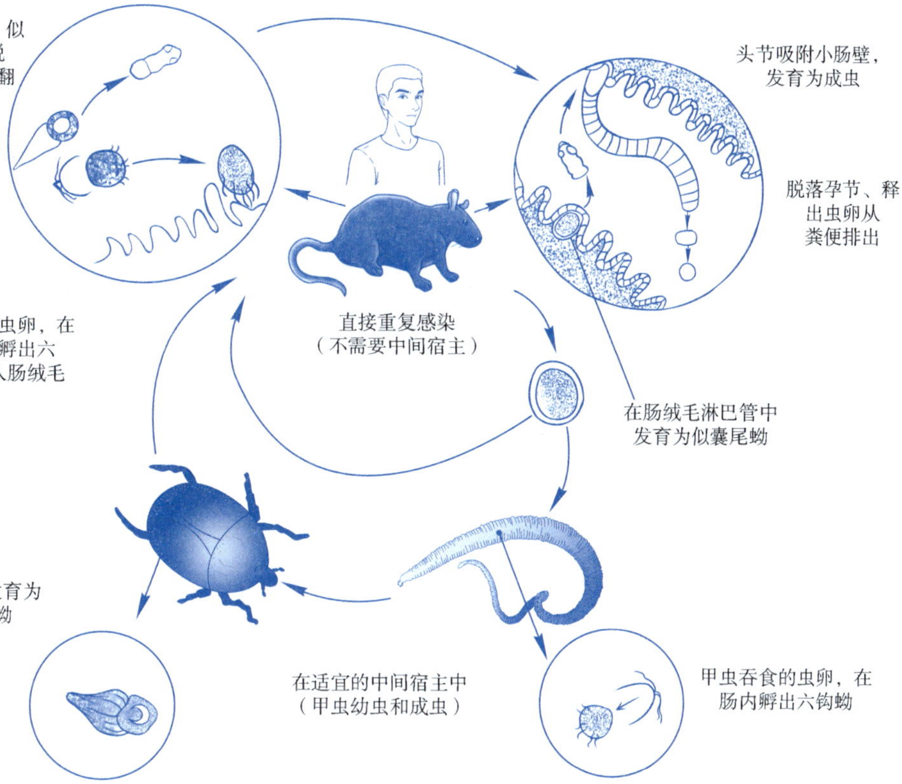

图 2－41　微小膜壳绦虫生活史示意图

宁、乌鲁木齐和喀什感染率较高，伊宁感染率高达 11.38%。各年龄组人群均有感染，以 10 岁以下儿童居多。

由于本虫可以不需中间宿主，由虫卵直接感染人体，故其流行主要与个人卫生习惯有关。虫卵自孕节散出后便具有感染性，在粪尿中能存活较长时间，在抽水马桶内可存活 8.5 小时，在尿壶中可活 7.5 小时；但虫卵对外界干燥的抵抗力较弱，在外环境中很快丧失感染性。所以，虫卵主要通过直接接触粪便或通过厕所、便盆的污染再经手到口而进入人体，特别是在儿童聚集的场所更易相互传播。偶然误食含有似囊尾蚴的昆虫也是流行的一个原因。此外，由于自体重复感染造成顽固性寄生，也具有一定的流行病学意义。

（六）防治原则

搞好环境卫生，消灭鼠类；彻底治疗患者，以防止传播和自身感染；加强宣传教育、养成良好的个人卫生习惯、饭前便后洗手；注意营养、提高机体免疫力，均为预防本病的重要措施。

驱虫治疗可选用吡喹酮 25 mg/kg，清晨空腹顿服，治愈率可达 95%以上；亦可选用阿苯达唑、甲苯达唑，或中药槟榔、南瓜子等。

缩小膜壳绦虫

缩小膜壳绦虫（*Hymenolepis diminuta* Rudolphi）又称长膜壳绦虫，属圆叶目、膜壳科、膜壳属，是鼠类常见的寄生虫。该虫偶尔寄生于人体，引起缩小膜壳绦虫病。

(一) 形态

成虫及虫卵形态与微小膜壳绦虫与基本相同,但虫体较大,两者区别见表 2-7。

表 2-7 两种膜壳绦虫形态的区别

区别点	微小膜壳绦虫	缩小膜壳绦虫
体型	小型绦虫,大小为(5~80)mm×(0.5~1)mm	中型绦虫,大小为(200~600)mm×(3.5~4)mm
节片数	100~200 节	800~1 000 节
头节	顶突发育良好,可自由伸缩,上有 20~30 个小钩	顶突发育不良,藏在头顶凹陷中,不易伸出,上面无小钩
孕节	子宫袋状	子宫袋状,边缘不整齐
虫卵	较小,呈圆形或近圆形,大小为(48~60)μm×(36~48)μm,无色透明,卵壳较薄,胚膜两端有4~8根丝状物	稍大,多为长圆形,大小为(60~79)μm×(72~86)μm,黄褐色,卵壳较厚,胚膜两端无丝状物,但卵壳与胚膜间有透明胶状物

(二) 生活史

生活史与微小膜壳绦虫相似,但发育必须经过昆虫中间宿主。中间宿主有甲虫、蟑螂、蚤类(如具带病蚤、印鼠客蚤)和鳞翅目昆虫等 20 余种,以大黄粉虫和谷蛾多见。

成虫寄生于鼠类或人的小肠内,孕节或虫卵随粪便排出体外,被中间宿主吞食,在其消化道内孵出六钩蚴,然后穿过肠壁进入血腔,经 7~10 日发育为似囊尾蚴。鼠类或人吞食含有似囊尾蚴的中间宿主而感染,似囊尾蚴在肠腔内经过 12~13 日,发育为成虫(图 2-42)。

(三) 感染与致病

感染者体内寄生的虫数一般较少,故大多无明显的临床症状,或仅有轻微的神经和胃肠症状,如头痛、失眠、磨牙、恶心、腹胀和腹痛等。严重感染者可出现眩晕、贫血等。

(四) 实验诊断

诊断方法同"微小膜壳绦虫"。用改良加藤氏厚涂片法检出率较高,既可定性又可定量。

(五) 流行情况

本虫在鼠类感染极为普遍,人体感染比较少见,呈散在分布。国内报道病例逐渐增多,散在分布于西藏、湖北、江苏、云南、浙江、湖南、台湾、广东、四川、上海、山东、安徽、北京、福建、江西、河南、新疆、宁夏、辽宁、河北、贵州、陕西、广西和海南等 25 省、市、自治区,以江苏、河南较多,其次湖北、广西等。

缩小膜壳绦虫的最适宜中间宿主大黄粉虫和谷蛾等都是常见的仓库害虫,生活在仓库、商店和家庭的粮食中,这些地方又常有家鼠的栖息活动,不仅可造成鼠类感染,也是人体感染的重要条件。人主要是误食粮食中含有似囊尾蚴的中间宿主昆虫而受染,儿童因不良卫生习惯则更易发生,故感染率较高。

(六) 防治原则

加强卫生宣教,注意个人卫生和饮食卫生,是预防本病的最重要措施;严格粮食仓库管理,灭鼠和消灭仓库内的有害昆虫,可有效控制传染源和切断传播途径。治疗同微小膜壳绦虫。

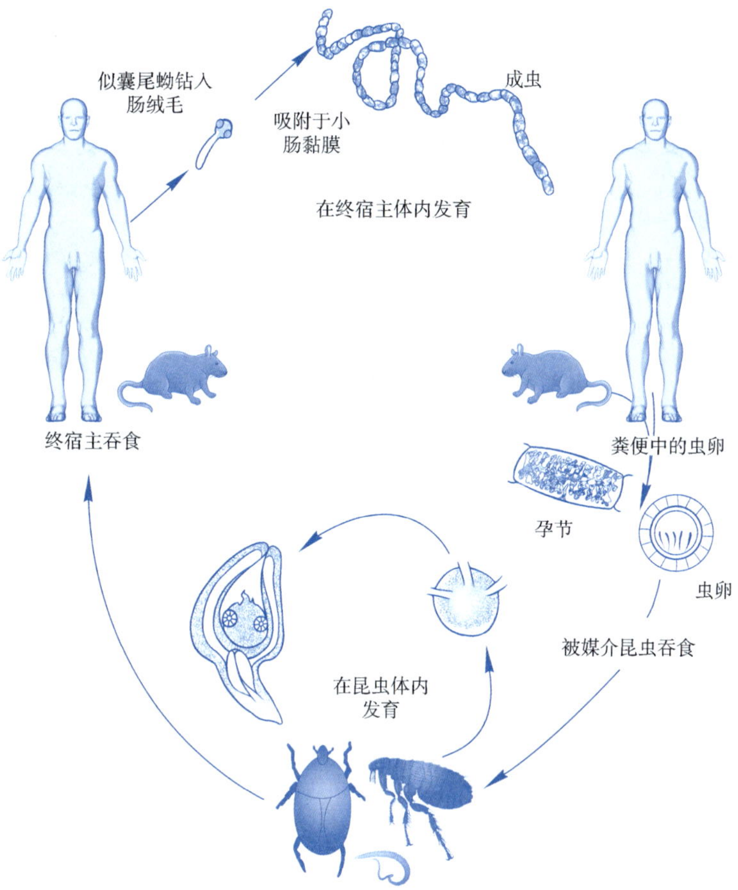

图 2-42 缩小膜壳绦虫生活史示意图

犬复孔绦虫

犬复孔绦虫(*Dipylidium caninum* Linnaeus,1758)属囊宫科、复孔属,是犬和猫的常见寄生虫。偶可感染人体,引起犬复孔绦虫病。

(一) 形态

1. 成虫　为小型绦虫,长 10～15 cm,宽 0.3～0.4 cm,约有 200 个节片。头节呈菱形,横径约 0.4 mm,具有 4 个吸盘和 1 个可伸缩的棒状顶突,其上约有 60 个小钩,常排成 1～7 圈(多为 4 圈)。颈部细而短;初长出的幼节短而宽,往后渐大并接近方形,成节和孕节为长方形。每个节片均具有雌、雄生殖器官各 2 套,两个生殖腔孔对称地分列于节片两侧缘的近中部。成节有睾丸 100～200 个,分别经输出管、输精管通入左右两个储精囊,开口于生殖腔。卵巢两个,位于两侧生殖腔后内侧,靠近排泄管,卵黄腺分叶状,位于卵巢后方。孕节内子宫呈网状,内含若干个储卵囊,每个储卵囊内有 2～40 个虫卵(图 2-43)。

2. 虫卵　呈圆球形,直径 35～50 μm,卵壳两层,均薄,内含 1 个六钩蚴(图 2-43)。

(二) 生活史

犬和猫为主要的终宿主,中间宿主包括犬栉首蚤、猫栉首蚤和致痒蚤等蚤类。

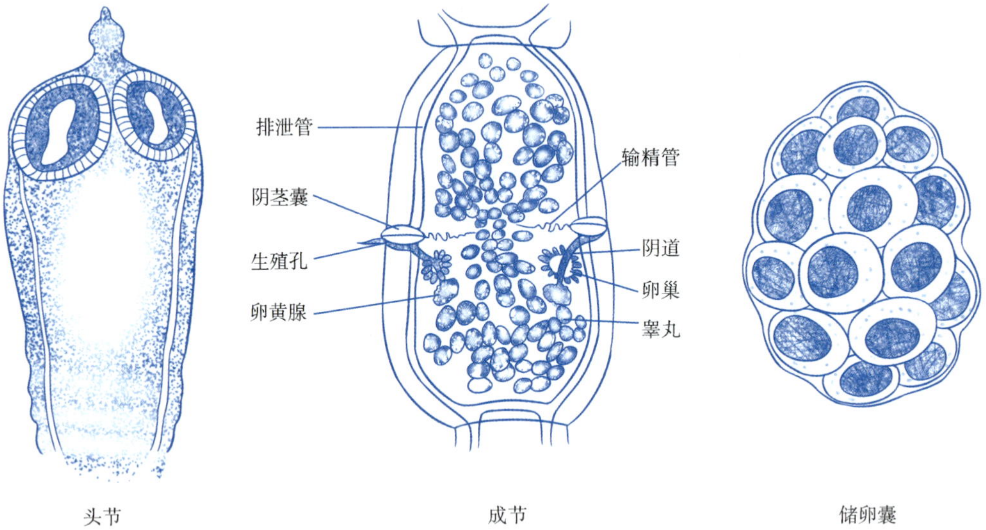

图 2－43　犬复孔绦虫

成虫寄生于犬、猫的小肠内，孕节脱落后可自动逸出宿主肛门或随粪便排出，并沿地面蠕动。节片破裂后虫卵散出，如被中间宿主蚤类的幼虫食入，在其肠内孵出六钩蚴，然后钻入肠壁进入血腔内继续发育。大约 30 日后，当蚤类幼虫经蛹羽化为成虫时，六钩蚴发育为似囊尾蚴。一个成蚤体内的似囊尾蚴可多达 50 余个，受染蚤活动迟缓，甚至死亡。当终宿主犬、猫舔毛时吞食到病蚤，似囊尾蚴进入消化道并在小肠内释出，经 2～3 周发育为成虫。人的感染常因与犬、猫密切接触时误食病蚤而致。

（三）感染与致病

临床表现与感染虫数的多少有关，一般无明显症状，感染严重者或儿童可有食欲不振、消化不良、腹部不适等，偶有腹痛、腹泻，孕节从肛门自动逸出可引起肛门周围瘙痒和烦躁不安等。

（四）实验诊断

诊断主要依靠粪便检查，检获虫卵或孕节即可确诊。

（五）流行情况

本虫呈世界性分布。犬和猫的感染率很高，但人体病例不多，患者多为 6 个月～3.5 岁婴儿，因儿童与犬或猫的接触机会较多有关。我国仅有数例报告，散在分布于北京、辽宁、广东、四川、山西、山东和福建等地。

（六）防治原则

防治原则同“膜壳绦虫”，除注意个人卫生和饮食卫生外，对家庭饲养的犬、猫等动物也应定期灭蚤和驱虫，且尽量避免与这些宠物过分亲昵、嬉戏，以减少感染的机会。

西里伯瑞列绦虫

西里伯瑞列绦虫(*Raillietina Celehensis* Janicki，1902)属代凡科瑞列绦虫属，是在我国发现的唯一可造成人体感染的瑞列属绦虫。

(一) 形态

1. 成虫　长约 32 cm，宽约 0.2 cm，有 180 余个节片。头节钝圆，横径为 0.46 mm，顶突常缩在顶部微凸的浅窝内，其上有 4 个布满细刺的吸盘和约 72 个两排长短相间排列的斧形小钩。成节略呈方形，生殖孔均开口在虫体同一侧，睾丸 48～67 个，输精管长而弯曲，阴茎囊呈瓜瓢形。卵巢分两叶，呈蝶翅状，位于节片中央，其后为略呈三角形的卵黄腺。孕节略呈椭圆形，节与节之间呈念珠状连接。每一孕节内有圆形或椭圆形的储卵囊 300 多个，每个储卵囊中含 1～4 个虫卵(图 2-44)。

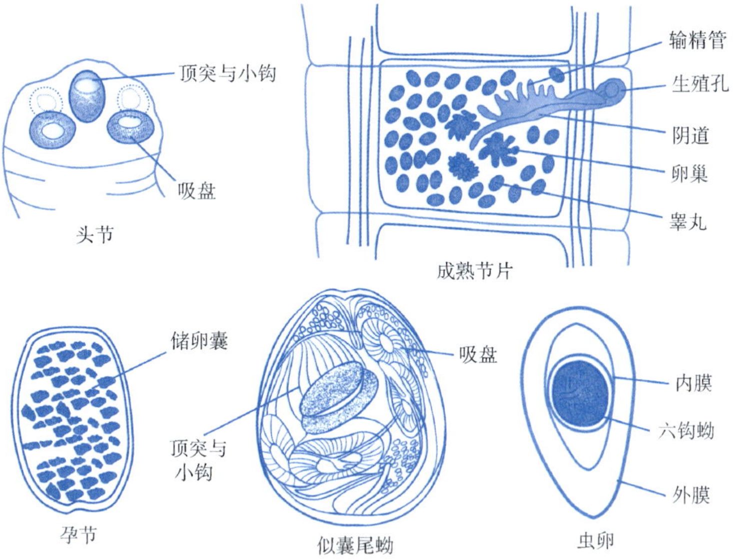

图 2-44　西里伯瑞列绦虫

2. 虫卵　呈船形，大小约为 45 μm×27 μm，具有内外两层薄壳，内含一个圆形的六钩蚴(图 2-44)。

(二) 生活史

成虫主要寄生于黑家鼠、褐家鼠和小板齿鼠等鼠类肠道内，孕节脱落后随粪便排出体外。虫卵被蚂蚁吞食后，在其体内发育为似囊尾蚴，鼠吞食含似囊尾蚴的蚂蚁而感染。人体感染也可能因误食这种蚂蚁而致。

(三) 感染与致病

感染者一般并无明显的临床症状，可有腹痛、腹泻、肛门瘙痒和夜间磨牙、流涎、食欲不振或消瘦等，有的出现贫血、白细胞增多现象。

(四) 实验诊断

多数患者粪便中可见白色、能伸缩活动的米粒大小的孕节，故诊断主要靠粪检虫卵和孕节。

(五) 流行情况

西里伯瑞列绦虫广泛分布于热带和亚热带，如东南亚的越南、缅甸和泰国，以及日本、马达加斯加和澳大利亚等国家。在我国南方沿海地区如台湾、福建、广东、广西、浙江和江苏等共发现约 80 例。感染者多为 7 岁以下的儿童，以 2～5 岁为最多。心结蚁属蚂蚁常在厨房或居室内营巢，与家鼠接触机会较多。幼儿常在地面玩耍，容易误食入蚂蚁，因而受感染。

(六) 防治原则

防治措施与“膜壳绦虫”相同。

曼氏迭宫绦虫

曼氏迭宫绦虫(*Spirometra mansoni* Cobbole)又称孟氏裂头绦虫,成虫主要寄生在猫科动物的小肠内,偶尔可寄生于人体,其裂头蚴寄生于人体所致的曼氏裂头蚴病,对人体的危害远超过成虫。

(一) 形态

1. 成虫　大小平均为 80 cm×0.56 cm。头节细小,大小为(1～1.5)mm×(0.4～0.8)mm,呈指状,其背、腹面各有一条纵行的吸槽。颈节纤细。链体上的节片一般宽大于长,约有节片 1 000 节。成节具有发育成熟的雌雄生殖系统各 1 套。小泡状的睾丸均匀散布于节片两侧。卵巢分两叶,位于节片后部,阴道为节片内纵行的一小管,开口于雄性生殖孔之后,另一端连于输卵管。子宫明显盘曲而重叠,位于节片中部,子宫孔开口于阴道口之后(图 2-45)。

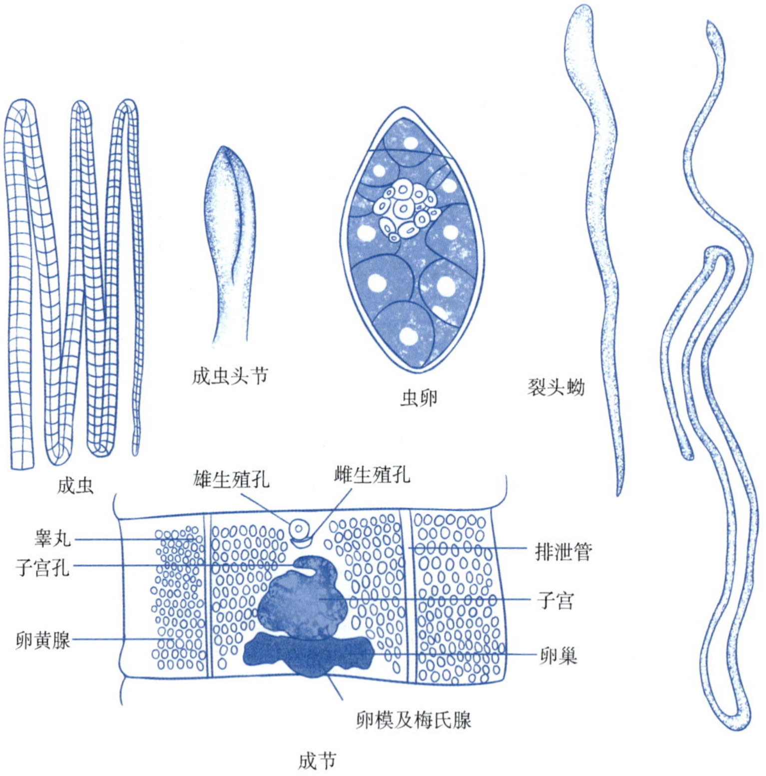

图 2-45　曼氏迭宫绦虫

2. 虫卵　呈椭圆形,两端稍尖,大小平均为 64 μm×37.5 μm,浅灰褐色,一端有卵盖,卵壳较薄,内有一个卵细胞和若干卵黄细胞(图 2-45)。

3. 裂头蚴　白色,细长呈带状,大小约为 300 mm×0.7 mm,头节与成虫相似,身体不分节,具不规则的横皱褶,活动时伸缩能力很强(图 2-45)。

(二) 生活史

曼氏迭宫绦虫的生活史需要三个宿主,终宿主主要是猫、犬、虎等肉食动物。第一中间宿主剑水蚤,第二中间宿主为蛙。蛇、鸟、猪等脊椎动物则为其转续宿主。人可作为第二中间宿主、转续宿主、终宿主。

成虫寄生在终宿主的小肠内,虫卵自虫体子宫孔产出,随宿主粪便排出体外,在水中适宜温度下,经 3～5 周孵出钩球蚴。钩球蚴呈椭圆形或近圆形,周身被有纤毛。被剑水蚤食入,脱去纤毛后穿过肠壁进入血腔,经 3～11 日发育为原尾蚴。原尾蚴呈长椭圆形,后端有一小尾球,内含 6 个小钩。一个剑水蚤血腔内可含 20 余个原尾蚴。被第二中间宿主蝌蚪吞食后,原尾蚴失去小尾球,随着蝌蚪逐渐发育成蛙,原尾蚴也发育为裂头蚴。裂头蚴常移居于蛙的腹腔、肌肉及皮下组织,特别是在大腿或小腿的肌肉中。当蛇、鸟类或猪等非正常宿主吞食受染的蛙后,裂头蚴不能在其肠道内发育为成虫,而是穿过肠壁移居到腹腔、肌肉或皮下等处,这些动物即为其转续宿主。第二中间宿主或转续宿主被终宿主吞食后,裂头蚴在肠内约经 3 周发育为成虫,成虫在猫体内可存活 3 年半。裂头蚴在人体内可存活 12 年甚至更长。

(三) 感染与致病

成虫偶然寄生于人体,一般无明显症状,可因虫体的机械和化学刺激引起腹部不适、微痛、恶心呕吐等。

裂头蚴寄生于人体引起的曼氏裂头蚴病较为多见,对人的致病力远较成虫大。裂头蚴在人体各部位均可寄生,以眼部、皮下、口腔颌面部和腹壁等处较常见。被侵袭的部位形成嗜酸性肉芽肿囊包,裂头蚴蟠居其中,数量从 1 条到 10 余条不等,常可引起局部肿胀、压痛、痒感,甚至发生脓肿。根据临床症状,可归纳为以下几种类型。

1. *皮下裂头蚴病* 最常见。多累及四肢、躯干浅表部,表现为游走性皮下结节,大小不一,直径长 0.5～5 cm,局部可有瘙痒和虫爬感等症状。

2. *眼裂头蚴病* 患者多有眼睑红肿、结膜充血、畏光流泪、微痛、奇痒或有虫爬感等。若侵入眼球可致眼球突出、眼球运动障碍等症状,严重者出现角膜溃疡、虹膜睫状体炎、玻璃体混浊,甚至并发白内障而失明。在临床上应与麦粒肿、急性葡萄膜炎、眼眶蜂窝织炎等鉴别诊断。

3. *口腔颌面部裂头蚴病* 常在口腔黏膜或颊部皮下出现硬结,患处红肿、发痒或有虫爬感。

4. *脑裂头蚴病* 患者常有阵发性头痛、视力模糊,严重时昏迷或伴有喷射状呕吐,间歇性口角抽搐,肢体麻木、抽搐、甚至瘫痪等。

5. *内脏裂头蚴病* 较少见,临床表现因裂头蚴移行位置而定。

(四) 实验诊断

曼氏迭宫绦虫病可用粪检虫卵以确诊。裂头蚴病则从局部检出虫体以做出诊断。必要时可用检获的裂头蚴喂饲动物进行试验性诊断。CT 等放射性影像技术有助于诊断,另可用裂头蚴抗原进行免疫学的辅助诊断。

(五) 流行情况

曼氏迭宫绦虫成虫寄生于人体者并不多见。曼氏裂头蚴病则分布较广,国外多见于日本、朝鲜、泰国、越南、印尼、菲律宾等东亚及东南亚国家,国内以广东、吉林、福建、四川、广西等地较常见。人体感染裂头蚴的具体方式可归纳为以下三种。

1. 用生蛙肉敷贴局部伤口 在我国一些地区,民间有蛙可清凉解毒的说法,将生蛙肉敷贴眼部、口颌部、阴部等处的脓肿、伤口。若蛙肉中有裂头蚴,即得以从皮肤、黏膜侵入人体。

2. 生食或半生食蛙或蛇等转续宿主 民间的另一种说法,是以吞食蝌蚪或活蛙来治疗疮疖和疼痛。另食用未煮熟的蛙及其他肉类,裂头蚴可穿过肠壁而进入腹腔,再移行到其他部位。

3. 误食感染的剑水蚤 饮用生水或游泳时呛入湖、塘水,使受感染的剑水蚤进入体内而受到感染。原尾蚴也有可能直接经皮或眼结膜侵入人体。

(六) 防治原则

宣传教育不用生蛙肉敷贴伤口,不食生的或未熟的蛙、蛇及其他肉类,不饮用生水。

成虫可用槟榔、南瓜子,或吡喹酮、阿苯达唑等驱虫。裂头蚴病主要以手术取出完整虫体进行根治,注意将虫体尤其是头部取尽。也可局部注射40%乙醇和2%普鲁卡因2～4 ml封闭杀虫。

阔节裂头绦虫

阔节裂头绦虫(*Diphyllobothrium latum* Linnaeus,1758)又称鱼阔节绦虫。成虫主要寄生于犬科肉食性动物,也可寄生于人。裂头蚴寄生于各种鱼类。

(一) 形态

1. 成虫 外形和结构与曼氏迭宫绦虫基本相似,但虫体大,长可达10 m,具有3 000～4 000个节片。头节细小呈匙形,其背面、腹面各具1条深凹的吸槽,颈部细长。成节宽度显著大于长度。睾丸呈小球形,有750～800个,分散于节片两侧。卵巢2叶,位于节片后部。子宫盘曲呈玫瑰花状。孕节结构与成节基本相同(图2-46)。

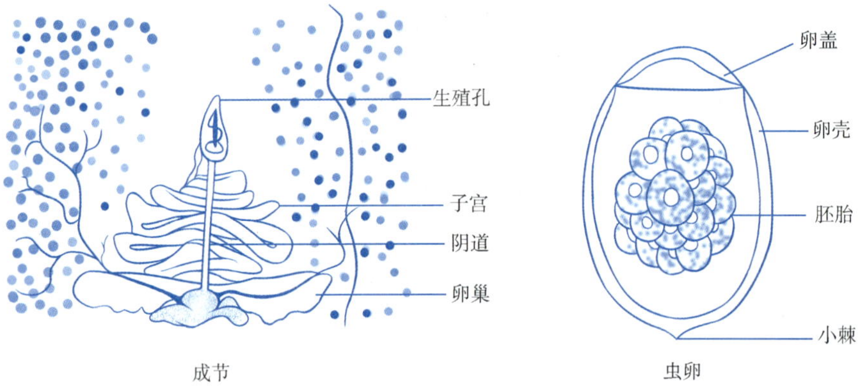

图2-46 阔节裂头绦虫

2. 虫卵 呈卵圆形,大小为(58～76)μm×(40～51)μm,浅灰褐色。卵壳较厚,一端有明显的卵盖,另一端有一小棘,内含一个卵细胞和若干个卵黄细胞。排出体外时,内含初胚(图2-46)。

(二) 生活史

阔节裂头绦虫的生活史与曼氏迭宫绦虫基本相同,不同之处主要在于第二中间宿主是鱼类,人是主要终宿主。

成虫主要寄生于人、犬、猫、狐、熊等食肉动物的小肠内,虫卵随粪便排出,在15～25℃水中,经过1～2周发育,孵出钩球蚴。钩球蚴被第一中间宿主剑水蚤吞食后,在其血腔内经2～3周的发育形成原尾蚴。受感染的剑水蚤被第二中间宿主鱼吞食后，原尾蚴可在鱼的肌肉、性腺、卵及肝等部位发育为裂头蚴。含裂头蚴的鱼被终宿主吞食，在其肠内经 5～6 周发育为成虫，成虫寿命为 5～13 年。

（三）感染与致病

多数感染者无明显症状，少数可出现腹泻或便秘以及饥饿感、疲倦、乏力、四肢麻木、嗜盐等轻微症状。有时可因虫体较大，扭结成团导致肠道、胆道阻塞，甚至出现肠穿孔。约有 2%患者并发贫血或恶性贫血，可能是因为虫体大量消耗与造血功能有关的维生素 B_{12}，或是虫体代谢产物损害造血功能所致。

（四）实验诊断

在粪便中检获虫卵或孕节即可诊断。

（五）流行情况

阔节裂头绦虫病流行于欧洲、美洲以及亚洲的亚寒带和温带地区。患者数量最多的是俄罗斯，感染率最高为北加拿大的因纽特人。我国仅在黑龙江、广东和台湾发现少量患者。主要因食入生的或未熟的含裂头蚴的鱼而感染。人粪污染河、湖等水源使剑水蚤受染也是重要原因。

（六）防治原则

加强宣传教育，不食生的或未煮熟的鱼；加强对犬、猫等动物的管理，避免粪便污染水源。治疗用槟榔与南瓜子驱虫，也可用氯硝柳胺（灭绦灵）驱虫。贫血者应补充维生素 B_{12}。

（马志红　苏　韫　俞　琦）

第三章 医学原虫学

导学

掌握：溶组织内阿米巴、阴道毛滴虫、蓝氏贾第鞭毛虫、疟原虫、刚地弓形虫等医学原虫的形态、生活史、危害、诊断、分布和防治措施。

熟悉：杜氏利什曼原虫、人芽囊原虫、隐孢子虫的形态、生活史、危害、诊断、分布和防治措施。

了解：结肠内阿米巴、齿龈内阿米巴、口腔毛滴虫等原虫的形态结构及生活史特点。

原虫(protozoa)为原生动物的简称，是一类能独立完成生命活动的全部生理功能(如摄食、代谢、呼吸、排泄、运动与生殖等)的单细胞真核动物。在自然界中广泛分布于海洋、土壤、水体和腐败物内，迄今已发现约有 65 000 余种。医学原虫是指寄生或共栖于人体管腔、体液、组织或细胞内的致病性或非致病性原虫，约有 40 余种。由医学原虫引起的疾病称原虫病。

第一节 医学原虫概述

构成原虫的单个细胞，既具有一般细胞的基本结构，又具有一般动物所表现的各种生理机能，因此它和高等动物体内的一个细胞不同，而和整个高等动物体相当，是一个能够独立生活的有机体。

(一) 形态结构

原虫外形多样，呈圆形、卵圆形、梨形、新月形或不规则形等，因种而异，同种不同发育阶段的形态也不尽相同；体积微小，直径 2～200 μm；原虫的基本结构由细胞膜、细胞质和细胞核三部分组成。

1. 细胞膜　细胞膜亦称表膜(pellicle)或质膜(plasmalemma)，由一层或多层单位膜构成，单位膜为嵌有蛋白质的脂质双层结构。细胞膜包裹在原虫表面，使虫体保持一定的形状。细胞膜是寄生性原虫与宿主细胞和外界环境直接接触的部位，其上的蛋白质分子具有配体、受体、酶类和抗原等成分，具有重要的医学意义。参与原虫的摄食、排泄、运动、侵袭和逃避宿主免疫效应等多种生物学功能。

2. 细胞质　细胞质呈半透明、均质、低黏滞状态，由基质、细胞器和内含物组成。

(1) 基质(base)：均匀透明，主要成分为蛋白质，含有微丝和微管，两者维持原虫形状并与原虫运动有关。大多数原虫基质有内、外质之分。外质(ectoplasm)较透明，呈凝胶状，与运动、摄食、排泄、呼吸及保护等生理功能有关；内质(endoplasm)呈溶胶状，细胞器、细胞核和内含物等分布于其内，为原虫代谢和营养存储的主要场所，也有些原虫的胞质并无内外质之分。

(2) 细胞器(organelle)：按功能主要分为3种。① 膜质细胞器：主要由细胞膜分化而成，包括线粒体、高尔基复合体、内质网、溶酶体和动基体(kinetoplast)等，主要参与能量合成代谢。② 运动细胞器：按其性状分为伪足(pseudopodium)、鞭毛(flagellum)和纤毛(cilia)3种，运动细胞器是原虫传统分类的重要依据。伪足是外质暂时突出的部分，呈舌状、叶状或指状，如溶组织内阿米巴；鞭毛是较长的运动细胞器，数量较少，如阴道毛滴虫；纤毛短而细，数量多，覆盖虫体或集中在虫体的某一部位，如结肠小袋纤毛虫。有些原虫缺乏明显的运动细胞器，如疟原虫、刚地弓形虫。③ 营养细胞器：部分原虫具有胞口、胞咽、胞肛等结构，其主要功能是摄食和排泄。另外，某些原虫还有特殊的细胞器，如某些鞭毛虫可有轴柱(axone)，具有维持虫体特定形状的功能；寄生纤毛虫大多有能调节细胞质渗透压的伸缩泡。

(3) 内含物(contents)：原虫细胞质中还有食物泡(food vacuole)、糖原泡(glycogen vacuole)、拟染色体(chromatoid body)等营养储存小体以及代谢产物(如疟原虫的疟色素)或共生物(如病毒)等。特殊的内含物也可作为虫种的鉴别标志。

3. 细胞核　细胞核由核膜、核质、核仁和染色质组成，是维持原虫生命和繁殖的重要结构。多数寄生性原虫具有泡状核(vesicular nucleus)，染色质少，呈颗粒状，分布于核质中或核膜内缘，含1个居中或偏位的核仁。少数原虫为实质核(compact nucleus)，核大而不规则，染色质丰富，常具1个以上核仁，如纤毛虫的细胞核。

（二）生活史类型

原虫的生活史是指原虫生长、发育、繁殖及转换宿主的过程。通常把具有运动、摄食和生殖能力的阶段称为滋养体(trophozoite)，是多数寄生原虫的基本生活型和致病阶段。某些原虫的滋养体在周围环境不利的条件下可形成囊壁，形成不运动、不摄食的虫体，称为包囊(cyst)。包囊在外界环境中可存活较长时间，实现宿主转换或发育阶段转换，多为原虫的感染阶段。根据医学原虫的传播方式，其生活史分为3种类型。

1. 人际传播型(person to person transfer)　生活史中只需要一种宿主，通过直接接触或间接接触在人群中传播。又可分为：① 生活史只有滋养体阶段，一般以直接或间接接触传播，如阴道毛滴虫。② 生活史有滋养体和包囊两个阶段，包囊为原虫的感染阶段，一般通过饮水或食物传播，如溶组织内阿米巴和蓝氏贾第鞭毛虫。

2. 循环传播型(circulation transfer)　完成生活史需一种以上脊椎动物宿主，原虫可在人和脊椎动物之间传播，分别进行有性和无性生殖，形成世代交替现象，如刚地弓形虫可在终宿主(猫科动物)和中间宿主(人和多种动物)之间传播。

3. 虫媒传播型(vector transfer)　完成生活史需要在吸血节肢动物体内进行无性或有性生殖，发育至感染阶段，再通过虫媒叮咬、吸血传播给人或其他动物，如由白蛉传播的利什曼原虫(无世代交替)和由蚊媒传播的疟原虫(有世代交替)。

（三）生理特点

原虫有独立完成生命活动的能力，具有运动、生殖、摄食、代谢、呼吸和排泄等全部生理过程。

1. 运动　原虫的运动主要由运动细胞器完成，不同的运动细胞器决定了原虫有不同的运动方式，包括有伪足运动、鞭毛运动、纤毛运动及其他运动方式如通过波动膜的波动做螺旋式运动，还有的原虫以扭动或滑行的方式进行运动。

2. 生殖　寄生原虫的生殖主要以无性、有性或两者兼有的生殖方式增殖。

(1) 无性生殖(asexual reproduction)：包括二分裂、多分裂和出芽生殖。① 二分裂是原虫最常见的生殖方式，细胞核先一分为二，然后细胞质纵向或横向分裂，最后形成两个独立的虫体。鞭毛虫是纵二分裂，纤毛虫则是横二分裂，阿米巴二分裂是随机的。② 多分裂是原虫细胞核先多次分裂达到一定数量后，细胞质再分裂并围绕在每个核周围，形成多个子代虫体，如红细胞内期疟原虫的裂体生殖。③ 出芽生殖是虫体细胞先经过不均等的细胞分裂，产生一个或多个芽体，每个芽体再发育成新的个体。出芽生殖可分为外出芽(疟原虫在蚊体内的孢子生殖，其成孢子母细胞以外出芽方式产生子孢子)和内出芽(刚地弓形虫的滋养体以内二芽殖方式进行内出芽生殖，形成两个滋养体)两种方式。

(2) 有性生殖(sexual reproduction)：是原虫的一种重要生殖方式，包括较低级的接合生殖和较高级的配子生殖。接合生殖(conjugation)是指两个形态相同的原虫一时性地接合在一起，经各自核分裂并互相交换核质，然后分开，再行二分裂增殖形成新个体，仅见于纤毛虫纲。配子生殖(gametogony)是指原虫在发育过程中先分化产生雌、雄配子，雌、雄配子再融合(受精作用)，形成合子(zygote)的过程。如疟原虫在蚊体内的生殖。

有些原虫的生活史以无性生殖和有性生殖两种方式交替进行，称为世代交替(alternation of generations)。如疟原虫在人体内行无性生殖，而在蚊体内行有性生殖。

3. 摄食　原虫摄取营养的方式有渗透、胞饮和吞噬等。渗透(osmosis)是指可溶性小分子营养物质和离子通过表膜被动扩散或主动转运至细胞内。胞饮(pinocytosis)是指原虫通过表膜摄入液体食物。如某些阿米巴原虫摄取营养时，先在伪足样突起物上形成管状凹陷，然后断裂成许多小泡，将食物带入细胞内。吞噬(phagocytosis)是指原虫对固体食物的摄入方式。有些原虫(如疟原虫滋养体吞噬红细胞内的血红蛋白)可通过胞口将食物吞入细胞内；而有些原虫(如阿米巴原虫吞噬细菌)则通过表膜内陷将固体食物摄入胞内。不论何种方式，被摄入的食物均先形成食物泡，再与胞质内的溶酶体结合，经水解酶的作用而被消化、分解、吸收。

4. 代谢　绝大多数寄生性原虫为兼性厌氧生物，尤其是在肠腔内寄生的原虫，如溶组织内阿米巴需要在无氧的环境下才能良好生长、发育；而在血液内寄生的原虫，如疟原虫则进行有氧代谢。原虫一般利用葡萄糖获取能量，糖的无氧酵解是原虫能量代谢的主要途径。原虫所需蛋白质、氨基酸主要从宿主获取。

（四）分类

医学原虫根据其运动细胞器的有无和类型，可分为叶足虫、鞭毛虫、孢子虫和纤毛虫四大类。在生物学分类上，医学原虫属于原生生物界(Kingdom Protista)，原生动物亚界(Subkingdom Protista)之下的三个门：即肉足鞭毛门(Phylum Sarcomastigophora)，如动鞭纲、叶足纲；顶复门(Phylum Apicomplexa)，如孢子纲；纤毛门(Phylum Ciliophora)，如动基裂纲。

（元海军）

第二节 叶 足 虫

叶足虫属于肉足鞭毛门(Phylum Sarcomastigophora)的叶足纲(Class Lobosea),因有叶状伪足,可做变形运动,通称为阿米巴(亦称变形虫)。主要寄生于人体消化道,生活史一般分活动的滋养体期和休眠的包囊期,营无性繁殖,增殖方式为二分裂。

溶组织内阿米巴

溶组织内阿米巴(*Entamoeba histolytica* Schaudinn,1903)又称痢疾阿米巴,是阿米巴病的病原体,主要寄生于人体结肠,引起阿米巴痢疾,也可移行至肝、肺、脑等器官,引起肠外阿米巴病。

(一) 形态

溶组织内阿米巴生活史中有滋养体(trophozoite)和包囊(cyst)两种形态。

1. 滋养体　滋养体为溶组织内阿米巴运动、摄食和增殖阶段。形态不规则且多变,虫体运动和摄食时,凝胶状的透明外质先向某一方向伸出,形成叶状或指状伪足,随后颗粒状内质渐次流入,做定向运动。从阿米巴痢疾患者新鲜黏液脓血便或阿米巴肝脓肿穿刺液中分离出的滋养体,经铁苏木素染色后,大小为 15～60 μm。虫体细胞质分为外质和内质,外质薄而透明,内质浑浊呈蓝黑色颗粒状。细胞核为一个大而圆的泡状核,直径 4～7 μm,核膜内缘有一单层、大小均匀、排列整齐的核周染色颗粒;核仁小,直径约为 0.5 μm,位于中央,通过网状核纤丝与核膜相连。内质中常有被吞噬的红细胞;生活在肠腔或非腹泻粪便中的滋养体,大小为 10～30 μm,内质中一般不含红细胞(图 3-1)。

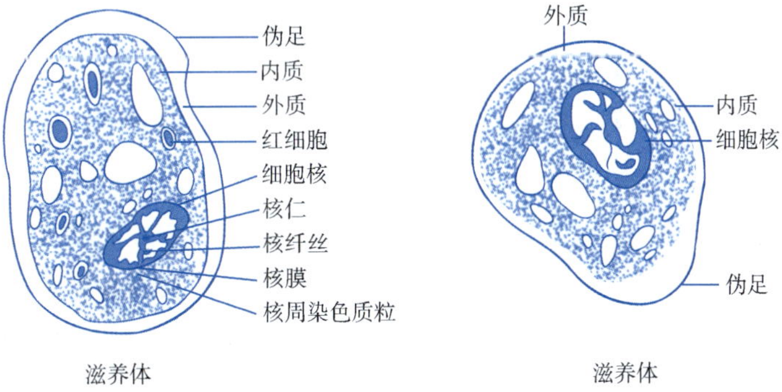

图 3-1　溶组织内阿米巴滋养体

2. 包囊　包囊是溶组织内阿米巴不运动、不摄食的阶段(休眠状态),由肠腔内滋养体随肠内容物下移过程中形成。肠腔以外脏器或外界的滋养体不能形成包囊。包囊呈圆球形,直径 10～20 μm。经碘液染色后呈棕色,囊壁较厚、光滑透明。包囊内含 1～4 个细胞核,单核和 2 核包囊是未成熟包囊,包囊内有棕红色的糖原泡和透明的棒状拟染色体;4 核包囊为成熟包囊(感染期包囊),此期包囊中糖原泡和拟染色体消失。经铁苏木素染色后,拟染色体被染成蓝黑色棒状、两端钝圆,糖原泡大而圆,呈空泡状。包囊中出现的拟染色体是一种特殊的营养储存结构,常用于虫种鉴别(图 3-2)。

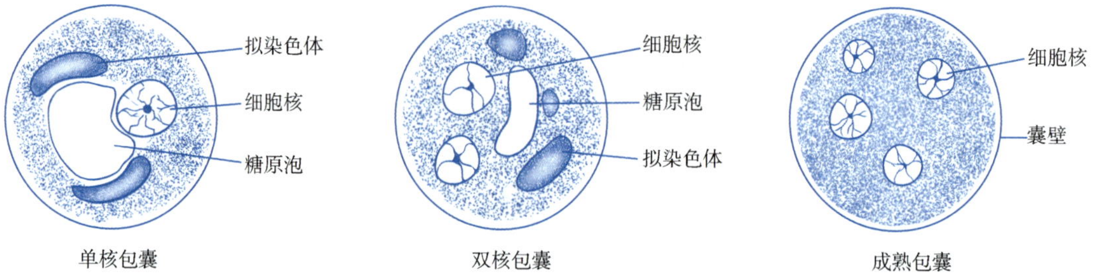

图 3-2 溶组织内阿米巴包囊(单核、双核、四核)

(二) 生活史

溶组织内阿米巴生活史简单,其基本生活史过程为包囊—滋养体—包囊,在人体肠道内完成。人因摄入被 4 核包囊污染的食物和饮水而感染,在胃和小肠上段,由于囊壁的抗酸能力,包囊无变化。当移行至中性或碱性环境的回肠末端或结肠时,经碱性消化液的作用,包囊内虫体活跃,同时由于受到肠道内酶的作用,使囊壁变薄,囊内虫体脱囊而出,形成 4 核的囊后滋养体。4 核滋养体很快分裂为 4 个单核滋养体,并迅速再分裂成 8 个单核滋养体,在回盲部肠黏膜皱褶或肠腺隐窝处,摄食细菌及消化食糜,并进行二分裂增殖。当滋养体移行到横结肠后,因肠内容物的脱水和肠内环境变化等因素的刺激,虫体停止活动,形成圆形的包囊前期,并可分泌一层坚硬、透明不易着色的囊壁,成为单核包囊,经 2 次分裂,先后形成 2 核和 4 核包囊,4 核包囊亦称为感染期包囊,包囊随宿主粪便排出体外。包囊在外界潮湿环境中可存活并保持感染性数日至 1 个月,但在干燥环境中易死亡。当宿主腹泻时,未转化成包囊的滋养体可随粪便排出,但不具备感染性,很快死亡。

在一定条件下,滋养体亦可侵入肠壁黏膜,吞噬红细胞和组织细胞,破坏肠壁黏膜,引起肠壁溃疡。滋养体不断进行二分裂增殖,随坏死组织脱落进入肠腔,形成黏液脓血便,并随之排出体外。另外,溃疡灶中的滋养体也可随血行播散至其他组织或器官,引起肠外阿米巴病。滋养体在外界环境中只能短时间存活,即使被宿主吞食,也会在通过上消化道时被消化液杀死(图 3-3)。

(三) 感染与致病

一般情况下,溶组织内阿米巴滋养体仅在肠腔内不断增殖形成包囊,随粪便排出体外,并不侵入组织,故多数人感染属于无症状携带者;滋养体作为致病阶段,仅有 5%~15%的感染者成为患者,其侵犯宿主细胞的过程包括黏附于宿主细胞,破坏宿主细胞和溶解宿主细胞。溶组织内阿米巴致病与致病因子、宿主机体状态和肠道菌群的协同作用密切相关。

1. 致病机制

(1) 致病因子:溶组织内阿米巴滋养体具有侵入宿主组织或器官、适应宿主的免疫反应和表达致病因子的能力,已在分子水平上广泛研究和阐明的成分包括 3 种毒力致病因子。① 260 kD 半乳糖/乙酰氨基半乳糖凝集素可介导滋养体黏附于宿主结肠上皮细胞、中性粒细胞和红细胞等表面,该凝集素在吸附后还具有重要的溶细胞作用。② 30 kD 阿米巴穿孔素是包含在虫体胞质颗粒中的一组小分子蛋白质,滋养体与靶细胞接触或侵入组织时,可注入穿孔素,使靶细胞形成离子通

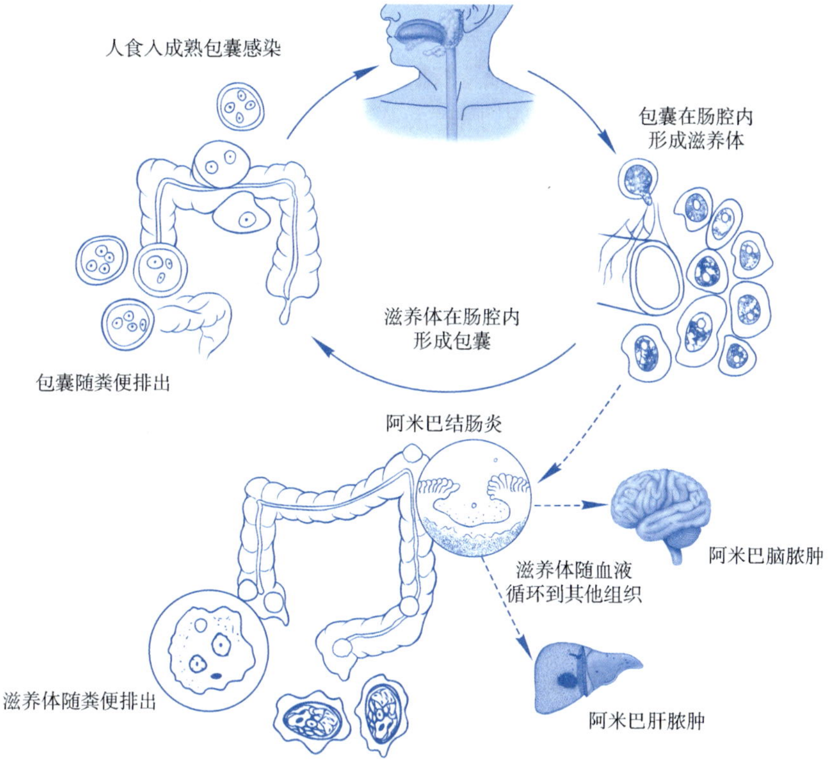

图 3-3　溶组织内阿米巴生活史示意图

道,导致宿主细胞损伤和溶解。③ 半胱氨酸蛋白酶是滋养体中最丰富的蛋白酶,不但可溶解靶细胞,而且对宿主分泌的 IgA 和 IgG 都有降解作用,以防止这些抗体结合到滋养体上,也能降解补体的裂解产物 C3a 和 C5a,从而抵抗补体介导的抗炎反应。此外,当滋养体接触到宿主细胞后,可激活细胞凋亡途径的终末因子(caspase3),使靶细胞凋亡并易被滋养体吞噬。

(2) 宿主机体状态:人体免疫力的降低、营养不良、过度疲劳、肠功能紊乱和肠道感染等情况,均有利于溶组织内阿米巴滋养体的增殖和侵入宿主组织。

(3) 肠道菌群的协同作用:阿米巴滋养体不仅以肠道共生菌为食,而且还可利用其代谢产物维持合适的酸碱度(pH 6.6～7.3),削弱宿主的抵抗力,为阿米巴滋养体侵入组织提供条件。

2. 病理变化

(1) 肠阿米巴病好发于盲肠或阑尾,常累及乙状结肠和升结肠,回肠少见。典型的病理改变为口小底大的烧瓶样溃疡,溃疡处有淋巴细胞浸润,溃疡间的黏膜正常或稍有充血水肿。某些病例中溃疡可突破黏膜层,引起液化坏死灶,甚者可深及肌层,并与邻近溃疡融合,引起大片黏膜脱落。若溃疡穿破肌层并累及浆膜,甚至引起肠穿孔,造成局限性腹腔脓肿或弥漫性腹膜炎。

(2) 肠外阿米巴病以无菌性、液化坏死灶为主要病理特征,周围可见淋巴细胞浸润。肠外阿米巴病以肝脓肿最为常见,肺、脑、腹腔、心包、生殖器官、皮肤等组织亦可出现脓肿。

3. 临床表现　阿米巴病的潜伏期一般为 2 周,短者仅 2 日。起病突然或隐匿,可呈暴发性或迁延性,根据病变部位和特点临床上分为肠阿米巴病和肠外阿米巴病。

(1) 肠阿米巴病:急性期的临床症状从轻度、间歇性腹泻到爆发性、致死性的痢疾不等。轻症患者仅有间歇性腹泻。典型的阿米巴痢疾，大便一日数次或 10 多次，粪便中带有黏液和脓血，呈果酱样，伴奇臭，80%患者有局限性腹痛、里急后重、厌食、恶心呕吐等。急性暴发型患者的临床表现为大量黏液血便、发热、广泛性腹痛、强烈而持续性的里急后重、恶心、呕吐和出现腹水，60%的患者可发展成肠穿孔。慢性肠阿米巴病则可出现长期间歇性腹泻、腹痛、胃肠胀气和体重下降等，这些临床症状可持续 1 年，甚至 5 年之久。本病最严重的并发症是肠穿孔和继发性细菌性腹膜炎，呈急性或亚急性过程。

(2) 肠外阿米巴病：滋养体破坏肠黏膜进入静脉，经血行播散至其他器官，可引起肠外阿米巴病。其中以阿米巴肝脓肿最为常见，约 10%的肠阿米巴病患者并发肝脓肿，年轻患者居多，脓肿多见于肝右叶。急性期表现为起病急，右上腹或肝区疼痛明显，可向右肩放射，畏寒，发热 38～39℃；慢性期呈现起病缓，畏寒、低热、腹泻、食欲不振、进行性消瘦、贫血、营养不良性水肿及肝区钝痛。肝脓肿穿刺液呈现酱褐色，镜检可见该虫滋养体，有助于阿米巴肝脓肿的诊断。阿米巴肺脓肿多发于右肺下叶，可继发于肝脓肿，或由滋养体经血行播散所致，临床表现有畏寒、发热、胸痛、咳嗽、咳咖啡色浓痰或血性浓痰。阿米巴脑脓肿为中枢皮质的单一脓肿，常合并有肝脓肿，临床表现有头痛、头晕、恶心、呕吐、精神异常。皮肤阿米巴溃疡一般是由直肠病灶的滋养体播散到肛周皮肤、会阴等部位。

（四）实验诊断

1. *病原学诊断* 根据溶组织内阿米巴的致病特点，结合临床表现，从不同病变部位取材，查到滋养体或包囊即可确诊。

(1) 滋养体检查多采用生理盐水涂片法，下列途径取材常可检获滋养体。急性阿米巴痢疾患者的黏液脓血便中可见活动、吞噬红细胞的滋养体；对粪检阴性的慢性患者，可借助内镜从肠黏膜溃疡处取分泌物，涂片镜检；脓肿壁处穿刺，取脓液涂片检查。新采集的标本应注意快速送检、保温并避免污染。

(2) 包囊检查适用于慢性患者和带虫者的成形粪便检查，一般采用碘液涂片染色法，检查粪便中包囊。用甲醛乙醚沉淀法使包囊浓集，可以提高检出率 40%～50%。另外，根据包囊排出时间有间歇性特点，粪检可持续 1～3 周，多次送检，以防漏诊。

(3) 体外培养法适宜标本中虫体数量过少时，常取黏液脓血便或脓液，在 Robinson 培养基中培养。

2. *免疫学诊断* 随着免疫学诊断技术的发展，间接血凝试验（IHA）、酶联免疫吸附试验（ELISA）或间接荧光抗体试验（IFA）等免疫诊断方法广泛应用于阿米巴病的临床诊断和流行病学调查。在患病后数个月内抗体滴度即可转阴，一旦 ELISA 检测抗体阳性，即有急性感染的可能。IHA 和 IFA 在溶组织内阿米巴感染的诊断上也有一定意义。

3. *核酸诊断* 聚合酶链反应（PCR）技术诊断是近年来发展较快且较为敏感和特异的溶组织内阿米巴感染诊断方法。提取脓液、穿刺液、粪便培养物、活检的肠组织、皮肤溃疡分泌物、脓血便和成形粪便中虫体的 DNA，然后以特异性的引物进行多聚酶链反应。通过对扩增后反应产物的电泳分析，可以区别溶组织内阿米巴和其他阿米巴原虫。

4. *影像学检查* X 线检查、计算机断层扫描、超声波及核磁共振成像对于肝脓肿、肺脓肿等肠外阿米巴病诊断有重要的参考价值。

运用影像学检查结合免疫学诊断、DNA 扩增分析和临床症状等资料，综合分析，以期对阿米巴病作出早期、准确的诊断。

（五）流行情况

溶组织内阿米巴病分布广泛，全球高发地区在热带和亚热带地区，如印度、印度尼西亚及撒哈拉沙漠、热带非洲和中南美洲。全球约有 5 000 万人感染溶组织内阿米巴，每年有 4 万～10 万人死于阿米巴病。1988～1992 年调查结果显示，我国平均感染率为 0.949%，感染率超过 2%的有西藏、云南、贵州、新疆、甘肃 5 个省、自治区，西藏的感染率高达 8.124%，感染人数约为 1 069 万。阿米巴病的传染源主要为持续排出包囊携带者，误食被成熟包囊污染的食品、饮水是导致地区性爆发流行和高感染率的主要原因。携带包囊的蝇或蟑螂也可造成传播。另外，在口-肛性行为人群中，粪便中的包囊可直接经口侵入，故阿米巴病在欧美和日本等国家被列为性传播疾病。我国尚未见报道，但应引起重视。溶组织内阿米巴的滋养体抵抗力极差，并可被胃酸杀死，无传播作用。

（六）防治原则

甲硝唑为目前治疗阿米巴病的首选药物。治疗肠阿米巴病的药物有甲硝唑、替硝唑、奥硝挫和塞克硝唑等。肠外阿米巴病的治疗也以甲硝唑为主，氯喹和依米丁亦为有效药物。肝脓肿者采用药物治疗配以外科穿刺引流，可以达到较好效果。对于包囊携带者的治疗应选择肠壁不易吸收且副作用小的药物，如巴龙霉素、喹碘方、安特酰胺等。白头翁及中药制剂大蒜素等对阿米巴病有一定疗效，但仅用中药一般难以达到理想的根治效果。预防阿米巴病应采取综合措施防止感染，具体方法包括对粪便进行无害化处理，以杀灭包囊；避免包囊污染水源和食物；搞好环境卫生，消灭苍蝇或蟑螂等传播媒介；加强卫生宣传教育，养成良好的卫生习惯，以提高自我保护能力。

其他阿米巴

人体消化道内寄生的阿米巴除溶组织内阿米巴外，其余均为腔道共栖原虫，一般不致病，有些仅在宿主防御功能减弱或重度感染时，局部可产生不同程度的黏膜浅表炎症，当并发细菌感染时可引起肠功能紊乱或腹泻。这些非致病性或机会致病的肠道阿米巴常见种类有以下 6 种。

结肠内阿米巴

结肠内阿米巴(*Entamoeba coli* Grassi，1879)是人体肠道最常见的非致病性共栖阿米巴，常与溶组织内阿米巴共存。其滋养体形态与溶组织内阿米巴相似，直径 15～50 μm，泡状核内有一个大而偏一侧的核仁和排列不齐、大小不一的核周染色质粒，内外质分界不明显，内质含颗粒、空泡和食物泡，食物泡中多含细菌和淀粉颗粒，无红细胞。包囊明显大于溶组织内阿米巴包囊，直径 10～35 μm，核有 1～8 个不等，成熟包囊偶见 8 个核以上(图 3-4、图 3-5)，铁苏木素染色后的核具有重要的鉴别意义。未成熟胞囊内含草束状的拟染色体和糖原泡。该虫与溶组织内阿米巴感染途径、方式、生活史和流行情况相似。若水中检测出结肠内阿米巴包囊，则表示水源已污染。据 1988～1992 年调查结果，我国人群平均感染率为 3.193%。

哈门氏内阿米巴

哈门氏内阿米巴(*Entamoeba hartmanni* von Prowazek，1912)与溶组织内阿米巴的生活史和形态相似，虫体较小，滋养体直径 4～12 μm，包囊 5～10 μm，未成熟包囊 1～2 个核，糖原泡不明显，有细小棒状的拟染色体；成熟包囊有 4 个核，与结肠内阿米巴有相似的核结构(图 3-4、图 3-5)。在

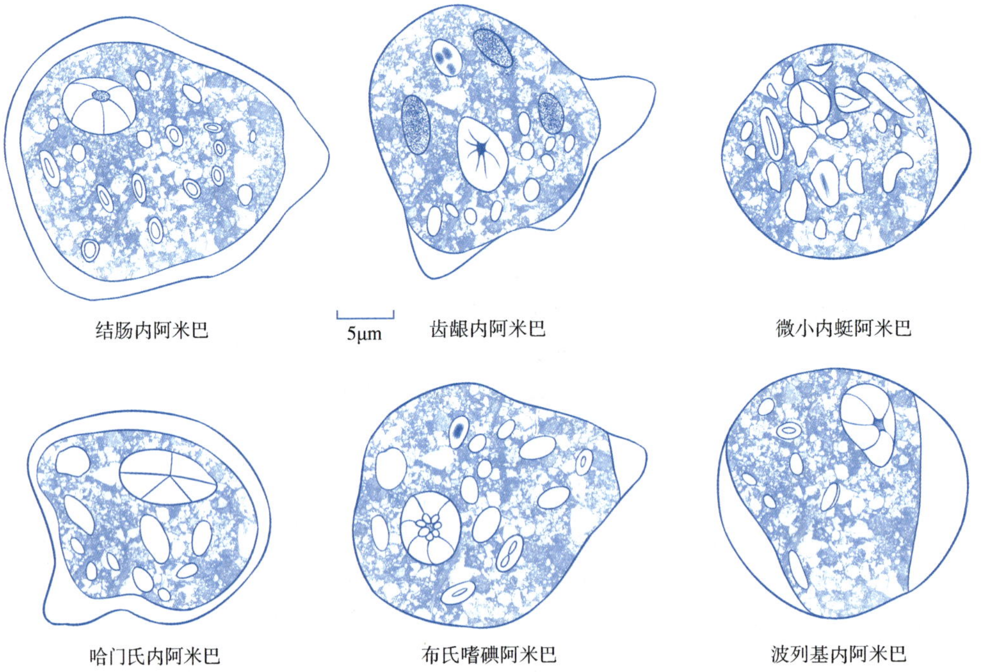

图 3-4 其他消化道阿米巴滋养体

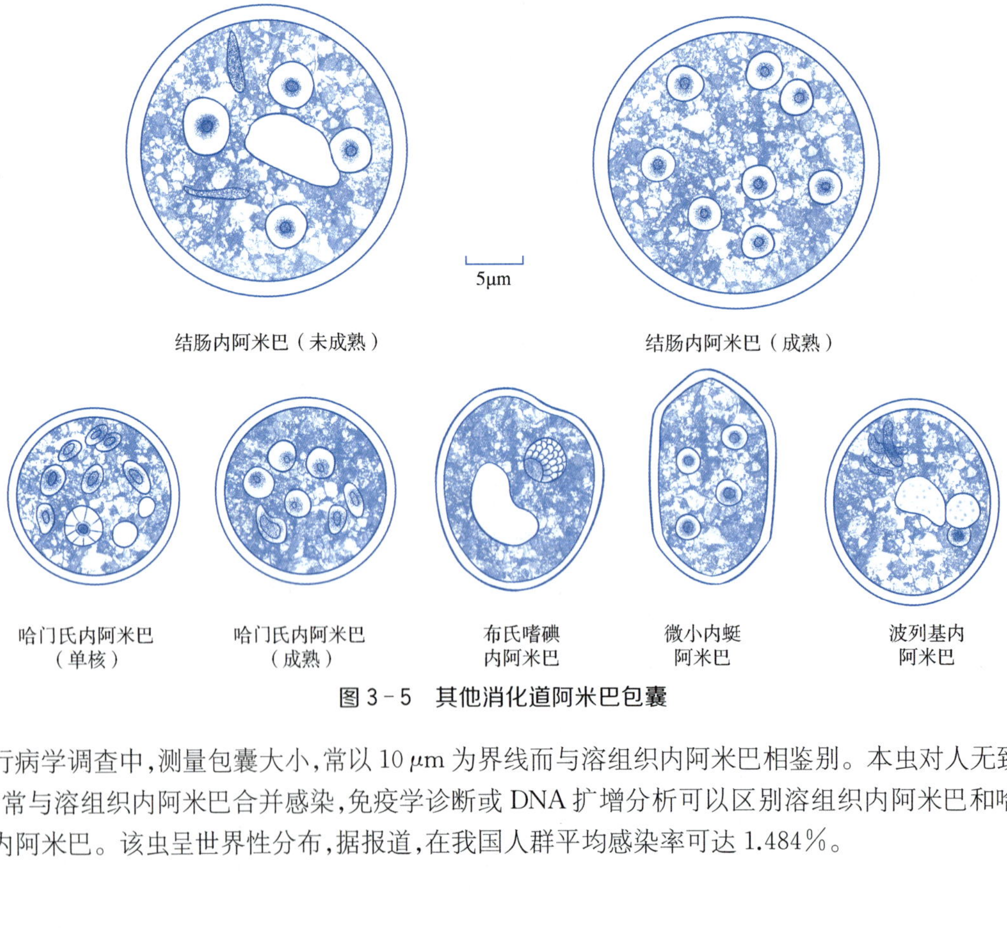

图 3-5 其他消化道阿米巴包囊

流行病学调查中，测量包囊大小，常以 10 μm 为界线而与溶组织内阿米巴相鉴别。本虫对人无致病性，常与溶组织内阿米巴合并感染，免疫学诊断或 DNA 扩增分析可以区别溶组织内阿米巴和哈门氏内阿米巴。该虫呈世界性分布，据报道，在我国人群平均感染率可达 1.484%。

齿龈内阿米巴

齿龈内阿米巴(*Entamoeba gingivalis* Gros,1849)是第一个被描述的人体阿米巴原虫,为人及许多哺乳动物口腔内共栖型原虫。生活史中仅出现滋养体,直径 5～15 μm,内外质分明,伪足明显,活动性强;食物泡中有细菌、白细胞,偶可见红细胞;泡状核 1 个,有明显的核仁,居中或稍偏,有核周染色质粒(图 3-4、图 3-5)。一般认为齿龈内阿米巴无致病性,齿龈化脓性感染的患者口腔中检获率较高。一般采用齿龈刮拭物做生理盐水涂片检查。齿龈内阿米巴呈世界性分布。1988～1992 年调查资料显示,我国人群平均感染率为 47.247%,其中健康人群感染率为 38.88%,口腔门诊患者感染率为 56.90%。

微小内蜒阿米巴

微小内蜒阿米巴(*Endolimax nana* Wenyon & O'Connor,1917)是寄生于人、猿、猴和猪等动物肠腔的小型阿米巴。滋养体直径平均 5～14 μm,形态与哈门氏内阿米巴相似,但核型特殊,核仁大而明显,常偏位,核膜纤细,无核周染色质粒;胞质量少,食物泡内含细菌。滋养体伪足短小,运动迟缓。在大肠中形成类圆形包囊,直径 5～10 μm,无拟染色体,内含 1～4 个核,核仁清晰可见;4 核包囊为成熟包囊(图 3-4、图 3-5)。一般认为该虫无致病性,分布呈世界性,我国人群平均感染率为 1.579%。

布氏嗜碘阿米巴

布氏嗜碘阿米巴(*Iodamoeba butschlii* von Prowazek,1912)以包囊具有特殊的嗜碘糖原泡而得名。本虫常见于结肠内,虫体略大于微小内蜒阿米巴,滋养体直径 8～20 μm,伪足宽大,无核周染色质粒,核仁大而明显,核仁与核膜间分布有一层无色的颗粒。包囊形状不规则,直径 5～20 μm,有 1 个位于一侧的核,无拟染色体,包囊内糖原泡圆形或卵圆形,碘染后的糖原泡呈棕色团块(图 3-4、图 3-5)。布氏嗜碘阿米巴无致病性,特殊的糖原泡和核结构是鉴定本虫的主要依据。本虫分布较为广泛,在我国人群的平均感染率为 0.559%。

迪斯帕内阿米巴

迪斯帕内阿米巴(*Entamoeba dispar* Brumpt,1925)是与溶组织内阿米巴形态相同、生活史相似的另一虫种。通过同工酶分析、酶联免疫吸附试验和 PCR 法,可以鉴别两者。用酶联免疫吸附试验,可检测溶组织内阿米巴表面半乳糖/乙酰氨基半乳糖凝集素靶抗原。而 PCR 法则可在 DNA 水平直接鉴别两种阿米巴,一般以检测编码 29/30 kD 多肽氨酸抗原的基因最具特异性和可行性。

(元海军)

第三节 鞭毛虫

鞭毛虫是以鞭毛作为运动细胞器的原虫,属肉足鞭毛门的动鞭毛纲(Class Zoomastigophorea),有一根或多根鞭毛,少数种类为阿米巴型,无鞭毛,以纵二分裂法繁殖。寄生人体的鞭毛虫常见的有

10余种，如寄生于生殖器官的阴道毛滴虫、寄生于消化道的蓝氏贾第鞭毛虫、寄生于血液和组织的利什曼原虫和锥虫等。

阴道毛滴虫

阴道毛滴虫(*Trichomonas vaginalis* Donne,1837)主要寄生于女性阴道和尿道内，也可寄生于男性尿道和前列腺等处，引起滴虫性阴道炎、尿道炎或前列腺炎等。由阴道毛滴虫感染引起的疾病属性传播疾病。

(一) 形态

阴道毛滴虫滋养体活体为无色透明，有折光性，活动力强。固定染色后，虫体呈梨形或椭圆形，大小为(7～23)μm×(5～15)μm。虫体前1/3处有一椭圆形泡状核，核上缘有5个排列成环状的基体，由此处发出4根前鞭毛和1根后鞭毛，后鞭毛向后沿波动膜外缘呈波浪式延伸。波动膜为虫体一侧极薄的膜状物，向后延伸至虫体的中部。由于前鞭毛和波动膜的摆动，使虫体做螺旋式运动。1根纤细透明的轴柱由前向后纵贯虫体并于后端伸出体外。胞质内深染的颗粒是该虫特有的氢化酶体(图3-6)。

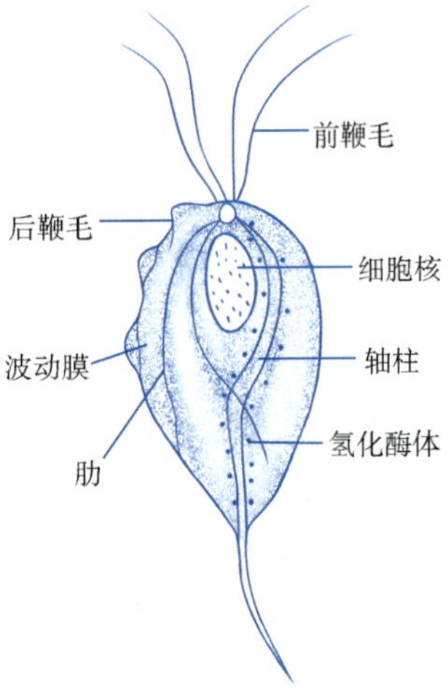

图3-6 阴道毛滴虫滋养体

(二) 生活史

阴道毛滴虫的生活史简单，无包囊，仅有滋养体。滋养体主要寄生于女性的阴道内，尤以后穹窿多见，偶可侵入尿道、子宫颈、尿道旁腺等处。男性感染者一般寄生于尿道、前列腺，也可侵及睾丸、附睾及包皮下组织。阴道毛滴虫以白细胞、细菌和细胞渗出液为食。虫体以纵二分裂法繁殖。滋养体既是感染阶段，又是致病阶段，因滋养体对外界抵抗力强，所以阴道毛滴虫除直接接触传播外，还可通过日常生活用具以间接接触方式在人群中传播。

(三) 感染与致病

阴道毛滴虫的致病力与虫体本身的毒力和宿主的生理状态有关。在健康女性阴道内，因乳酸杆菌酵解阴道上皮细胞的糖原产生大量的乳酸，使阴道的酸碱度维持在pH 3.8～4.4，可抑制虫体及细菌的生长繁殖，此为“阴道自净作用”。女性感染阴道毛滴虫后大多成为带虫者，但在卵巢功能减退、月经过后、妊娠期、产后、阴道损伤、疲劳等情况下，局部抵抗力降低，阴道毛滴虫在阴道内消耗糖原，妨碍乳酸杆菌的酵解作用，影响乳酸的产生，使阴道内pH由原来的酸性转为中性或碱性，从而破坏了“阴道自净作用”，使滴虫大量繁殖，并引起继发性细菌感染，造成阴道黏膜发生炎性病变，可出现阴道黏膜充血、水肿，上皮细胞变性脱落，白细胞浸润等。

滴虫性阴道炎的主要症状为外阴瘙痒或烧灼感，白带增多，常呈白色泡沫状，有异味。如有阴道黏膜出血和化脓菌存在，则可见赤带和脓性带，常伴有臭味。阴道毛滴虫如寄生在尿道及膀胱内，可引起滴虫性尿道膀胱炎，出现尿频、尿急、排尿时烧灼样痛、间歇性血尿等。男性感染者一般无症状，可出现尿道炎和前列腺炎，引起尿痛、夜尿、前列腺肿大及触痛和附睾炎等症状。男性带虫者尿道的稀薄分泌物内常含虫体，可导致配偶连续重复感染。感染本虫的产妇在阴道式分娩过程中，可将滴虫传给婴儿，引起婴儿呼吸道和眼结膜炎症。

(四) 实验诊断

1. *病原学诊断* 取患者阴道分泌物、尿液或前列腺分泌物涂片镜检或培养，查见本虫滋养体即可确诊。

(1) 阴道分泌物检查：主要有以下方法。① 生理盐水涂片法：本法在妇科门诊及普查时常采用。用消毒棉签从阴道后穹隆、子宫颈和阴道壁取分泌物做生理盐水涂片镜检。在寒冷季节应注意保温，并速检。② 涂片染色法：将阴道分泌物于载玻片上涂成薄膜，瑞氏或姬氏染色镜检。③ 培养法：取阴道分泌物置肝浸液培养基或 Diamonds 培养基内，37℃培养 48 小时后镜检。

(2) 尿液检查：取尿道炎患者尿液 2～3 ml，离心后取沉淀物涂片镜检或培养。

(3) 前列腺分泌物检查：用按摩前列腺的方法获取 1～2 ml 前列腺分泌物，进行镜检或培养。

2. *免疫学诊断* 如酶联免疫吸附试验(ELISA)、直接荧光抗体试验(DFA)和乳胶凝集试验(LAT)进行诊断。此外，DNA 探针也可用于滴虫感染的诊断。

(五) 流行情况

阴道毛滴虫为世界性分布，我国也广泛流行，各地感染率不同，以女性 20～40 岁年龄组感染率最高。传染源为滴虫性阴道炎患者或无症状带虫者。传播途径包括直接和间接传播两种方式，前者主要是通过性生活传播，为主要的传播方式；后者主要通过公共浴池、浴盆、游泳池、共用游泳衣裤、浴具及坐式便具等传播。阴道毛滴虫滋养体在外界环境中有较强的抵抗力。

(六) 防治原则

应及时治疗无症状的带虫者和患者以减少和控制传染源。临床上常用的口服药为甲硝唑。也可用替硝唑顿服治疗，较甲硝唑疗效高，不良反应少。夫妇双方应同时进行治疗。局部用药主要有甲硝唑栓剂、蛇床子药膏等，还可用 1%乳酸、1∶5 000 高锰酸钾等坐浴或冲洗。改进公共设施，提倡淋浴，注意个人卫生，特别是经期卫生和孕期卫生等对预防滴虫病十分重要。

蓝氏贾第鞭毛虫

蓝氏贾第鞭毛虫(*Giardia lamblia* Stile，1915)简称贾第虫，为一种呈全球性分布的肠道寄生原虫，主要寄生于人和某些哺乳动物的小肠，引起以腹泻和消化不良为主要症状的贾第虫病(giardiasis)。本病常在旅游者中流行，也称“旅游者腹泻”。贾第虫病已被列为全世界危害人类健康的 10 种主要寄生虫病之一。

(一) 形态

1. *滋养体* 呈纵切一半的倒置梨形，长、宽、厚为(9～21)μm×(5～15)μm×(2～4)μm。两侧对称，前端钝圆，后端尖细，背面隆起，腹面扁平，1 对卵圆形泡状核位于虫体前端 1/2 的吸盘部位。两核间靠前端的基体(basal body)发出前鞭毛、后鞭毛、腹鞭毛和尾鞭毛共 4 对。1 对前鞭毛由此向前伸出体外，其余 3 对发出后在两核间沿中线分别向体两侧、腹侧和尾部伸出体外。一对平行的轴柱从虫体前端基体发出后，从前到后纵贯虫体，将虫体分为均等的两半。活虫体可借助鞭毛摆动做活泼的翻滚运动。1 对呈爪锤状的中体(median body)与轴柱的 1/2 处相交(图 3-7)。

2. *包囊* 呈椭圆形，大小为(8～14)μm×(7～10)μm。囊壁较厚，与虫体之间有明显的空隙。未成熟包囊内有细胞核 2 个，成熟包囊有 4 个核。胞质内可见轴柱、中体和鞭毛的早期结构(图 3-7)。

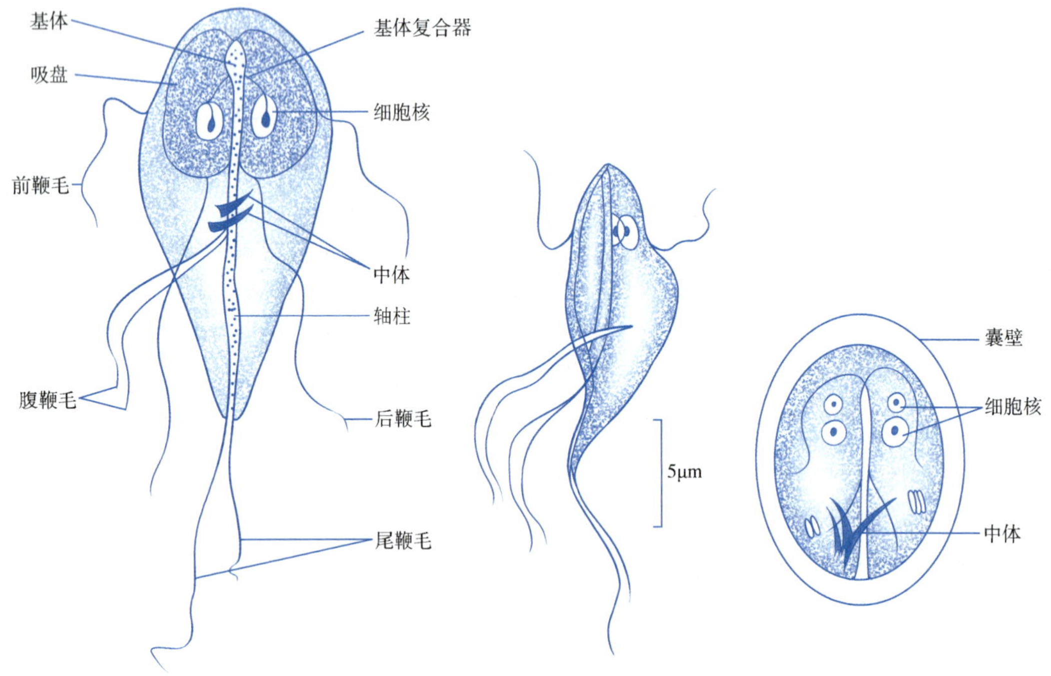

图 3－7 蓝氏贾第鞭毛虫滋养体与包囊

(二) 生活史

本虫生活史简单,包括滋养体和包囊两个时期。滋养体为营养增殖阶段,包囊为传播阶段,4核成熟包囊为感染阶段。人或动物摄入被成熟包囊污染的水或食物而被感染。包囊在十二指肠内脱囊形成 2 个滋养体,借助吸盘吸附于小肠绒毛表面并通过体表摄取营养,以二分裂方式进行繁殖。滋养体主要寄生在十二指肠或小肠上段。当肠内环境不利时,滋养体可在回肠或结肠内分泌成囊物质形成包囊并随粪便排出体外。包囊在水中和凉爽环境中可存活数日至 1 个月之久。

(三) 感染与致病

多数人感染后仅为无症状带虫者。少数出现临床症状,甚至出现严重的吸收不良综合征。临床表现和病理变化与虫株致病力和宿主的营养状况、二糖酶缺乏、局部肠黏膜 sIgA 缺乏等有关,大量虫体对小肠黏膜表面的覆盖,吸盘对黏膜的机械性损伤,虫体分泌物和代谢产物对肠黏膜微绒毛的化学性刺激,以及虫体与宿主竞争基础营养等因素,均可影响肠黏膜的吸收功能,导致维生素 B_{12}、乳糖、脂肪和蛋白质吸收障碍,从而引起临床症状。

本病潜伏期平均为 1～2 周,长者可达 45 日,临床上可分为急性期和慢性期。

1. 急性期 初起有恶心、厌食、上腹及全身不适,或伴低热、寒战,随后可出现突发性恶臭水泻、胃肠胀气、呃逆和上中腹部痉挛性疼痛。粪内偶见黏液,极少带血。一般情况下,急性期可自行消退,症状也随之消失,某些患者可转为无症状带囊者。幼儿患者病程可持续数个月,有吸收不良、脂肪泻、衰弱和体重减轻等症状。

2. 慢性期 部分未得到及时治疗的急性期患者可转为亚急性或慢性期。亚急性期表现为间歇性排恶臭味软便(或呈粥样),伴腹胀、痉挛性腹痛,或有恶心、厌食、嗳气、头痛、便秘和体重减轻等。慢性期患者比较多见，表现为周期性稀便，味臭，病程可达数年而不愈。

此外，贾第虫还可能引起胆囊炎和胆管炎，表现为上腹部疼痛、发热、肝肿大和脂肪代谢障碍等。

（四）实验诊断

1. 病原学诊断

（1）粪便检查：急性期取新鲜粪便标本做生理盐水涂片镜检查滋养体。亚急性期或慢性期，可用直接涂片碘液染色、硫酸锌浮聚或醛-醚浓集等方法检查包囊。由于包囊排出具有间断性，故应隔日检查 1 次、连查 3 次，可提高检出率。

（2）小肠液检查：用十二指肠引流或肠内试验法采集标本，查出滋养体即可确诊。

（3）小肠活体组织检查：借助内镜摘取小肠黏膜组织做压片检查。

2. 免疫学诊断　常用有酶联免疫吸附试验（ELISA）、间接荧光抗体试验（IFA）、对流免疫电泳（CIE）等方法，有较高的敏感性和特异性。

3. 分子生物学方法诊断　用生物素或放射性物质标记贾第虫制成 DNA 探针，对诊断本虫感染具有较高的敏感性和特异性。

（五）流行情况

本虫呈全球性分布，据 WHO 估计全世界感染率为 1%～20%。我国各地均有贾第虫感染者，农村的感染率高于城市，儿童高于成人，感染率一般为 2%～10%，以夏秋季节发病率最高。一些家畜和野生动物也常为本虫宿主，因此本病也是一种人兽共患病。

传染源为随粪便排出包囊的人和动物，包囊对外界抵抗力强，人及动物对其高度敏感。水源传播是感染本虫的重要途径，故本病是一种水源性疾病。任何年龄的人群对本虫均有易感性，儿童、年老体弱者和免疫功能缺陷者尤为易感。

（六）防治原则

积极治疗患者和无症状带虫者，常用甲硝唑、呋喃唑酮、替硝唑和苦参浸膏片等，疗效均佳。巴龙霉素多用于治疗有临床症状的贾第虫病患者，尤其是孕妇。应加强人和动物宿主粪便管理，防止水源污染；搞好饮食卫生和个人卫生；共用的儿童玩具应定期消毒。

杜氏利什曼原虫

利什曼原虫是细胞内寄生的鞭毛虫，生活史有前鞭毛体和无鞭毛体两个时期，前者寄生于节肢动物（白蛉）的消化道内，后者寄生于人和脊椎动物的单核-巨噬细胞内，通过节肢动物白蛉吸血传播。由利什曼原虫感染引起的疾病，称利什曼病（leishmaniasis）。本病广泛分布在亚、欧、非、拉美等洲的许多国家，是 WHO 列为重点防治的十大热带病之一。

寄生于人体的利什曼原虫主要有 4 种，引起 3 种类型的利什曼病。① 杜氏利什曼原虫［*Leishmania Donovani* （Laveran & Mesnil，1903） Ross，1903］，其无鞭毛体寄生在人或哺乳动物的肝、脾、骨髓、淋巴结等内脏器官的巨噬细胞内，引起内脏利什曼病（visceral leishmaniasis，VL），亦称黑热病。因在印度患者皮肤上有暗的色素沉着，并有发热，印度语称之为 kala-azar，即黑热的意思而得名。② 热带利什曼原虫［*Leishmania Tropica* （Wright，1903），Luhe，1906］和墨西哥利什曼原虫［*Leishmania Mexicana* （Biagi，1953） Garnham，1962］，引起皮肤利什曼病（cutaneous leishmaniasis，

CL)。③ 巴西利什曼原虫(*Leishmania Braziliensis* Vianna, 1911),引起黏膜皮肤利什曼病(mucocutaneous leishmaniasis, MCL)。我国仅有杜氏利什曼原虫报道。

(一) 形态

1. 无鞭毛体(amastigote) 又称利杜体(Leishman-Donovan body),寄生于人和其他哺乳动物的巨噬细胞内。虫体很小,卵圆形,大小为(2.9～5.7)μm×(1.8～4.0)μm。经瑞氏或姬姆萨染色后,虫体细胞质呈淡蓝色,内有一个较大的圆形核,位于虫体的中部或一侧,呈红色或紫红色。核旁有一个细小杆状、着色较深的动基体(kinetoplast)。动基体前有一颗粒状的基体(basal body),由此发出一条根丝体(rhizoplasl),又称鞭毛根(图 3-8)。

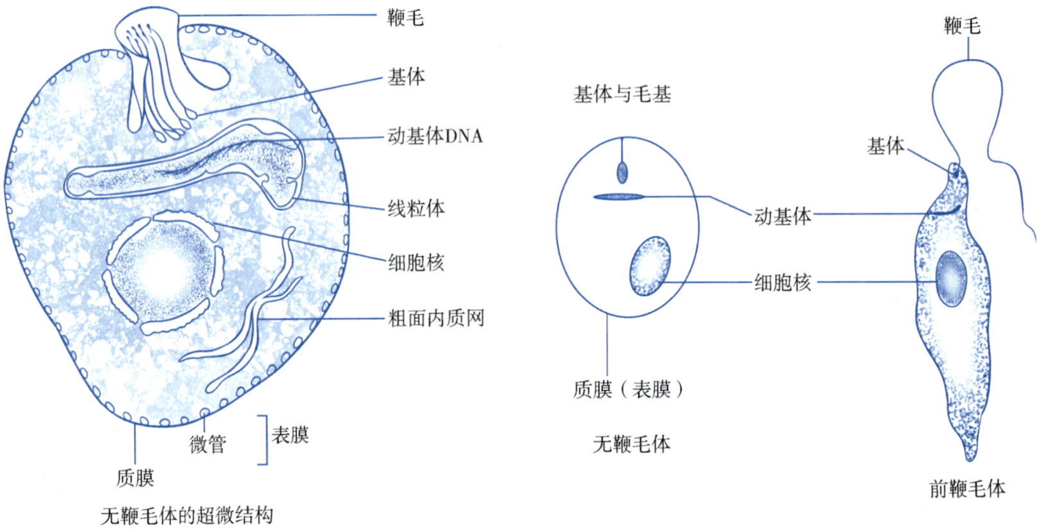

图 3-8 杜氏利什曼原虫前鞭毛体与无鞭毛体

2. 前鞭毛体(promastigote) 又称鞭毛体,寄生于白蛉消化道内。成熟虫体呈梭形,大小为(14.3～20)μm×(1.5～1.8)μm,核位于虫体中部,动基体在前部,基体在动基体之前,由此发出一根鞭毛游离于虫体外(图 3-8)。前鞭毛体运动活泼,鞭毛不停地摆动,在培养基内常以虫体前端聚集成团,排列成菊花状。

(二) 生活史

杜氏利什曼原虫的生活史需要两个宿主,分别在白蛉和人或哺乳动物体内完成发育(图 3-9)。

1. 在白蛉体内的发育 当雌性白蛉叮刺患者或储存宿主时,宿主血液或皮肤内含有无鞭毛体的巨噬细胞被吸入白蛉胃内,无鞭毛体从细胞内散出,经 24 小时,无鞭毛体发育为早期前鞭毛体,鞭毛开始发育,伸出体外,48 小时后体形逐渐变为宽梭形直至长度超过宽度 3 倍的梭形,此时鞭毛亦由短变长。3～4 日后,大量前鞭毛体发育成熟,并以纵二分裂法快速繁殖,在数量激增的同时,虫体逐渐向白蛉前胃、食管和咽部移行,7 日后具有感染力的前鞭毛体聚集在白蛉口腔和喙部。

2. 在人或哺乳动物体内的发育 当感染有前鞭毛体的雌性白蛉叮刺人体或哺乳动物时,前鞭毛体随白蛉分泌的唾液进入宿主皮下组织。一部分前鞭毛体可被多形核白细胞吞噬消灭,另一部分则被巨噬细胞吞噬。前鞭毛体进入巨噬细胞后,逐渐变圆,失去其鞭毛的体外部分,向无鞭毛体

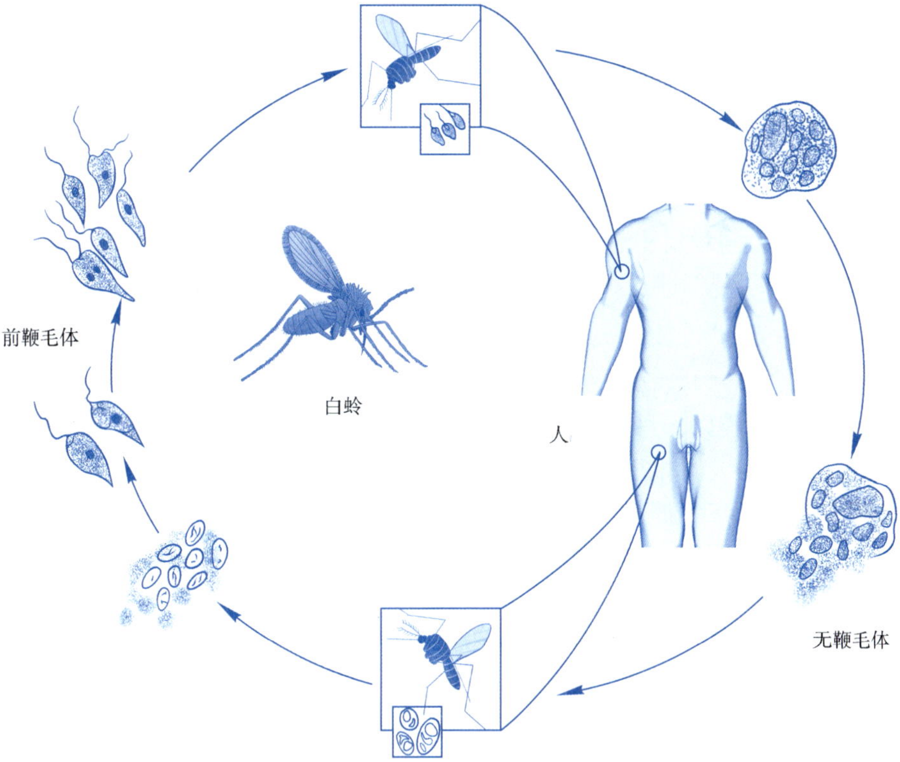

图 3-9 杜氏利什曼原虫生活史示意图

期转化。无鞭毛体在巨噬细胞内不但可以存活,而且能不断进行二分裂繁殖,最终导致巨噬细胞破裂。散出的无鞭毛体又可被其他巨噬细胞吞噬,重复上述过程。

(三)感染与致病

1. 内脏利什曼病(黑热病) 脾肿大是黑热病最主要的体征。人体感染杜氏利什曼原虫后,原虫被巨噬细胞吞噬并在细胞内大量繁殖,以至于巨噬细胞大量破坏和极度增生,巨噬细胞增生是脾、肝、淋巴结肿大的基本原因,其中脾肿大最为常见,出现率在95%以上。后期由于网状纤维结缔组织增生,可进一步发展为脾硬化、脾功能亢进。贫血也是黑热病重要症状之一,这是由于脾功能亢进,血细胞在脾内遭到大量破坏所致。患者血液中红细胞、白细胞和血小板显著减少(全血细胞减少性贫血),脾切除后血象可迅速好转。由于血小板减少,患者常发生鼻衄、齿龈及皮下出血等症状。此外,免疫性溶血也是产生贫血的重要原因。

本病发病缓慢,潜伏期长短不一,3～5个月或9～10个月,患者症状大多是逐渐发生的,主要临床症状是长期不规则发热,常表现为双峰型(每日上、下午各有一次高热)。患者肝、肾功能受损,肝细胞合成白蛋白减少,经尿排出白蛋白增加,浆细胞的大量增生使血中球蛋白升高,最终导致A/G倒置,蛋白尿、血尿、消瘦等症。最后可出现脾功能亢进和肝功能障碍等一系列症状和体征,患者常死于消化道出血和肝昏迷。黑热病患者如不及时治疗很少自愈。晚期患者面部可出现色素沉着。

2. 皮肤型黑热病(post-kala-azar dermal leishmaniasis,PKDL) 部分黑热病患者在治疗过程中或治愈后数年甚至10余年后可发生皮肤黑热病。患者在面部、颈部、四肢或躯干等部位出现大小不同的肉芽瘤样结节,结节处皮肤薄而光滑,紫红色,压之有弹性,有的酷似瘤型麻风。

3. *淋巴结型黑热病*(lymph gland visceral leishmaniasis, LGVL)　部分患者无黑热病病史,病变局限于淋巴结,故称淋巴结型黑热病。临床表现主要是全身多处淋巴结肿大,以腹股沟和股部最多见,其次是颈部、腋下和上滑车,再次是耳后、锁骨上和腋窝处。淋巴结一般呈花生米或蚕豆大小,局部无明显压痛或红肿。患者的一般情况大多良好,多数可自愈。

人体对杜氏利什曼原虫无先天免疫力,故黑热病多见于婴儿和儿童。但病后则可产生稳固的消除性免疫,能够抵抗同种利什曼原虫的再感染。宿主对利什曼原虫的免疫应答主要是细胞免疫,效应细胞为激活的巨噬细胞。

(四) 实验诊断

1. *病原学诊断*　从黑热病患者的脾、肝、骨髓或淋巴结抽取少许组织液检出病原体即可确诊。

(1) 穿刺检查: 常用以下方法。① 涂片法: 以骨髓穿刺涂片法最为常用,以髂骨穿刺简便安全。淋巴结穿刺多选肿大的淋巴结,如腹股沟、肱骨上滑车、颈淋巴结等。脾脏穿刺检出率较高,但不安全,一般少用。② 培养法: 将穿刺物接种于 NNN 培养基,置 22～25℃温箱内。约 1 周后若在培养物中查见运动活泼的前鞭毛体,即为阳性结果。近年来改用 Schneider 培养基,效果更好,3 日即可出现前鞭毛体。③ 动物接种法: 将穿刺物接种于易感动物(如金黄地鼠、BALB/c 小鼠等),1～2个月后取肝、脾做印片涂片,瑞氏染色镜检。

(2) 皮肤涂片检查: 在皮肤结节处用消毒针头刺破皮肤,取少许组织液,或用手术刀刮取少许组织做涂片,染色镜检。

2. *免疫学诊断*

(1) 循环抗原检测: 用单克隆抗体-抗原斑点试验(McAb－AST)检测血内循环抗原诊断黑热病,阳性率达 97.03%,仅需微量血清。本法简易可行,敏感性、特异性、重复性均较好。

(2) 抗体检测: 酶联免疫吸附试验(ELISA)、间接血凝试验(IHA)、对流免疫电泳(CIE)、间接荧光试验(IF)等均可用于检测血清抗体。

(3) 利什曼素皮内试验: 本法简便易行,故较早和较广泛地应用于黑热病流行病学调查。

3. *分子生物学方法*　利用利什曼原虫动基体 K－DNA 微环序列设计的引物做 PCR 及 DNA 探针诊断黑热病取得了较好的效果,具有敏感性高、特异性强的特点,还可确定虫种。

(五) 流行情况

1. *分布*　杜氏利什曼原虫分布广泛,遍及亚、非、欧、美四大洲,主要流行于地中海沿岸及印度、中国。在我国,黑热病流行于长江以北的 17 个省、市、自治区。20 世纪 50 年代以来开展了大规模的防治工作,取得了显著的效果。20 世纪 90 年代调查,黑热病流行主要在新疆、内蒙古、甘肃、四川、陕西、山西等 6 个省、市、自治区,有 43 个县出现新病例,其中以川北、陇南和新疆的患者最多。2001～2004 年全国在 31 个省、市、自治区开展利什曼病调查,检测 16 295 人,其中患者 96 例,患病率 0.59%。2005～2010 年全国上报黑热病病例 2 450 例,年均发病 408 例,以新疆、甘肃和四川患者最多,新疆和内蒙古都有黑热病自然疫源地存在。2018 年全国 11 个省份的 78 个县共报告内脏利什曼病 180 例,病例主要分布于甘肃(66 例)、山西(38 例)、陕西(27 例)3 省。

2. *流行环节*

(1) 传染源: 黑热病患者、病犬及某些野生哺乳动物均可为本病的传染源。

(2) 传播途径: 主要通过白蛉叮刺传播,偶可经口腔黏膜、破损皮肤、胎盘或输血传播。在我国，传播媒介主要有：① 中华白蛉（*Phlebotomus chinensis*），为我国黑热病的主要媒介，分布较广。② 长管白蛉（*P. longiductus*），仅见于新疆。③ 吴氏白蛉（*P. Wui*），野生野栖，为西北荒漠内最常见的蛉种。④ 亚历山大白蛉（*P. alexandri*），分布于甘肃和新疆吐鲁番的荒漠。

(3) 易感人群：人群普遍易感，但易感性随年龄增长而降低。黑热病是人兽共患寄生虫病，通过媒介白蛉可在人与人、动物与人、动物与动物之间传播。根据传染源不同，我国黑热病在流行病学上可分为 3 种类型。

1) 人源型：多见于平原，又称平原型。患者为主要传染源，以青少年为主，通过白蛉主要在人与人之间传播，犬很少感染。传播媒介是家栖型中华白蛉和近家栖型长管白蛉。

2) 犬源型：多见于丘陵山区，又称山丘型。病犬是主要的传染源，人的感染大部分来自病犬，患者分散，患者多为 10 岁以下儿童，成人很少得病，传播媒介为近野栖型中华白蛉。

3) 自然疫源型：分布在荒漠地区，又称荒漠型。传染源是野生哺乳动物，人由于垦殖或从事其他工作进入疫源地而获得感染。患者大多是 2 岁以下的幼儿。传播媒介主要为野栖型吴氏白蛉，其次为亚历山大白蛉。

（六）防治原则

在流行区采取查治患者、杀灭病犬和消灭白蛉的综合措施是预防黑热病的有效办法。

1. 治疗患者　五价锑化合物包括葡萄糖酸锑钠和葡糖胺锑静脉或肌内注射，对利什曼原虫有很强的杀伤作用，葡萄糖酸锑钠低毒高效。对少数锑剂治疗无效者，可用戊烷脒或二脒替治疗，与五价锑合并使用则效果更佳。用戊烷脒治疗皮肤型黑热病有较好效果。米替福斯是新开发出的口服药，对利什曼病具有良好疗效。用多种药物治疗无效且脾肿大伴脾功能亢进者，可行脾脏切除以提高疗效。

2. 杀灭病犬　在犬源型黑热病流行区，必须加强对家犬的管理，对病犬应做到定期检查、早发现、早捕杀，捕杀病犬是防治工作中的关键。

3. 消灭传播媒介　扑灭白蛉是消灭黑热病的根本措施，根据白蛉的生态习性，因地制宜地采取适当的对策。用菊酯类及有机氯、有机磷类等杀虫剂喷洒住房、圈舍，灭蛉效果可达数年之久，能迅速控制黑热病的发生。

4. 个人防护　加强个人保护，防止白蛉叮咬。正确使用防蛉设施，如纱窗、纱门、蚊帐、灭蛉器、驱避剂等，防止白蛉叮咬。

其他毛滴虫

人毛滴虫

人毛滴虫（*Trichomonas hominis* Daraine，1860）寄生于人体盲肠和结肠。本虫生活史仅有滋养体阶段，无包囊。滋养体呈梨形，形似阴道毛滴虫。大小约 7.7 μm×5.5 μm。细胞核 1 个，位于虫体前中部。虫体具有 3～5 根前鞭毛和 1 根后鞭毛。后鞭毛与波动膜外缘相连，游离于尾端。波动膜的内侧借助一弯曲、薄杆状的肋与虫体相连。肋与波动膜等长，是重要的鉴别依据。活的虫体可做快速无方向的运动。波动膜在运动中起旋转作用，前鞭毛起推进作用。1 根纤细的轴柱由前向后贯穿整个虫体。胞质内含食物泡和细菌。

滋养体以纵二分裂法繁殖。在外界有较强的抵抗力，滋养体即感染阶段。感染方式为粪-口途径，摄入被滋养体污染的饮水和食物均可感染。目前，尚无证据表明人毛滴虫对人体有致病作用。

有报道认为本虫可导致腹泻，调查表明，人毛滴虫在腹泻患者中的检出率是健康人的数倍甚至10多倍，但有人认为腹泻与本虫感染相伴，并非本虫所致。实验诊断可采用粪便直接涂片法镜检滋养体或用人工培养基(Boeck和Drobhlav二氏培养基)分离虫体。本虫呈世界性分布，以热带和亚热带较为常见。感染率各地不同。治疗首选药物为甲硝唑，中药雷丸疗效也较好。

口腔毛滴虫

口腔毛滴虫(*Trichomonas tenax* Muller,1773)寄生于人体口腔，定居于扁桃体隐窝，常与齿龈疾病(如牙周袋溢脓、牙槽化脓)、牙周的牙垢和龋齿同时存在。生活史仅有滋养体期，体形似阴道毛滴虫，变化较大，典型者呈梨形或椭圆形，大小为(4～13)μm×(2～9)μm。细胞核1个，呈椭圆形，位于虫体前部中央，核内染色质粒丰富、深染。有4根前鞭毛和1根无游离端的后鞭毛，波动膜略长于体长。1根纤细的轴柱，自前向后伸出体外。虫体在口腔内以食物残渣、上皮细胞和细菌为食，以二分裂法进行繁殖。

本虫能否致病目前尚无定论。有学者认为，口腔毛滴虫为口腔内共栖性原虫，但另有学者认为，它与牙周炎、牙龈炎、龋齿等口腔疾患发病有关。实验诊断可用齿龈刮拭物做生理盐水涂片镜检或体外培养。滋养体在外界有较强抵抗力，室温下可存活3～6日。接吻是本虫的直接传播方式，也可通过飞沫、食物、餐具等传播。保持口腔卫生，搞好饮食卫生和个人卫生是预防本虫感染的最有效方法。治疗可用甲硝唑。

脆弱双核阿米巴

脆弱双核阿米巴(*Dientamoeba fragilis* Jepps & Dobeel 1918)为一种阿米巴型鞭毛虫，仅有滋养体期。虽然该虫无鞭毛，但因其结构和抗原特性与鞭毛虫相似，故其生物学分类仍属鞭毛虫科的鞭毛虫。本虫寄居在盲肠和结肠黏膜陷窝内，不吞噬红细胞，也从不侵犯组织。滋养体呈阿米巴样，直径7～12 μm，在新鲜粪便中运动活跃，有宽而透明的叶状伪足，伪足边缘呈锯齿状，内、外质清晰。在标本中大多数虫体处于双核状态，核典型结构为核膜缺如，无核周染色质粒，核仁比较大。在胞质空泡内可见被吞噬的细菌。

本虫感染后主要临床症状为腹泻、腹痛、粪便带血或黏液和恶心、呕吐等。传播途径和致病机制目前尚不完全清楚。治疗可选用碘化对苯二酸或巴龙霉素。

(张学敏)

第四节 孢子虫

孢子虫属孢子虫纲，全部营寄生生活。孢子虫一般无运动细胞器，或仅在生活史的某一阶段具有鞭毛或伪足。生殖方式多样，既进行有性生殖又进行无性生殖，有性生殖为配子生殖，无性生殖则包括裂体增殖和孢子生殖两种方式。常见的致病孢子虫有疟原虫、弓形虫、隐孢子虫和人芽囊原虫等。

疟 原 虫

疟原虫(*malaria parasite*)属真球虫目(Eucoccidiida)、疟原虫科(Plasmodidae)、疟原虫属(*Plasmodium*)。疟原虫引起的疾病称为疟疾(malaria),在我国有些地方俗称为"打摆子"。疟疾是一种古老的疾病,在2 000年前的《黄帝内经》中就有专篇论述疟疾的病因、症状和疗法,并从发作规律上分为"日作""间日作""三日作"。我国科学家屠呦呦等自中药青蒿中提取出青蒿素,被证实能有效地杀死红细胞内的疟原虫,成为当今世界上最有效的抗疟药,这种药物能有效地降低疟疾患者的死亡率,挽救了全球特别是发展中国家数百万人的生命,屠呦呦因此荣获2011年的拉斯克奖临床研究奖和2015年的诺贝尔生理学或医学奖。

疟原虫种类繁多,目前已知有130余种,寄生于人类、哺乳动物、鸟类、两栖类和爬行类动物体内。疟原虫对宿主有一定的选择性,寄生于人类的主要是间日疟原虫(*plasmodium vivax*)、恶性疟原虫(*plasmodium falciparum*)、三日疟原虫(*plasmodium malariae*)和卵形疟原虫(*plasmodium ovale*),分别引起间日疟、恶性疟、三日疟和卵形疟。我国以间日疟原虫和恶性疟原虫多见,三日疟原虫少见,卵形疟原虫罕见。

(一) 形态

疟原虫在人体红细胞内寄生有各种不同的形态,分别称为滋养体(trophozoite)、裂殖体(schizont)和配子体(gametocyte)。

1. 滋养体　为疟原虫侵入红细胞发育的最早期形态。按发育先后,滋养体有早、晚期之分。早期滋养体有一个深红色的核,位于虫体的一侧,胞质淡蓝色,呈环状。虫体形状似带红宝石的蓝色指环,故又称之为环状体(ring form)(亦称小滋养体)。此后虫体长大发育为晚期滋养体,也称大滋养体。晚期滋养体胞核增大,胞质增多,有时伸出伪足,外形不规则,胞质中开始出现黄褐色或深褐色疟色素(宿主红细胞血红蛋白分解产物)。被寄生的红细胞胀大、变形,颜色变浅,常有明显的红色薛氏点。

2. 裂殖体　随着晚期滋养体发育成熟,核开始分裂。经过多次分裂后核数量可达12~24个,最后胞质随之分裂,每一个核都被部分胞质包裹,成为裂殖了(mcrozoitc)。裂殖子随红细胞破裂而释出。通常把核分裂、胞质未分裂的虫体称为早期裂殖体或未成熟裂殖体;胞质分裂、形成裂殖子的虫体称为晚期裂殖体或成熟裂殖体。晚期裂殖体中疟色素聚集成团,位于虫体一侧或中部。

3. 配子体　疟原虫经过数次裂体增殖后,部分裂殖子侵入红细胞发育长大,细胞核增大不再分裂,发育为配子体。配子体呈圆形或卵圆形,占满胀大的红细胞。配子体有雌、雄之分。雌配子体胞质深蓝,核致密,呈红色,偏于虫体一侧;雄配子体虫体胞质浅蓝,核疏松,淡红色,常位于虫体中央。

4种疟原虫在红细胞内发育各期的形态特征见表3-1。

表3-1　4种疟原虫在红细胞内发育各期的形态特征(薄血膜)

发育期	间日疟原虫	恶性疟原虫	三日疟原虫	卵形疟原虫
环状体	环较大,约为红细胞直径的1/3;胞质淡蓝色;核1个偶见2个,红色	环纤细,约为红细胞直径的1/5;核1~2个,虫体常位于红细胞的边缘	环较粗壮,约为红细胞直径的1/3;胞质深蓝色;核1个	与三日疟原虫相似

（续表）

发育期	间日疟原虫	恶性疟原虫	三日疟原虫	卵形疟原虫
大滋养体	形状不规则，有伪足伸出，空泡明显，核1个；疟色素棕黄色，细小杆状，分散在胞质中	主要集中在内脏毛细血管内，外周血中不易见到。卵圆形，体小致密，胞质深蓝色；疟色素棕黄色、集中	体小，带状或卵圆形，空泡小或无，疟色素棕黑色颗粒状，分布虫体边缘	虫体圆形，较三日疟原虫大，空泡不明显，核1个，疟色素似间日疟原虫
未成熟裂殖体	核开始分裂，胞质渐呈圆形，空泡消失；疟色素开始集中	外周血中不易见到。虫体仍似大滋养体，核开始分裂	体小，圆形或宽带状，空泡消失；核开始分裂	圆形或椭圆形，体小，空泡消失；核开始分裂
成熟裂殖体	裂殖子12～24个，常为16个，排列不规则；疟色素集中，虫体充满胀大的红细胞	外周血中不易见到。裂殖子8～36个，排列不规则；疟色素集中	裂殖子6～12个，常为8个，排成一环；疟色素集中	似三日疟原虫
配子体	圆形，占满胀大的红细胞。雌配子体核致密，较小，深红色，偏于一侧；雄配子体核疏松，较大，淡红色，位于中央；疟色素分散	雌配子体新月形，两端较尖；雄配子体腊肠形，两端钝圆；核1个，疟色素核周较多	圆形。雌配子体核1个，小而致密，深红色，位于一侧，胞质深蓝色；雄配子体核大而疏松，浅红色，位于中央，胞质浅蓝色。疟色素分散	虫体似三日疟原虫，疟色素似间日疟原虫
被寄生红细胞的变化	除环状体外，其余各期均胀大，色淡；大滋养体期开始出现鲜红色薛氏小点	不胀大，常有数颗粗大紫褐色的茂氏点	不胀大，偶见浅蓝色齐氏小点	略胀大，色淡，不少细胞呈椭圆或不规则形，边缘呈锯齿状，有粗大、红色的薛氏点

（二）生活史

4种疟原虫的生活史基本相同，需要人和按蚊两个宿主。在人体内进行裂体增殖并形成配子体，进入有性生殖的初期阶段；在按蚊体内完成有性生殖后进入孢子生殖阶段。由于有性生殖阶段主要在按蚊体内进行，故一般认为按蚊是终宿主，人是其中间宿主。现以间日疟原虫为例对疟原虫的生活史加以说明(图3-10)。

1. 人体内发育　疟原虫在人体内先后寄生于肝细胞和红细胞内，分别称为红细胞外期(exo-erythrocytic cycle)和红细胞内期(erythrocytic cycle)，亦简称为红外期和红内期。

(1) 红细胞外期：当唾液腺中含有成熟子孢子的雌性按蚊刺吸人血时，子孢子随唾液进入人体皮下血管，约经30分钟后随血流侵入肝细胞。子孢子摄取肝细胞内营养进行发育，胞体变大变圆，核开始分裂，进入红外期裂体增殖阶段，产生大量红外期裂殖子。此后，成熟的红细胞外期裂殖体胀破肝细胞，裂殖子被释出，一部分被巨噬细胞吞噬，其余部分侵入红细胞，开始红细胞内期的发育。亦有部分子孢子侵入肝细胞后，需要休眠一段时间后才进入红外期裂体增殖。近年来认为，子孢子在肝细胞内发育速度有差异是因为其在遗传上存在两种类型，无休眠期的称速发型子孢子(tachysporozoites，TS)，有休眠期的称迟发型子孢子(bradysporozoites，BS)。处于休眠期的疟原虫子孢子称休眠子(hypnozoite)。间日疟原虫和卵形疟原虫的子孢子有速发型和迟发型两种，恶性疟原虫和三日疟原虫仅有速发型。4种疟原虫速发型子孢子完成红外期所需的时间不同，间日疟原虫约为8日，恶性疟原虫约为6日，三日疟原虫为11～12日，卵形疟原虫约9日。

(2) 红细胞内期：裂殖子侵入红细胞后，先形成环状体，摄取红细胞营养发育为大滋养体，进

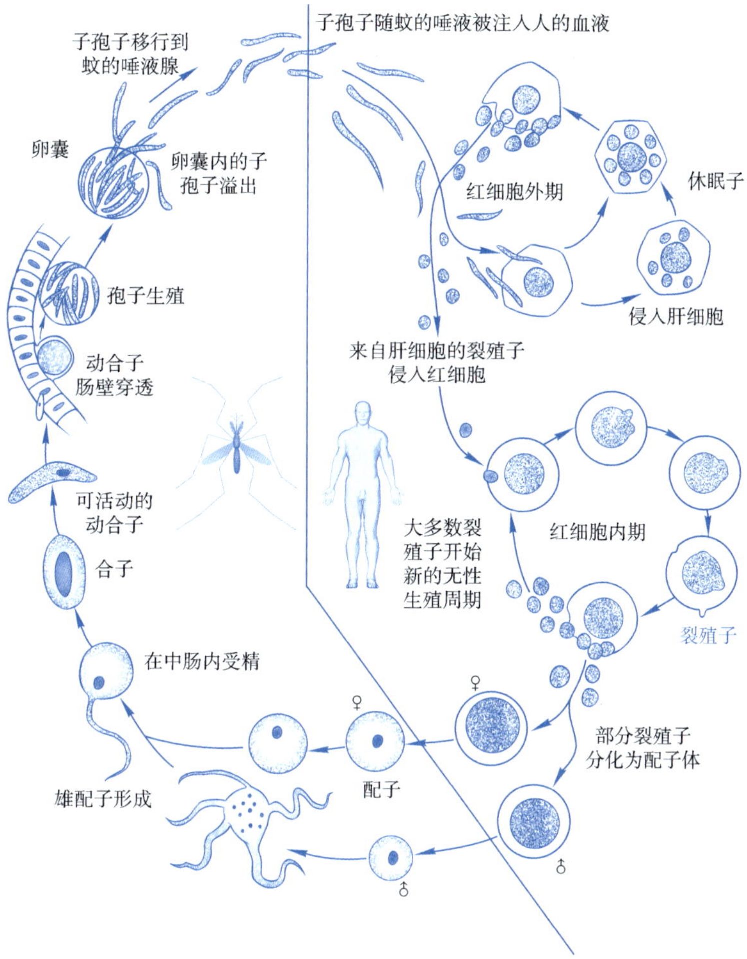

图 3－10　间日疟原虫生活史示意图

而细胞核分裂形成未成熟裂殖体，最后形成含有一定数量裂殖子的成熟裂殖体。裂殖体成熟后红细胞破裂，裂殖子随之释出，其中一部分被巨噬细胞消灭，其余部分再侵入其他正常红细胞，重复红细胞内期由环状体至裂殖体的裂体增殖过程，称疟原虫红内期增殖周期。间日疟原虫完成一个红细胞内期增殖周期约需 48 小时，恶性疟原虫需 36～48 小时，三日疟原虫约需 72 小时，卵形疟原虫约需 48 小时。疟原虫经几代红细胞内期裂体增殖后，部分裂殖子侵入红细胞后不再进行裂体增殖而是发育成雌、雄配子体。雌、雄配子体只有进入按蚊体内才能继续完成有性生殖，否则一段时间后会出现变性而被吞噬细胞吞噬。红细胞内期疟原虫还可经输血或通过屏障作用有缺陷的胎盘，由母体传播给胎儿。

2. 按蚊体内发育　当雌性按蚊刺吸患者或带虫者血液时，红细胞内期原虫随血液进入蚊胃，但仅有雌、雄配子体能在蚊胃内继续发育，成为雌、雄配子，其余各期原虫均被消化破坏。此后，雌、雄配子结合形成合子。数小时后，合子由圆球状逐渐变成香蕉形、能活动的动合子。动合子穿过胃壁上皮细胞或其间隙，到蚊胃弹性纤维膜下形成圆球形的卵囊。卵囊继续发育长大，其内核和胞质反复分裂进行孢子增殖，形成数以万计的子孢子。成熟子孢子细长呈梭形，由囊壁钻出或随卵囊破裂释出，经血淋巴腔到达唾液腺。子孢子是疟原虫的感染阶段，当蚊再吸血时，子孢子即可随唾液进入人体侵入肝细胞。在适宜条件下，间日疟原虫在按蚊体内发育成熟为9～10日，恶性疟原虫为10～12日，三日疟原虫为25～28日，卵形疟原虫为16日。

（三）感染与致病

红细胞内期的裂体增殖期是疟原虫的主要致病阶段。感染疟原虫后的临床表现与虫种、数量和人体免疫状态有关。

1. 潜伏期　从疟原虫侵入人体至出现临床症状的间隔时间称为潜伏期(incubation period)。间日疟的短潜伏期株为11～25日，长潜伏期株为6～12个月或更长；恶性疟的潜伏期为7～27日；三日疟的潜伏期为18～35日；卵形疟的潜伏期为11～16日。由输血感染诱发的疟疾，潜伏期一般较短。

2. 疟疾发作　典型的疟疾发作(paroxysm)包括寒战、高热和出汗退热三个连续阶段，是由于红细胞内期疟原虫裂体增殖并胀破红细胞释放入血所致。疟疾发作与血中原虫密度达到发热阈值有关，如间日疟原虫的发热阈值为10～500个/μl血，恶性疟原虫为500～1 300个/μl血，三日疟原虫约为140个/μl血。红细胞破裂后，大量的裂殖子、原虫代谢产物及红细胞碎片进入血流，单核-巨噬细胞吞噬并产生内源性热原质，作用于宿主下丘脑的体温调节中枢，引起寒战和发热；随着血内刺激物被吞噬和降解，机体通过大量出汗，体温逐渐恢复正常。由于红细胞内期裂体增殖是发作的基础，因此疟疾发作与红细胞内期裂体增殖周期一致。典型的间日疟和卵形疟隔日发作1次；三日疟隔2日发作1次；恶性疟隔36～48小时发作1次。若原虫发育不同步或不同种疟原虫混合感染时，发作则不典型。

3. 疟疾的再燃和复发　疟疾未经彻底治疗或发作自行停止后，宿主血液内仍可长期残存少量疟原虫而转入隐匿期，无再感染的情况下由残存的红细胞内期疟原虫重新大量繁殖引起的疟疾发作称疟疾再燃(recrudescence)。再燃与宿主免疫力下降或疟原虫抗原变异发生免疫逃逸有关，4种疟原虫感染均可能发生。若在红细胞内期疟原虫已被消灭，由肝细胞内迟发型子孢子(休眠子)复苏发育进入红细胞内引起的疟疾发作称疟疾复发(relapse)。仅间日疟原虫和卵形疟原虫感染可引起疟疾复发，恶性疟原虫和三日疟原虫因无休眠子，可引起再燃而无复发。

4. 贫血　疟疾发作数次后，可出现贫血。发作次数越多，病程越长，贫血症状越严重，尤以恶性疟为甚。贫血的原因除了疟原虫直接破坏红细胞外，还与下列因素有关。① 脾功能亢进：吞噬细胞增多，吞噬能力增强，使大量正常红细胞被吞噬。② 免疫性溶血：受染红细胞抗原暴露，诱发自身抗体，导致红细胞被破坏；或疟原虫抗原抗体复合物附着在正常红细胞上，免疫复合物与补体结合，使红细胞膜发生明显改变，引起红细胞溶解或被巨噬细胞吞噬。③ 红细胞生成障碍：红细胞被破坏后，铁沉积于单核-巨噬细胞系统，难以重复利用。④ 骨髓造血功能受到抑制：其中以恶性疟原虫感染最为明显。

5. 脾肿大　主要原因是脾充血和单核-巨噬细胞增生。初发患者多在发作3～4日后，脾开始肿大。长期不愈或反复感染者，脾重量可达正常者数倍。早期积极治疗，脾可恢复正常。慢性患者，虽经抗疟根治，由于脾包膜增厚，组织高度纤维化，质地变硬，也不能恢复到正常。

6. 凶险型疟疾　由血中疟原虫数量剧增引起，患者表现出持续高热、抽搐、昏迷、呕吐、肾功能衰竭等症状，来势凶猛。若不能及时治疗，死亡率很高。凶险型疟疾常见的有脑型和超高热型，多数由恶性疟原虫所致，但间日疟原虫引起的脑型疟国内已有报道。多数学者认为，凶险型疟疾的发生机制是聚集在脑血管内被疟原虫寄生的红细胞和血管内皮细胞发生粘连，造成微血管阻塞及局部缺氧所致;但也有学者认为是由于内脏血管收缩及小血管的通透性增加等炎症性变化引起。

7. 先天性疟疾　胎儿从母体获得感染,称先天性感染。先天性感染有两种不同的方式:一是妊娠期间,疟原虫通过有病变的胎盘进入胎儿体内,常导致死胎或新生儿贫血、脾肿大、体重轻等。二是分娩过程中,胎盘受损引起母血与胎儿血混合,或母血污染胎儿偶然造成的伤口。新生儿一般出生1周内即表现出临床症状,若不能及时治疗,死亡率较高。

(四) 实验诊断

1. 病原学诊断　厚、薄血膜染色镜检法是最为常用的疟疾诊断方法。取受检者外周血制作厚、薄血膜,经姬氏或瑞氏染液染色后镜检,在外周血中检出疟原虫是确诊疟疾的最可靠依据。厚、薄血膜各有优缺点,可以相互弥补。厚血膜原虫集中,易检获,但原虫形态有改变;薄血膜原虫形态完整便于鉴别虫种,但密度低时易漏检。因此,最好一张玻片上同时制作厚、薄两种血膜。恶性疟采血时间宜在发作开始时,间日疟则在发作后数小时至10余小时。镜检法虽然方便经济,但由于早期不规则用药、血液中原虫密度低或形态不典型以及检验人员技术差异等原因,漏检率较高,因此我国于2016年6月1日起实施的《疟疾诊断》卫生行业标准认可的疟疾诊断包括病原学检查、抗原检测和核酸检测三种方法。

2. 免疫学诊断　多用于流行病学调查、防治效果评估及输血对象的筛选,常用间接荧光抗体试验、间接血凝试验和酶联免疫吸附试验等检测技术。抗原检测目前采用快速诊断实验(rapid diagnostic test,RDT),主要通过胶体金免疫层析法检测疟原虫相关抗原,国内外已经上市多种检测试剂盒,方法操作简便,检出率高,对人员技术要求不高,能初步区分恶性疟原虫和非恶性疟原虫,这与近年来疟疾疫情形势相符,具有显著的推广优势。

3. 分子生物学技术　以PCR为代表的病原体核酸分子检测技术是迄今在疟疾诊断中敏感性和特异性最高的检测方法,检测的目标基因包括疟原虫基因组DNA、18S小亚基rRNA、二氢叶酸还原酶、线粒体基因组等。常用技术方法有常规PCR、巢式PCR、荧光定量PCR等,检测灵敏度可达到1个原虫/μl血。同时,核酸检测在基因水平进行虫种的准确鉴定,也较病原检测和抗原检测具有更高的准确性,未来具有较大的应用前景。

(五) 流行情况

1. 分布情况　目前疟疾仍然是世界上最严重的传染病之一,据WHO《2019年世界疟疾报告》:2018年,全世界估计发生2.28亿例疟疾病例,死亡人数40.5万。大部分疟疾病例发生在非洲(2.13亿例,占93%),其次是东南亚区域(3.4%)和东地中海区域(2.1%)。撒哈拉以南非洲19个国家和印度承担全球近85%的疟疾负担。2010～2018年,全球疟疾发病率有所下降,从每千名高危人口71例降至57例,到2019年仍保持在类似水平。5岁以下儿童是受疟疾影响的最脆弱群体。2018年,他们占全世界疟疾死亡人数的67%。非洲占2018年所有疟疾死亡人数的94%。

在我国,随着疟疾防治工作的不断深入,每年发病人数呈下降趋势,20世纪40年代每年发病人数3 000万以上,70年代初期下降至2 400万,目前每年仅有数万人被感染。值得注意的是,随着世界经济的全球化发展和国际交往的增多,近年来劳务输出数量逐年增加,导致归国劳务人员中输入性疟疾病例也逐渐增多,需引起足够的重视。

2. 流行因素

(1) 传染源:末梢血中存在成熟的雌雄配子的疟疾患者及带虫者即为疟疾的传染源。

(2) 传播途径:按蚊是疟疾的自然传播媒介,当人被带有成熟子孢子的雌性按蚊叮咬后即可受染。在我国,传播疟疾的主要按蚊为中华按蚊、嗜人按蚊、大劣按蚊和微小按蚊等。据研究,温度高于 30℃或低于 16℃则不利于疟原虫在蚊体内发育,故疟疾流行具有明显的地方性特点。此外,输入含疟原虫的血液或使用含疟原虫的血液污染的注射器也可能传播疟疾。通过胎盘感染胎儿也是疟疾传播的途径之一。

(3) 易感人群:人对疟疾普遍易感,但也有对疟疾具有先天抵抗力的人群,如西非黑人大多为 Duffy 血型阴性,间日疟原虫不能侵入红细胞,这与红细胞上缺少该原虫的受体有关。此外,镰状红细胞症患者、6-磷酸脱氢酶缺乏者对恶性疟原虫可产生明显的抗性或耐受性。

(六) 防治原则

可采取预防为主、防治结合及加强监测、制止疫情等综合防治措施,通过治疗疟疾患者、带虫者达到消灭传染源的目的。

1. *治疗* 抗疟药物主要分为杀灭红细胞内期疟原虫和杀灭肝细胞内期疟原虫两大类,杀灭红细胞内期疟原虫药物被称为"控制临床发作药物",杀灭肝细胞内期疟原虫药物被称为"抗复发药物",目前我国已经通过国家食品药品监督管理局注册的抗疟药物中,除磷酸伯氨喹是抗复发药物,其他均为杀灭红细胞内期疟原虫药物,常用的有磷酸氯喹、阿莫地喹、咯萘啶、青蒿素及其衍生物类药物。耐药性问题是全球疟疾防治工作面临的重大挑战,目前全球主要疟疾流行区的恶性疟原虫对磷酸氯喹均产生耐药性,而多地报道疟原虫对青蒿素类新型抗疟药物的敏感性下降,因此抗疟药物的使用应遵循安全、有效、合理、规范的原则,应根据疟原虫的虫种及对抗疟药物的敏感性和患者的临床症状与体征合理选择药物,并应严格控制剂量、疗程和给药途径,以保证治疗和预防效果并延缓抗药性的产生。我国于 2016 年公布的《抗疟药物使用规范》中,以青蒿素类药物为基础的复方和联合用药(artemisinin-based combination therapies, ACTs)是常用的治疗方法,不同临床类型的疟疾治疗方案在 ACTs 的基础上进行联合用药。如间日疟和卵形疟首选磷酸氯喹和磷酸伯氨喹,磷酸氯喹无效时可选用 ACTs 加磷酸伯氨喹;三日疟首选磷酸氯喹,如无效选用 ACTs;恶性疟选用 ACTs 或咯萘啶;重症疟疾使用青蒿素类注射液或磷酸咯萘啶注射液等。

2. *预防* 包括蚊媒防制和预防服药。蚊媒防制有灭蚊和使用蚊帐(如采用除虫菊酯喷洒、除虫菊酯-胡椒基丁醚药浸蚊帐等);预防性服药主要用于保护进入疫区的易感者和疫区孕妇预防感染,常用的药物有磷酸氯喹、磷酸哌喹和磺胺多辛-乙胺嘧啶等。临床输血时应注意疟原虫的检查,防止含虫血液输入。

刚地弓形虫

刚地弓形虫(*Toxoplasma gondii* Nicolle & Manceaux, 1908)简称弓形虫,属真球虫目(Eucoccidiida)、弓形虫科(Toxoplasmatidae)。呈世界性分布,能感染几乎所有的恒温动物。弓形虫寄生于除红细胞外的几乎所有有核细胞中,可引起人畜共患的弓形虫病。目前多数学者认为全世界只有刚地弓形虫一个种,一个血清类型。

1908 年,法国 Nicolle、Manceaux 在刚地梳趾鼠(*Ctenodactylus gondii*)的肝脾单核细胞中发现该虫种,因其滋养体呈弓形,故命名为刚地弓形虫。1923 年,捷克眼科医师 Janku 报道了在布拉格一家医院观察到一名左眼畸形、右眼盲、脑积水的 11 个月大的弓形虫病患儿,被公认为人类弓形虫病的首例报告。1937 年,Wolf 等在纽约 1 例因脑膜炎死亡的新生儿脑中发现此虫,从而推断其有经胎盘感染的可能。Hutchison 等(1969 年、1970 年)和 Frenkel 等(1970 年)证实了弓形虫裂体增殖和配子生殖的存在，阐明了其在中间宿主和终宿主体内发育的各个阶段和形态，对其分类地位也有了较明确的认识。

（一）形态

弓形虫在不同发育阶段呈现不同的形态（图 3-11），包括滋养体、包囊、裂殖体、配子体和卵囊 5 种形态。前两种形态可见于人体，其中滋养体、假包囊、包囊和卵囊与致病和传播关系更为密切。

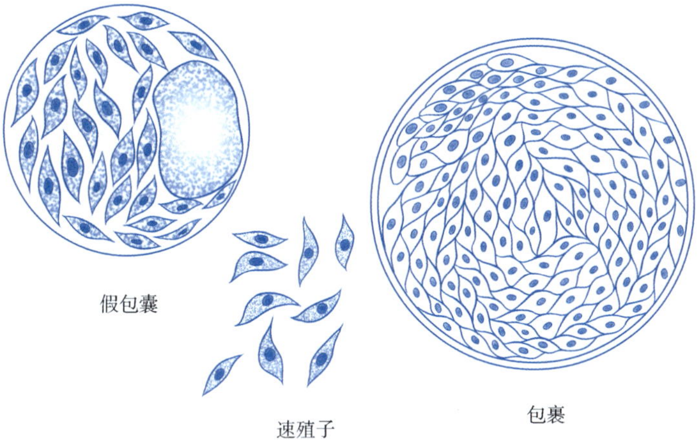

图 3-11 刚地弓形虫形态

1. *滋养体与假包囊* 滋养体呈弓形或半月形，一端较尖，另一端钝圆；一侧扁平，另一侧较膨隆；大小为(4～7)μm×(2～4)μm。经姬氏或瑞氏染色后，可见位于虫体中央的细胞核呈紫红色，细胞质呈蓝色，在核与尖端之间的颗粒状副核体被染成浅红色。在疾病的急性期，滋养体常散在于病理渗出液、脑脊液或血液中，单个或成对排列。寄生于细胞内的滋养体以内二芽殖、二分裂和裂体增殖等方式不断增殖，形成一个由宿主细胞膜包绕、内含数个至 10 余个虫体的集合体，称假包囊(pseudocyst)。假包囊中的滋养体又称速殖子(tachyzoite)。

2. *包囊* 呈圆形或椭圆形，直径 5～100 μm，内含数个至数千个虫体不等，外被一层由虫体分泌的富有弹性的坚韧囊壁。包囊内的滋养体称缓殖子(bradyzoite)，其形态与速殖子相似，仅虫体较小，核稍偏钝端。

3. *卵囊* 呈圆形或椭圆形，大小约为 10 μm×12 μm。外被两层光滑透明的囊壁，内含 2 个孢子囊，每个孢子囊内有 4 个子孢子。

（二）生活史

弓形虫的生活史发育过程需要两种宿主，猫科动物为终宿主(如家猫)。弓形虫既可在猫科动物的小肠绒毛上皮细胞内进行有性生殖，也可在小肠上皮细胞及肠外的其他组织细胞内进行无性增殖，故猫科动物既是弓形虫的终宿主又是其中间宿主。弓形虫对中间宿主的选择极不严格，鸟类、人或其他哺乳动物均可作为中间宿主。弓形虫在这些动物体内可寄生于除红细胞外的几乎所有有核细胞中(图 3-12)。

1. *在终宿主体内的发育* 猫科动物吞食卵囊、包囊或假包囊后，子孢子、缓殖子或速殖子在小肠内逸出，在回肠部侵入小肠上皮细胞并发育增殖，经 3～7 日，虫体形成裂殖体并释出裂殖子，裂殖子侵入新的小肠上皮细胞，形成新的裂殖体。经数代裂体增殖后，部分裂殖子发育为雌、雄配子

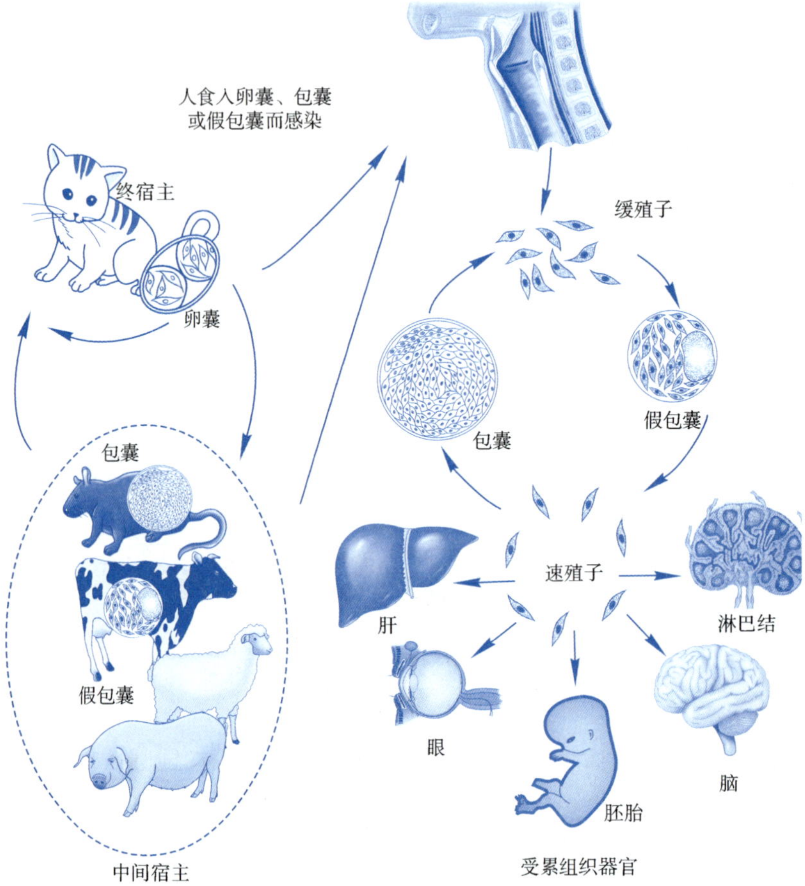

图 3-12 刚地弓形虫生活史示意图

体，继续发育为雌、雄配子，雌、雄配子结合成为合子，最后发育为卵囊。卵囊破坏小肠上皮细胞并进入肠腔，随粪便排出体外，在适宜的温度、湿度环境条件下，经 2～4 日即可发育为具有感染性的成熟卵囊。同时，弓形虫也可在终宿主的肠外组织器官中进行无性增殖。

2. 在中间宿主体内的发育　随猫粪排出的卵囊以及动物肉类中的包囊、假包囊，被中间宿主如人、猪、羊、牛等吞食，在肠腔内逸出子孢子、缓殖子或速殖子，侵入肠壁并经血液或淋巴进入单核-巨噬细胞系统的细胞内，从而扩散至脑、淋巴结、肝、心、肺、肌肉等全身各组织器官并形成假包囊。假包囊破裂后释出的速殖子再侵入新的组织细胞，主要以内二芽殖法增殖。在免疫功能正常的机体内，部分速殖子侵入宿主细胞特别是脑、眼、骨骼肌等部位后，增殖速度减慢，形成囊壁而成为包囊，在宿主体内可存活数个月、数年或更长时间。当机体免疫功能低下或长期使用免疫抑制剂时，包囊破裂释出缓殖子侵入新的组织细胞，迅速增殖形成假包囊，缓殖子转化为速殖子。

成熟卵囊和动物肉类中的包囊、假包囊是终宿主与中间宿主之间、中间宿主之间相互传播的主要阶段。

（三）感染与致病

弓形虫的致病性与虫株毒力和宿主的免疫状态密切相关。虫体主要通过反复增殖，大量破坏细胞，引起局部坏死、炎症反应和水肿。游离的虫体也可诱发迟发型超敏反应，形成肉芽肿、纤维钙化等。假包囊是主要致病阶段，包囊亦可因缓殖子增殖而体积增大，压迫器官导致其功能障碍。弓形虫病分先天性和获得性两类。

1. 先天性弓形虫病　孕妇在孕期感染弓形虫，虫体经胎盘感染胎儿。孕妇在孕前感染弓形虫，一般不会传染给胎儿。在孕期的前3个月内感染弓形虫，后果较严重，可致孕妇流产、早产、死产或胎儿脑积水、小脑畸形等。患儿常因脑部先天性损害出现智力发育障碍或癫痫，有的成年后出现视网膜脉络膜炎。妊娠后期的感染，病损多数较轻。

2. 获得性弓形虫病　出生后由外界获得弓形虫感染的机会很多，但一般无明显的症状和体征。只有当免疫功能受累时，如在患有恶性肿瘤、免疫缺陷病(如艾滋病)或长期应用免疫抑制剂等情况下，弓形虫感染可导致淋巴结肿大、长期低热、疲倦、肌肉不适、肝脾肿大和全身中毒等。如果累及脑和眼部，则可引起脑炎、脑膜脑炎、癫痫、精神异常和视网膜脉络膜炎等，严重时可导致失明甚至死亡。

(四) 实验诊断

1. 病原学诊断

(1) 涂片染色法：取急性期患者的腹水、胸水、羊水、脑脊液或血液等，经离心后取沉淀物涂片，经姬氏染色后镜检滋养体。亦可直接取骨髓、淋巴结的组织穿刺物做涂片检查，但本法的缺点是检出率较低。

(2) 动物接种法：取患者体液或组织研磨悬液接种于小白鼠的腹腔内，亦可接种于离体培养的单层有核细胞中，培养1周后检查滋养体，阴性者需盲目传代3次以上。

2. 免疫学诊断　由于从患者样本中直接查出弓形虫比较困难，因此免疫学检测一直是最常用的诊断方法，其中染色试验、间接血凝试验、间接免疫荧光抗体试验、酶联免疫吸附试验和免疫酶染色试验等，均有较好的特异性和敏感性。

应用PCR及DNA探针技术检测弓形虫，更具有灵敏度高、特异性强及早期诊断的意义。

(五) 流行情况

弓形虫呈世界性分布，广泛寄生于多种哺乳类动物和人体的有核细胞中。据调查，全球约有10亿人被弓形虫感染，人群抗体阳性率为25%～50%，多数为隐性感染。在艾滋病患者中有5%～10%合并弓形虫病。我国人口的弓形虫感染率在全世界处于较低水平，为5%～20%。

弓形虫感染的原因是多方面的，主要因素有以下方面。① 传染源分布广泛：弓形虫生活史相当复杂，且滋养体、包囊和卵囊等多种生活史阶段都具感染性，在终宿主之间、中间宿主之间、终宿主与中间宿主之间均可相互传播。② 传播途径多样：通过被猫科动物粪便污染的食物、器具、饮用水或未煮熟的肉类感染人体是主要途径。此外，妊娠期间母亲被弓形虫感染，弓形虫穿过胎盘屏障传播给胎儿的风险也较大，胎儿感染率可高达50%以上。通过输血和器官移植传播弓形虫病则较为少见。③ 人们的生活习惯不良：如吃生或半生的动物肉类，或与猫、犬等宠物亲密接触。猫作为弓形虫的终宿主，每日可向外界散播1 000万个卵囊。

(六) 防治原则

加强畜禽及可疑动物的监测隔离；加强饮食卫生管理及肉类食品卫生检疫；不吃生或半生的肉、蛋、奶制品；孕妇不接触猫、犬等宠物。定期对孕妇进行检查，在怀孕5个月内发现本虫感染，一般应终止妊娠。

对急性期患者应及时治疗，但目前尚无十分理想的药物。乙胺嘧啶、磺胺类药物(如复方新诺明)对增殖期弓形虫有抑制作用，这两类药物联合使用可提高疗效。孕妇感染一经确诊，应选用乙酰螺旋霉素治疗，以降低先天性弓形虫病的发病率。

隐 孢 子 虫

隐孢子虫(*Cryptosporidium* Tyzzer,1907)隶属顶复门(Phylum Apicomplexa)孢子虫纲(Class Sporozoa)，是一种重要的引起人和动物腹泻的机会性致病原虫，具有广泛的宿主，可寄生于人、哺乳类、禽类、爬行类、两栖类和鱼等240多种动物。隐孢子虫于1907年在实验小鼠胃腺上皮细胞内发现并命名(*C. muris*)。1976年首次发现人隐孢子虫感染。目前已知隐孢子虫有20多种。感染人的虫种和同种不同基因型的虫株有人隐孢子虫(*C. hominis*)、微小隐孢子虫(*C. parvum*)、火鸡隐孢子虫(*C. meleagridis*)、猫隐孢子虫(*C. felis*)、犬隐孢子虫(*C. canis*)、小鼠隐孢子虫(*C. muris*)、安氏隐孢子虫(*C. andersonis*)和猪隐孢子虫(*C. suis* genotype)等。隐孢子虫可引起人兽共患的隐孢子虫病(cryptosporidiosis)，免疫功能低下者尤易感染本虫，尤其是艾滋病患者感染后会引起致死性腹泻。

(一) 形态

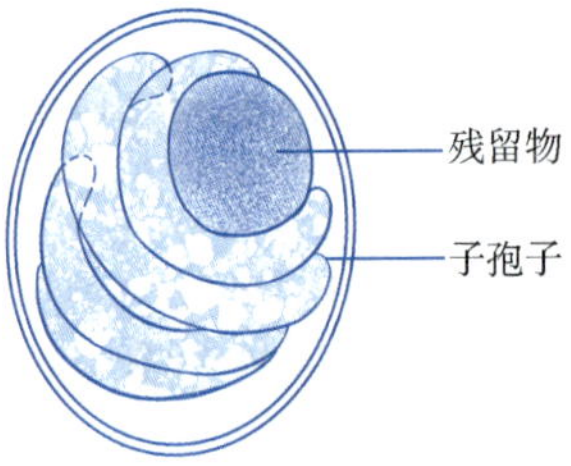

图3-13 隐孢子虫卵囊

隐孢子虫在不同发育阶段呈现不同的形态，包括滋养体、裂殖体、配子体、合子和卵囊5种形态。卵囊呈圆形或椭圆形，直径4～6 μm。成熟的卵囊内含有4个裸露的子孢子和由颗粒物组成的残留体(residual body)。子孢子呈月牙形，大小为1.5 μm×0.75 μm，有1个核。未经染色的卵囊很难识别，用改良抗酸法染色后，虫体呈玫瑰色。显微镜下，囊内子孢子呈不规则排列，残留体呈黑褐色，由空泡和颗粒状物所组成(图3-13)。

(二) 生活史

隐孢子虫的发育各期均在宿主小肠上皮细胞膜与胞质间形成的纳虫空泡内进行，整个发育过程无需宿主转换。

成熟卵囊是隐孢子虫的唯一感染阶段。卵囊被人和易感动物吞食后，经消化液作用，囊内的4个子孢子逸出，黏附并侵入肠上皮细胞，在纳虫空泡内发育为滋养体，经3次核分裂发育为Ⅰ型裂殖体。成熟的Ⅰ型裂殖体含8个裂殖子，裂殖子释出后，侵入其他上皮细胞，发育为第二代滋养体。第二代滋养体经2次核分裂发育为Ⅱ型裂殖体，成熟的Ⅱ型裂殖体内含4个裂殖子，释出后的裂殖子发育为雌、雄配子体，进一步发育为雌、雄配子，经有性生殖形成合子，进一步发育为卵囊。卵囊有薄壁(约占20%)和厚壁(约占80%)两种类型，薄壁卵囊中的子孢子逸出后直接侵入肠上皮细胞，进行裂体增殖，造成宿主自体内重复感染。此即免疫功能低下患者体内长期存在严重感染的原因。厚壁卵囊在肠上皮细胞或肠腔内经孢子化在囊内形成4个子孢子后，发育为成熟卵囊，随宿主粪便排出体外即具感染性。完成整个生活史需5～11日。

(三) 感染与致病

隐孢子虫病的发病机制尚未明确。虫体寄生于小肠黏膜，导致肠上皮细胞受损，肠绒毛萎缩、变短甚至融合和脱落，影响微绒毛的正常功能，引起消化和吸收障碍，导致腹泻。严重者病变部位可扩展至整个消化道，甚至累及呼吸道、胰腺和胆囊等。临床症状和受损的严重程度主要取决于宿主的免疫功能。

免疫功能正常者感染隐孢子虫，在临床上主要表现为消化不良和吸收障碍，出现腹痛、腹胀、腹泻及恶心、呕吐和食欲缺乏等，多为自限性腹泻，有时伴发热、头痛。发病1～2周后症状逐渐减轻或消退，病程一般不会超过1个月。免疫功能异常的患者，腹泻的程度往往更为严重，病程可持续数个月或更长。可导致严重营养吸收障碍，甚至并发肠外脏器感染，出现相应临床症状。目前研究已表明，隐孢子虫是AIDS合并肠道感染的常见病原体，患者频繁水泻，一日数次至数十次，可出现严重脱水和电解质紊乱，病死率可达50%。本病常可导致婴幼儿营养不良及生长发育迟缓。

（四）实验诊断

1. 病原学诊断　在患者粪便、痰液或胆汁中查出隐孢子虫卵囊即可确诊，常用的方法有金胺酚染色法、改良抗酸染色法、金胺酚-改良抗酸染色法等。最好在做金胺酚染色发现阳性后，再用改良抗酸染色法进行鉴别，可提高检出率。

2. 免疫学诊断　检测卵囊可应用直接与间接免疫荧光试验。酶联免疫吸附法用于检测宿主血清中的特异性抗体。免疫印迹法及聚合酶链反应（PCR）也可用于隐孢子虫的实验室检查。此外，免疫酶染色技术（IEST）、流式细胞技术等也可用于辅助诊断。

（五）流行情况

隐孢子虫呈世界性分布，全世界每年约有5 000万5岁以下儿童感染，主要集中在发展中国家。在我国腹泻儿童中，隐孢子虫检出率为1.36%～13.3%，多发生在2～5岁的儿童中。目前隐孢子虫病已被列为引起人类腹泻最常见的6种腹泻病因之一。同性恋并发AIDS患者近半数感染隐孢子虫，是引起AIDS患者死亡的主要原因之一。WHO于1986年将人的隐孢子虫病列为艾滋病的标志性伴发疾病之一。

患者和带虫者、各种动物宿主是重要传染源。主要通过粪-口途径传播。婴幼儿、艾滋病患者、免疫功能低下者更易感染隐孢子虫。

（六）防治原则

加强人畜粪便管理，注意环境卫生和个人饮食卫生，是预防隐孢子虫病流行的主要措施。目前尚无理想的有效抗虫药物，治疗主要包括对症治疗、抗虫治疗和免疫治疗等方法，防止脱水、纠正电解质紊乱、加强营养补充和止泻等是缓解临床症状的有效手段。我国用大蒜素治疗，有一定疗效。巴龙霉素、螺旋霉素、阿奇霉素等也可改善临床症状或缩短病程。国外报道口服巴龙霉素2周后，卵囊排出数量减少，但长期疗效仍不确定。

人芽囊原虫

人芽囊原虫（*Blastocystis hominis*）广泛分布于世界各地，1849年由Loesch首次发现，1912年Brumpt将其命名为“*Blastocystis hominis*”并归属于酵母菌。近年来大多数学者认为该虫是寄生于高等灵长类及人类的可致病性原虫。人芽囊原虫的分类地位争论已久，曾先后被归入孢子虫亚门（1967）和肉足虫亚门、阿米巴目、芽囊原虫亚目（1988）。1993年，江静波、何建国提出该虫应属芽囊原虫新亚门（Blastocysta）、芽囊原虫纲（Blastocystidea）、芽囊原虫目（Blastocystida）、芽囊原虫科（Blastocystidae）、芽囊原虫属（*Blastocystis*）。

（一）形态

人芽囊原虫大小差异较大，直径 4～63 μm。体外培养可见空泡型、颗粒型、阿米巴型和包囊型 4 种类型虫体，粪便中多为空泡型。空泡型虫体呈圆形，直径 4～15 μm，中央有一个大空泡，核 1～4 个，呈月牙状或块状。颗粒型虫体内充满代谢颗粒、脂肪颗粒、繁殖颗粒等物质。阿米巴型虫体与溶组织内阿米巴滋养体相似，形态多变并可做极缓慢移动，虫体内含多个小颗粒物质。包囊型虫体较大，呈圆形或卵圆形，外被多层囊壁，内含 1～4 个核、多个空泡、糖原及脂类沉淀等，包囊型可分裂为 3～4 个或更多。

（二）生活史

人芽囊原虫主要寄生于宿主回盲部，其生活史目前尚未完全阐明。一般认为感染阶段为包囊，包囊有厚壁和薄壁两型。厚壁包囊经粪便排出污染水源、食物，误食后可引起感染。厚壁包囊进入肠腔发育为空泡型虫体，生活史过程疑为“空泡型-阿米巴型-空泡型”，但空泡型亦可转变为颗粒型和包囊型。空泡型、颗粒型、阿米巴型通过二分裂、内二芽殖法等方式繁殖。薄壁包囊可在肠腔中进行裂体增殖。该虫除寄生于人体外，还可寄生于其他灵长类动物以及犬、猪、猫、小鼠、大鼠、家兔、豚鼠、蛙、蛇、蚯蚓和家禽等体内。

（三）感染与致病

人芽囊原虫病的发病机制尚未明确，致病型虫体是阿米巴型。免疫功能正常的宿主感染后一般处于隐性感染状态，但当机体抵抗力下降或免疫功能不全时，患者才出现明显的临床症状和体征。对感染人芽囊原虫的实验动物进行病理学研究，发现人芽囊原虫可侵入肠黏膜上皮。死亡患者和动物肠道内含大量虫体，且有虫体侵入肠黏膜现象。人芽囊原虫感染者多无临床症状，少数出现腹泻、腹痛或腹部绞痛、呕吐等症状，急性感染可能会出现水样泻。此外，疲劳、食欲减退、胃胀及其他非特异性消化道症状也可能与人芽囊原虫的感染有关。有研究表明，56％感染者与免疫功能低下有关。艾滋病患者容易感染人芽囊原虫且症状严重，治疗十分困难。此外，有病例报道人芽囊原虫感染可能与过敏性皮肤病（如皮肤瘙痒症、荨麻疹）、关节炎等有关。

（四）实验诊断

粪便中检获虫体可确诊，常用方法有生理盐水直接涂片法、碘液染色法、固定染色法（如姬氏或瑞氏染色法）和培养法。应注意与溶组织内阿米巴、哈门氏内阿米巴、微小内蜒阿米巴包囊、隐孢子虫卵囊及真菌等相鉴别。血清学诊断几乎无意义。

（五）流行情况

人芽囊原虫呈世界性分布，热带、亚热带地区高发，人群普遍易感。我国人群感染率多低于 10％，但有的地区可高达 30.4％。据 1988～1992 年全国人体寄生虫学分布调查显示，全国平均感染率为 1.284％，估计全国感染人数为 1 666 万。由于常在患者粪便中同时发现人芽囊原虫与溶组织内阿米巴共存，提示这两种原虫可能具有相同的宿主、共同的传染源和类似的感染途径。有报道显示，患者中与猪或禽类密切接触者占半数以上（57.6％～75.0％），故考虑由接触感染所致。也有研究提示蟑螂是重要的传播媒介。

（六）防治原则

预防应加强卫生宣教，注意个人卫生和饮食卫生，粪便无害化处理，保护水源，杀灭昆虫等传播媒介。饮食行业人员要定期检查。轻微症状者无须治疗，当发现虫体大量寄生或感染者出现严重症状并确诊时，可用甲硝唑或碘化奎宁治疗，对甲硝唑有抗药性的虫株可用复方新诺明等治疗。

（韩妮萍　韩晓伟）

第五节　纤 毛 虫

纤毛虫属纤毛门(Phylum Ciliophora)，大多数纤毛虫以纤毛作为运动细胞器，生活史的各个阶段都有纤毛，纤毛在虫体表面做有规律的波状运动，使虫体以螺旋形旋转的方式向前运动。纤毛虫具有大、小核各1个，偶尔也可见到多个小核。多数纤毛虫营自生生活，少数虫种寄生于无脊椎动物和脊椎动物消化道内。寄生于人体的仅有结肠小袋纤毛虫一种。

结肠小袋纤毛虫

结肠小袋纤毛虫〔*Balantidium coli* (Malmsten, 1857) Stein, 1862〕属动基裂纲(Kinetofragminophorea)、小袋科(Balantidiidae)、小袋属(*Balantidium*)，是寄生于人体最大的原虫。1857年，Malmsten首次从两名腹泻患者的粪便中发现该虫并将其命名为结肠草履虫(*Paramecium coli*)。1862年，Stein将该种归入小袋属，更名为结肠小袋纤毛虫。该虫可侵犯宿主肠壁引起结肠小袋纤毛虫痢疾(balantidial dysentery)。

(一) 形态

结肠小袋纤毛虫的生活史有滋养体和包囊两期(图3-14)。滋养体呈椭圆形，无色透明或呈略带绿色的淡灰色，大小为(30～200)μm×(25～120)μm，全身被有纤毛，可做快速旋转运动。滋养体形态多变，前端有胞口，下接漏斗形胞咽，胞口纤毛的运动将颗粒状食物送入虫体并形成食物泡，消化后的食物残渣经胞肛排出。虫体中、后部各有一个伸缩泡(contractile vacuole)，具有调节渗透压的作用。虫体有一个肾形的大核和一个圆形的小核，小核位于大核的凹陷处。包囊呈圆形

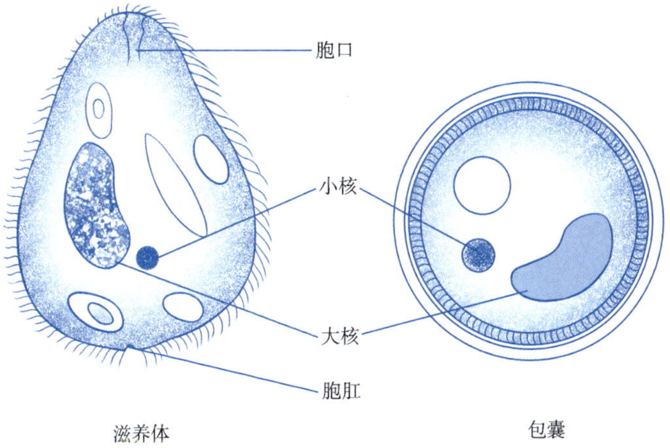

图3-14　结肠小袋纤毛虫

或椭圆形，淡黄色或淡绿色，直径 40～60 μm，囊壁厚而透明，染色后可见肾形细胞核。

（二）生活史

宿主由于食入成熟包囊污染的食物或饮水感染，包囊进入胃肠道后脱囊并逸出滋养体。滋养体到达结肠后，以淀粉颗粒、细菌及肠壁脱落细胞为食，迅速生长，并以横二分裂法或接合生殖法繁殖。分裂早期虫体变长，中部横向缢缩，后部的个体长出新的胞口，小核首先分裂，大核变长并在中部缢缩为两个，中、后两个收缩泡分别进入两个子体，最后虫体从横缢处分为两个较小的子体。接合生殖时，两个虫体相互靠近，在胞口附近连接，彼此交换核物质后分开，再各自以二分裂法繁殖。滋养体可在一定条件下侵犯宿主肠壁。部分随粪便排出的滋养体，可在外界形成包囊。在外界环境中包囊不再进行分裂繁殖。此外，由于肠道内理化环境的变化，少数滋养体变圆并分泌囊壁而形成包囊，随粪便排出体外。猪是本虫重要的保虫宿主。

（三）感染与致病

滋养体寄生于人体结肠，繁殖过程中可分泌透明质酸酶，并可通过机械运动侵入结肠黏膜及黏膜下层，引起炎症和形成溃疡。感染者多为隐性感染，但粪便中可有虫体排出。严重感染者可出现结肠黏膜大面积脱落，病理变化与阿米巴痢疾极为相似。急性期亦称痢疾型，患者可有腹痛、腹泻和黏液血便，并伴有里急后重，也有患者出现脱水、营养不良及消瘦，若治疗不当或不及时可转为慢性。慢性患者可有上腹不适，回盲部及乙状结肠部压痛，周期性腹泻，大便粥样或水样，常伴有黏液但无脓血。滋养体偶可经淋巴系统转移到肝、肺或泌尿生殖器官等肠外组织，引起异位病变。

（四）实验诊断

粪便直接涂片法检查滋养体和包囊可以确诊。新鲜粪便反复送检，可提高检出率。必要时行乙状结肠镜检并做活组织病理检查。也可用阿米巴培养基培养本虫。

（五）流行情况

结肠小袋纤毛虫呈世界性分布，以热带、亚热带最多。已知有 30 余种动物可感染本虫，猪是最重要的传染源，感染率可高达 60%～70%。一般认为人体结肠环境不适宜本虫生存，因此人体感染较少。我国云南、广西、广东、福建、四川、湖北、河南、河北、山东、山西、陕西、吉林、辽宁、台湾等地均有病例报道。不少病例有与猪接触的病史，故常认为人的感染来源于猪。

滋养体对外界环境有一定的抵抗力，在厌氧环境和室温条件下能存活 10 日，但在胃酸中很快被杀死。包囊的抵抗力较强，在室温下能存活 2 周至 2 个月，在潮湿环境里能存活 2 个月，在 10% 福尔马林中能存活 4 小时。

（六）防治原则

本虫的防治同溶组织内阿米巴原虫。结肠小袋纤毛虫病的发病率较低，重点在于预防，应加强卫生宣传教育，注意个人卫生和饮食卫生，做好粪便管理，避免包囊污染食物和水源。治疗可用灭滴灵或黄连素等。

（韩晓伟）

第四章　医学节肢动物学

导学

掌握：医学节肢动物对人体的危害；蚊、蝇、人疥螨和蠕形螨的形态特征、生活史及其与疾病的关系。

熟悉：蚤、臭虫、蜚蠊、虱、毒隐翅虫等昆虫纲动物与蜱、尘螨、革螨和恙螨等蛛形纲动物的形态特征及其与疾病的关系。

了解：医学节肢动物的形态结构特征、生长发育规律和主要类别；常见虫媒病及传播媒介。

第一节　医学节肢动物概述

节肢动物是节肢动物门(Arthropoda)动物的统称，种类繁多，分布广泛，占自然界中动物种数的85%左右，多达110万种。医学节肢动物(medical entomology)是指能通过叮咬、刺蜇、毒害、吸血、寄生或传播病原体等方式危害人体健康的节肢动物。研究医学节肢动物形态结构、分类、变态过程、生态、地理分布、致病和防制方法的科学称为医学节肢动物学(medical arthropodology)。医学节肢动物学是人体寄生虫学、传染病学及流行病学的重要组成部分。

一、节肢动物的形态结构特征和种类

(一) 形态结构特征

节肢动物的形态结构复杂多样，但有以下一些共同的特征：① 虫体左右对称，躯体和成对的附肢均分节；② 体表是由几丁质等构成的外骨骼；③ 体液是开放式循环，各种组织器官浸润在血腔的血液或血淋巴中。

(二) 主要种类

医学节肢动物主要分属昆虫纲(Insecta)、蛛形纲(Arachnida)、甲壳纲(Crustacea)、唇足纲(Chilopoda)和倍足纲(Diplopoda)5个纲，与人类健康关系最为密切的是前两纲。

1. 昆虫纲　虫体分头、胸、腹3部分。头部触角1对，具有感觉功能，大多有1对复眼，有一口器可刺吸、可舔食或咀嚼食物；胸部有足3对，具有运动功能；具有1～2对翅膀或已退化。腹部无

附肢，包含生殖器官和大部分内脏器官。与医学有关种类有蚊、蝇、白蛉、蠓、蚤、虱、臭虫、蜚蠊、毒隐翅虫等。

2. 蛛形纲　虫体分头胸和腹两部或头胸腹愈合成一个整体，成虫具足4对，无触角。与医学有关种类有蜱、恙螨、疥螨、尘螨、革螨、蜘蛛、蝎子等。

3. 甲壳纲　虫体分头胸和腹两部，头部触角2对，头胸部两侧有足5对，外骨骼因含有大量的碳酸钙，比较坚硬，称为甲壳，多数种类过水生生活，如淡水虾蟹、蝲蛄、剑水蚤等，是某些寄生虫的中间宿主。

4. 唇足纲　虫体扁长，由头及若干形态相似的体节组成，通常10节以上。头部有触角1对，除末两节无足外，每一体节各有足1对，第一体节的附肢转化为颚足，含有毒腺，螫人时毒腺排出毒液伤害人体，主要种类如蜈蚣。

5. 倍足纲　体呈长管形，多体节，头部有触角1对，胸部有4体节，每节1对足，余下体节每节有足2对，分泌物可引起人体皮肤过敏，常见种类如马陆。

二、节肢动物的生长发育、生态学和生活习性

（一）生长发育

节肢动物个体发育有胚胎发育和胚后发育，前者在虫卵内完成，后者从虫卵发育到成虫。节肢动物从虫卵发育为成虫，经历了形态结构、生理功能、生活习性和行为等一系列变化，此过程称为变态(metamorphosis)，往往经历多次蜕皮才会发育成熟。一般分为完全变态和不完全变态两种类型。

1. 完全变态(complete metamorphosis)　节肢动物发育过程有虫卵、幼虫、蛹和成虫4个时期，各个时期形态特征和生活习性有明显不同，称完全变态。如蚊、蝇、蚤、白蛉等的发育。

节肢动物从卵发育为幼虫的过程称孵化，幼虫发育为蛹的过程称化蛹(pupation)，蛹脱壳发育为成虫称羽化(emergence)。

2. 不完全变态(incomplete metamorphosis)　不完全变态是节肢动物的幼虫与成虫的形态结构和生活习性有相似之处，根据差异的程度不同，又可以分为半变态、渐变态等类型。半变态发育过程有卵、幼虫、成虫3个时期，如虱、臭虫等；渐变态有卵、幼虫、若虫和成虫4个时期，如蜱和螨等。若虫期的形态特征和生活习性与成虫相似，只是形体较小，生殖器官未发育成熟。

（二）生态学及生活习性

节肢动物的生态学是研究节肢动物与周围环境之间相互关系及其作用机制的科学，包括温度、湿度、光照和生物因素等对节肢动物生活习性的影响。

节肢动物的生活习性包括滋生习性、食性、活动和栖息习性、季节消长、越冬等，因种类不同各有差异。滋生习性包括孳生地的选择、温度和遮阴度，这对幼虫发育非常重要，如不同蚊孳生于不同类型的水体。节肢动物的食性复杂，如吸血蝇类以动物和人的血液为食，非吸血蝇类多为杂食性，以人和动物的食物、分泌物、排泄物或腐败动、植物等为食。受光照和温度影响，节肢动物的活动和栖息场所不同，如蚊有家栖型、半家栖型和野栖型。季节的变化引起温度、湿度、雨量和光照的周期性综合变化，会影响节肢动物种类的季节消长，不同地区的节肢动物种类或同一地区的不同种类，也会有不同的季节消长，如中华按蚊，成蚊的密度高峰在长江中下游地区是5～9月，而在海南省是在2～3月。越冬(冬眠)是节肢动物对冬季产生的一种生理性的适应现象，往往表现为停止发育，如不同的蚊种类可以成虫、卵或幼虫形式越冬。熟悉各种医学节肢动物的发育特点、生态学

和生活习性并加以利用，可以对其进行有效的防制。

三、医学节肢动物对人体的危害

节肢动物对人体的危害有许多方面，大致分为直接危害和间接危害。

（一）直接危害

1. 骚扰、吸血　蚊、蝇发出声音骚扰人们的工作、学习或睡眠；蚊、白蛉、蚤、虱、臭虫、蜱、螨等吸血节肢动物叮咬人体，被叮处常出现红肿或痒痛感，严重时还会引起荨麻疹，影响人们正常的睡眠或工作。

2. 刺蜇、毒害　有些节肢动物有毒毛、毒刺或可以分泌毒性物质，虫体刺蜇人体时把毒液注入皮下，引起局部或全身反应。如蜂、蝎、毒蜘蛛、蜈蚣、蜱等，刺蜇人体后产生局部红肿、烧灼感、疼痛，严重者可能出现心悸、血压下降和瘫痪等。松毛虫的毒毛和毒隐刺虫的毒液接触人体可引起急性皮炎、局部淋巴结肿大或关节肿痛等。

3. 超敏反应　节肢动物的唾液、分泌物、排泄物或虫体等都是外来的重要抗原，可以引起人体出现超敏反应。如尘螨可引起过敏性鼻炎或皮炎，臭虫、革螨、疥螨等可引起过敏性皮炎。

4. 寄生　有些节肢动物的不同时期可以直接寄生于人体体表或体内，如疥螨寄生人体的表皮层引起疥疮，蝇幼虫可寄生于人体的不同组织或器官引起不同的蝇蛆病；某些粉螨、尘螨可寄生于肺引起肺螨病。

（二）间接危害

医学节肢动物对人体的危害主要是可以携带病原体对人和动物传播疾病。由节肢动物传播的疾病称虫媒病(arbo-disease)，传播疾病的节肢动物称媒介节肢动物。传播方式可分为机械性传播和生物性传播。

1. 机械性传播　医学节肢动物对病原体仅起着携带、输送的作用。病原体通过黏附节肢动物体表、口器或经消化道传播，但其形态和数量均未发生变化。此类节肢动物的重要代表有蝇和蜚蠊，尤其是蝇可机械性传播痢疾杆菌、阿米巴包囊、蠕虫卵等。

2. 生物性传播　病原体在医学节肢动物体内经历生长发育和(或)繁殖过程，只有病原体达到一定的数量或发育为感染阶段后才传播给人。不同的媒介节肢动物对病原体的传播有不同的特性，根据病原体在节肢动物体内发育与繁殖的情况，分为4种类型。

(1) 发育式：病原体在节肢动物体内只有发育但没有繁殖过程，即病原体仅有形态结构和生理生化特性上的变化，数量上没有增加，如丝虫的微丝蚴在蚊体内的发育。

(2) 繁殖式：病原体在节肢动物体内经过繁殖后，其数量增多。例如，登革热病毒在蚊虫体内繁殖，导致数量的剧增；恙虫病立克次体在恙螨体内、鼠疫杆菌在蚤体内的繁殖等。

(3) 发育增殖式：病原体在节肢动物体内，既经历发育又有繁殖过程。形态结构上发生变化，数量上也有增加，如疟原虫在按蚊体内的发育和增殖。

(4) 经卵传递式：某些病原体特别是病毒和立克次体不仅在节肢动物体内繁殖，还可侵入卵巢，经卵传递到下一代并使之具有感染性。这种传递方式多见于蜱螨类。例如，恙螨幼虫感染了恙虫立克次体后，病原体经成虫产卵，传递给下一代幼虫并具感染性。

医学节肢动物对人体最大的危害是传播各种疾病，我国常见的生物性传播的虫媒病及传播媒介见表4-1。

表 4-1 我国常见的生物性传播的虫媒病及传播媒介

传播媒介	病 原 体	传播的虫媒病	传 播 方 式
蚊	疟原虫	疟疾	吸血时注入子孢子
	丝虫	淋巴丝虫病	吸血时丝状蚴钻入
	登革热病毒	登革热	吸血时注入
	乙型流脑病毒	流行性乙型脑炎	吸血时注入
	寨卡病毒	寨卡病毒病	吸血时注入
蝇	结膜吸吮线虫	结膜吸吮线虫眼病	蝇舔食宿主眼部进入
白蛉	杜氏利什曼原虫	内脏利什曼病(黑热病)	吸血时注入鞭毛体
蚤	鼠疫杆菌	鼠疫	吸血时注入
	莫氏立克次体	地方性斑疹伤寒	蚤体压碎或蚤粪污染皮肤、伤口
	部分绦虫(微小膜绦虫、缩小膜壳绦虫和犬复孔绦虫)	微小膜绦虫病、缩小膜壳绦虫病和犬复孔绦虫病	误食含有似囊尾蚴的蚤
虱	普氏立克次体	流行性斑疹伤寒	虱体压碎或虱粪污染皮肤、伤口
	回归螺旋体	虱传回归热	
	五日热立克次体	战壕热	
甲虫	猪巨吻棘头虫	猪巨吻棘头虫病	误食含有感染性棘头体的甲虫
蜱	人粒细胞无形体(细菌)	人粒细胞无形体病	吸血时注入
	森林脑炎病毒	森林脑炎	吸血时注入
	新疆出血热病毒	新疆出血热	吸血时注入
	伯氏疏螺旋体	莱姆病	吸血时注入
	贝勃氏立克次体	Q 热	经蜱叮咬或蜱粪污染受损皮肤
	西伯利亚立克次体	北亚蜱媒斑疹伤寒	经蜱叮咬或蜱粪污染受损皮肤
	波斯疏螺旋体、拉氏疏螺旋体	蜱媒回归热	经蜱叮咬或基节液污染受损皮肤
恙螨	恙虫立克次体	恙虫病	经恙螨叮咬传播
	汉坦病毒	流行性出血热	
革螨	汉坦病毒	流行性出血热	经革螨叮咬传播

四、医学节肢动物的防制

医学节肢动物的防制是预防和控制虫媒病的重要手段，防制方法包括环境治理、物理防制、化学防制、生物防制、遗传防制及法规防制等六方面。在制订综合防制措施时，可以有选择的联合采用。

（一）环境治理

根据媒介节肢动物的生活习性，通过改变环境，减少其孳生，达到预防和控制虫媒病的目的。通过清除杂草，保持家庭整洁、干燥等改善居住环境和卫生，改造和修建卫生设施，减少老鼠、蚊虫、苍蝇及蜚蠊等的孳生繁殖，从而防止虫媒病的传播。

（二）物理防制

利用各种机械、热、光、电等手段，或采用隔离、驱赶或捕杀等方法，来阻止节肢动物靠近人体。如装纱门窗防止蚊蝇等进入室内；挂蚊帐防止蚊虫叮咬；用捕蝇笼、捕蝇纸诱捕蝇等。

（三）化学防制

使用杀虫剂、驱避剂是目前最有效的杀虫和驱虫方法。理想的杀虫剂具有以下特点：高效速杀；广谱杀虫；低毒无残留，易降解；不易产生抗药性；原料易得，生产不难，价格低廉，使用方便。

1. 常用的化学杀虫剂

（1）有机磷类杀虫剂：具有广谱杀虫、高效速杀性能，在自然界较易水解或生物降解，减少残留和污染，如马拉硫磷、敌敌畏、毒死蜱等，对防治白蛉、蚋、蚤、虱、臭虫、蜚蠊等均有良好效果。但这类杀虫剂可通过体表或呼吸道进入体内，引起人畜中毒。

（2）氨基甲酸酯杀虫剂：此类杀虫剂具有高效、低残毒、对目标节肢动物选择性强、不污染环境等优点，有些品种对抗有机磷杀虫剂的节肢动物也有效，如混灭威、残杀威恶虫威等。

（3）拟除虫菊酯类杀虫剂：目前是家庭和公共场所常用的杀虫剂。具有高效速杀、对哺乳动物毒性低、降解快等优点，如丙烯菊酯、氯氰菊酯、二氯苯醚菊酯、溴氰菊酯等。其中，丙烯菊酯耐高热，故多用于制造蚊香；二氯苯醚菊酯和溴氰菊酯可用作室内或室外喷洒，以防制蚊、蝇，以及蜚蠊、臭虫等。溴氰菊酯由于具有毒杀、接触兴奋和驱避作用而被用于浸泡蚊帐，以降低室内蚊的密度。

（4）昆虫生长调节剂：包括保幼激素类似物（如烯虫酯、吡丙醚）和几丁质合成抑制剂（如除虫脲）。前者抑制幼虫发育，后者阻碍几丁质合成，干扰昆虫的蜕皮、化蛹，使昆虫活动和进食减少而致死亡。其优点是生物活性高，作用特异性强，对其他生物无毒或毒性小，使用剂量小，易降解。缺点是作用慢，只限于一定的发育阶段，对成虫无效。

2. 驱虫中草药和植物　在中医学里，因地制宜，使用植物防治虫害是一种有效的方法。文献记载，用桃叶、艾蒿、花椒等以烟熏进行驱灭蚊、蝇、蜚蠊等，有良好的效果。天竺葵、薄荷、驱蚊香草等散发出来的气味有驱蚊功效。据报道，银杏、雷公藤、黄花蒿等有一定的驱杀蚊虫作用；百部的酒精浸泡液可用于虱、螨等皮肤病的治疗。

3. 驱避剂和引诱剂　驱避剂和引诱剂对节肢动物不一定有明显的毒杀作用，但有较强的驱避或引诱功能。驱避剂可制成液状、膏剂或霜剂等涂抹于皮肤，或制成浸染剂浸染衣服或做防护网，对吸血节肢动物，特别是蚊和蜱有良好的驱避作用，常用的有驱蚊灵、驱蚊叮、避蚊胺。苯甲酸苄酯对蜱和蚤的驱避效果较佳，三甲胺对蚊和蝇驱避效果好，茴香醛、亚油酸、亚麻酸对蜚蠊则有引诱作用。

（四）生物防制

生物防制是指利用某些生物的天敌或其代谢物来防制某些虫害。生物防制措施对人畜安全、不污染环境、多数有较长的持续抑制作用，具有较好的发展前景。生物防制可分为捕食性生物和致病性生物两类，前者如利用如鱼、蜻蜓、剑水蚤、水生甲虫等吞食蚊虫幼虫，后者如病毒、细菌、真菌、原虫、线虫、寄生蜂让蚊虫致病不能正常发育。

（五）遗传防制

通过改变或转换昆虫的遗传物质，以降低其繁殖能力或生存竞争力，从而达到控制或消灭一个种群的目的。例如，释放用经特殊方法处理的绝育的变异雄虫，使其雌虫与绝育雄虫交配，产出不能继续发育的虫卵。也有通过释放遗传变异的害虫，包括染色体易位、性畸变和带致死因子的害虫，让它们自由交配后，使正常的种群数量自然递减。

（六）法规防制

利用法律或条例规定，防止媒介节肢动物的传入，对某些重要害虫实行监管，或定期采取强制性措施消灭某些害虫。如登革热在我国南方部分地区流行时，当地政府的相关卫生部门会加强卫生监督和检疫，宣传登革热的相关知识，全民动员消除蚊虫孳生地，强制每周周五下午进行灭蚊工作。

（陈海英）

第二节 昆虫纲

昆虫纲是动物界最大的类群。本纲寄生虫种类多，数量大，较为常见，严重危害人类健康。本纲的许多种类是重要虫媒病的传播媒介。常见者有蚊、蝇、蚤、臭虫、蜚蠊、虱、毒隐翅虫、白蛉、蠓等。

蚊

蚊(mosquito)属双翅目(Diptera)、蚊科(Culicidae)，亦称蚊子，是危害人体健康最严重的一类昆虫，可引起疟疾、乙型脑炎、登革热和寨卡病毒感染等多种疾病。蚊种类多、分布广，目前全世界已记录蚊共3亚科，112属，3 500多种，我国已发现18属约400种。与传播疾病有关的蚊种是按蚊属、库蚊属、伊蚊属，主要传病蚊种有9种：中华按蚊(*Anopheles sinensis*)、嗜人按蚊(*An. anthropophagus*)、微小按蚊(*An. minimus*)、大劣按蚊(*An. dirus*)、淡色库蚊(*Culex pipiens pallens*)、致倦库蚊(*Cx. P. quinquefasciatus*)、三带喙库蚊(*Cx. tritaeniorhynchus*)、白纹伊蚊(*Aedes albopictus*)和埃及伊蚊(*Ae.aegypti*)等。

(一) 形态

1. 成虫　体长1.6 mm～12.6 mm，分头、胸、腹3部分(图4－1)，呈灰褐色、棕褐色或黑色。头部半球形，有复眼和触角各1对，喙1支，比头部长数倍。每条触角各鞭节轮生一圈毛，由此可鉴别雌雄，雌蚊轮毛短而稀，雄蚊则长而密。喙由上唇、下唇、舌、上颚和下颚构成，雌蚊具喙可刺吸人畜血液，雄蚊上、下颚退化不能吸血(图4－2)。胸部分前胸、中胸和后胸3节，每胸节有足1对，中胸有翅1对。蚊有3对细长的足，分别称前足、中足和后足。足上覆盖有鳞片，可形成黑白斑和环纹，是蚊种分类特征之一。蚊翅窄长，翅脉和翅缘上都有鳞片，可形成麻点、斑点或条纹，也是分类鉴定的重要依据。

2. 虫卵　长约1 mm，通常呈长椭圆形。各种蚊卵的外形、颜色和排列方式有所不同。按蚊的卵表面有浮囊，散在于水面，常排列成几何图形；库蚊的虫卵由100～200个黏附形成卵筏，浮于水面；伊蚊的虫卵散在于水边或沉于水底。

3. 幼虫　亦称孑孓。初孵幼虫长约1.5 mm，幼虫有四龄，可分为头、胸、腹3部，各部着生毛或毛丛。

4. 蛹　侧面观呈逗点状，分为头胸部和腹部。头胸部膨大，腹部狭细，是分属的重要依据。

按蚊、库蚊、伊蚊各发育阶段的形态特征区别可见表4－2及图4－3。

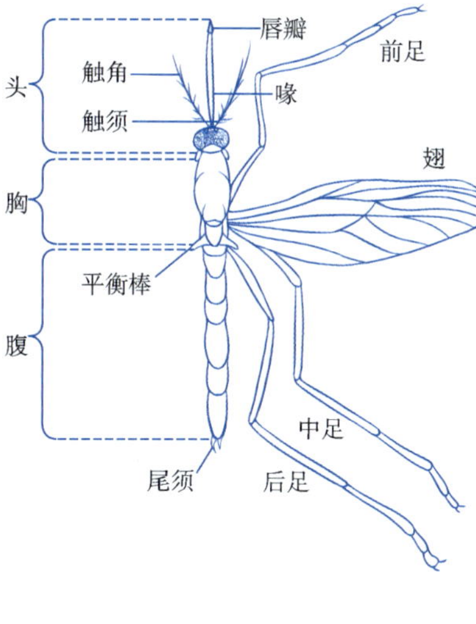

图 4-1　蚊虫模式图

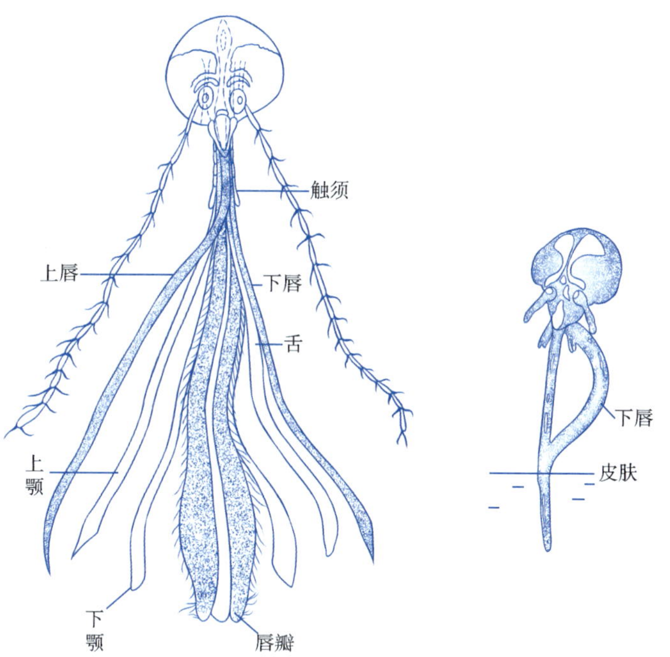

图 4-2　蚊头部和口器

表 4-2　按蚊、库蚊、伊蚊各发育阶段的形态特征

虫　期	特　征	按　　蚊	库　　蚊	伊　　蚊
成虫	体色	大多灰褐色	大多棕褐色	黑色
	触须	雌、雄与喙等长，雄蚊末端膨大呈棒状	雌蚊甚短，短于喙之半，雄蚊则比喙长	雌蚊同库蚊雄蚊与喙等长
	翅	常见黑白斑	多无黑白斑	无黑白斑
	足	有无白环不定	无白环	有白环
	停息状态	体与喙成一直线和停落面成一角度	体与喙有角度，体与停落面平行	同“库蚊”
蛹	呼吸管	粗而短，漏斗状口阔，有深裂隙	细长，管状，口小，无裂隙	长短不一，口斜向或三角形，无裂隙
幼虫	呼吸管	无，具气门	细而长，有多对呼吸管毛	粗而短，有 1 对呼吸管毛
	掌状毛	有	无	无
	静态	与水面平行	头下垂，与水面呈角度	同“库蚊”
虫卵	外形	舟形，有浮囊	圆锥形，无浮囊	橄榄形，无浮囊
	排列	分散，常排成图案状浮于水面	集成卵筏，浮于水面	分散，沉于水底

（二）生活史

蚊虫生活史为完全变态，分卵、幼虫、蛹、成虫 4 期。雌蚊在交配吸血后方可产卵，蚊幼虫有四龄，刚孵出的为一龄幼虫，经 3 次脱皮后发育为四龄幼虫。约 1 周后化蛹，经 2～3 日羽化为成蚊。雄蚊羽化后很快即可交配。在夏季完成一代生活史需 10～15 日，一年可繁殖 7～8 代。雄蚊不吸血，只吸植物汁液及花蜜。雌蚊吸食人或动物的血液后卵巢才能发育，进而产卵繁殖。蚊一生中能

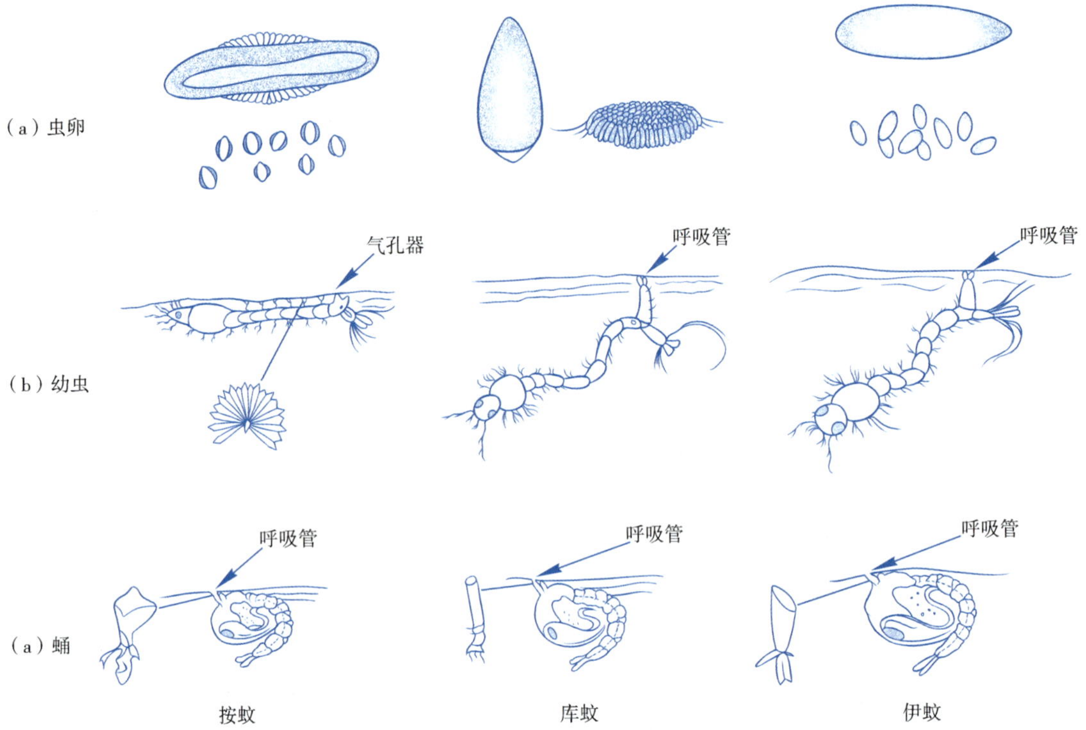

图 4-3 按蚊、库蚊、伊蚊生活史各期形态区别

产卵多次,产卵量从数十个至数百个不等。伊蚊多在白天活动,但其他蚊种一般都在清晨、黄昏或黑夜活动。雄蚊寿命 1～3 周,雌蚊寿命 1～2 个月,越冬雌蚊的寿命长达数个月。

成蚊产卵的地点就是幼虫的孳生地。不同蚊种孳生于不同环境,如库蚊孳生于下水道、积肥坑、污水池、污水坑、粪缸等污水中;伊蚊多孳生于缸、罐、盆、桶等小容器及竹筒、树洞积聚的雨水中;按蚊主要孳生于稻田、池塘、沟渠、水库等大型清洁水体。各种环境中,农村环境蚊虫密度较高,特别是牲畜棚是各类蚊虫的重要来源地。7 月是我国蚊虫活动的高峰期,但不同条件下也可提前至 6 月或推迟至 9 月。

(三) 与疾病的关系

蚊虫除通过叮刺吸血、骚扰睡眠等直接危害人类外,更重要的危害是作为媒介传播多种疾病。

1. 疟疾　在我国,其传播媒介平原地区为中华按蚊,长江流域为嗜人按蚊,南方山区为微小按蚊,热带雨林为大劣按蚊,台湾地区为日月潭按蚊。

2. 丝虫病　我国的班氏丝虫病,以淡色库蚊和致倦库蚊为主要传播媒介,中华按蚊为次要媒介;马来丝虫病以中华按蚊和嗜人按蚊作为主要传播媒介。

3. 流行性乙型脑炎　其主要传播媒介为三带喙库蚊,白纹伊蚊也可传播。

4. 登革热　病原体为登革病毒,埃及伊蚊和白纹伊蚊是主要的传病媒介。白纹伊蚊分布较广,但北纬 34°以南最常见。

5. 寨卡病毒　病原体为寨卡病毒,主要通过病毒感染的伊蚊类蚊媒叮咬传播,与登革病毒传播方式相似,我国存在白纹伊蚊和埃及伊蚊等传播媒介,有继续发生输入性病例和引发本地流行的风险。

(四) 防制原则

灭蚊采取环境治理、物理防制、化学防制和生物防制等综合性防制措施,前往国内、外蚊虫传播疾病流行区人员要做好个人防护,防止蚊虫叮咬,预防输入性感染。具体如下。

1. 整治孳生地　改变孳生环境、消除或减少孳生场所,是行之有效的蚊虫防制措施。如堵塞树洞、翻缸倒罐,以减少伊蚊孳生地;清除灌溉沟中及两岸杂草,可减少按蚊孳生;处理好污水、粪坑、填平污水坑等,可减少库蚊的孳生。

2. 灭幼虫　化学杀幼剂有双硫磷、倍硫磷、杀螟松和辛硫磷等。生物手段包括放养食蚊鱼类和施放生物杀虫剂等,鲤鱼、非洲鲫鱼、柳条鱼、塘角鱼、尼罗非鱼、中华斗鱼及某些观赏鱼类等均有较好灭蚊效果,生物杀虫剂常用的主要为苏云金杆菌(Bti-14)或球形芽孢杆菌(BS-10)等。

3. 杀灭成蚊　可使用杀虫药剂熏杀成蚊。常用的杀虫剂主要包括有机磷类,如马拉硫磷、双硫磷、倍硫磷、辛硫磷及甲嘧硫磷等;拟除虫菊酯类,如速灭菊酯、溴氰菊酯、苄呋菊酯和氯菊酯等,其毒性相对较低,是较理想的杀虫剂。

4. 防蚊侵袭　可采用纱门、纱窗、蚊帐等防护措施,或以蚊香等驱避剂驱蚊,以及穿浅色长袖衣物减少皮肤外露部位等。

5. 中草药灭蚊　在中医学里,因地制宜,使用中草药灭蚊是行之有效的方法。早在宋代,《格物粗谈》就记载了原始的蚊香的配方。根据文献报道,我国具有驱蚊灭蚊效果的中药主要以菊科、楝科和唇形科植物为主。另外,用辣蓼、泽漆、蓖麻叶、鲜毛茛、柳叶、龙葵等杀灭孑孓,用黄花蒿、野艾、浮萍、蓖麻叶或桃叶等以烟熏法灭成蚊,也有较好的效果,可根据实际情况酌情采用。

蝇

蝇属双翅目环裂亚目(Cyclorrhapha),全世界已知 34 000 多种,我国记录有 4 200 多种。与人类疾病相关的多属于蝇科(Muscidae)、丽蝇科(Calliphoridae)、麻蝇科(Sarcophagidae)厕蝇科(Fanniidae)、狂蝇科(Oestridae)及皮蝇科(Hypodermatidae)等。我国主要蝇种有:家蝇(*Musca domestica* vicina)、丝光绿蝇(*Lucilia sericata*)、麻蝇科(Sarcophagidae)、厩腐蝇(*Muscina stabulans*)和大头金蝇(*Chrysomyia megacephala*)等。

(一) 形态

1. 成虫　一般体长 5～10 mm,有暗灰、黑、黄褐、暗褐等各种颜色,许多科类带有金属光泽,全身被有鬃毛。头部近似半球形。有 1 对较大的复眼,两眼间距雄蝇较窄,雌蝇较宽。头顶有 3 个单眼,三角形排列。颜面中央有触角 1 对,由 3 节组成,第 3 节最长,其基部外侧有触角芒 1 根。大多数蝇类的口器为舐吸式。吸血蝇类的口器为刺吸式,适于刺入人、畜皮肤吸血。前胸和后胸退化,中胸特别发达。前翅 1 对,后翅退化为平衡棒。胸部有 3 对较短的足,末端有爪和爪垫各 1 对,爪间突 1 个。爪垫和足上密布鬃毛,均可携带多种病原体。腹部由 10 节组成,一般仅可见前 5 节,其余演化为外生殖器。雄外生殖器可作为蝇种鉴定的重要依据(图 4-4)。

2. 卵　乳白色,呈椭圆形或香蕉状,长约 1 mm。常数十至数百粒堆积成块。在夏季适宜温度下,产出后一日即可孵化。

3. 幼虫　俗称蛆,乳白色,呈圆柱形,前尖后钝,无足无眼。幼虫分三龄。舍蝇的一龄幼虫长 2 mm,三龄幼虫长 8～10 mm。幼虫腹部第 8 节后侧有后气门 1 对,其形状是幼虫分类的重要依据。

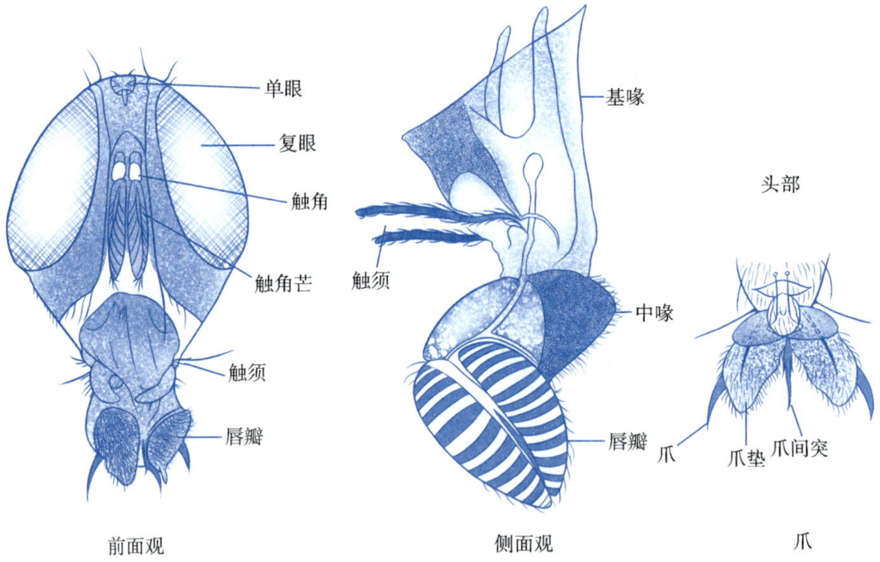

图 4-4 蝇头部及爪垫

4. 蛹 体外被有成熟幼虫表皮硬化而成的蛹壳,属于围蛹。多呈圆筒形,长 5～8 mm,棕褐色至黑色。在夏秋季,蛹一般 3～6 日羽化。

(二) 生活史

完全变态,除个别种类直接产幼虫外,典型生活史有卵、幼虫、蛹和成虫 4 期(图 4-5)。成虫羽化 1～2 日后进行交配,一般一生仅交配 1 次,数日后雌虫产卵。整个生活史需 20～30 日。成蝇寿命一般为 1～2 个月。

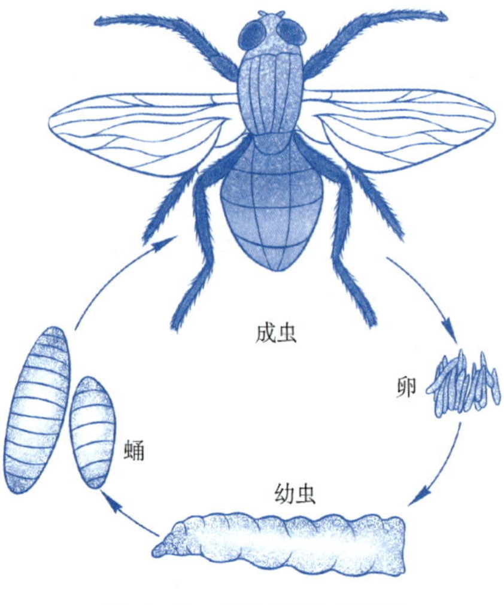

图 4-5 蝇生活史示意图

蝇幼虫以有机物为食,有机物丰富之处均可成为其孳生地。根据孳生地性质可将其分为粪便类、垃圾类、植物质类和动物质类 4 类。成蝇的食性复杂,可分为 3 类。① 不食蝇类: 口器退化,不能取食,如狂蝇。② 吸血蝇类: 以动物和人血液为食,如厩螯蝇。③ 非吸血蝇类: 多为杂食性,以腐败动植物、食物、排泄物、分泌物及脓血等为食。

蝇类多于昼间活动,夜间常停落于天花板、电线或悬空的绳索上,有趋光性。其活动受温度的影响较大,善飞翔。我国蝇类可分为春秋型(如巨尾阿丽蝇)、夏秋型(如大头金蝇、丝光绿蝇、尾黑麻蝇)、夏型(如厩螯蝇)和秋型(如舍蝇)。大部分蝇类以蛹越冬,家蝇在我国不同地区可以不同虫期越冬,在冬季平均气温 10℃以上地区,家蝇可全年活动,不需越冬。

(三) 与疾病的关系

蝇除骚扰人、污染食物外,取食频繁,有边吃、边吐、边排粪的习性,与传播消化道感染疾病有密切关系。

1. 传播疾病 蝇类传播疾病包括机械性传播和生物性传播两种方式。

(1) 机械性传播：是蝇类主要的传病方式，蝇通过停落、舔食、呕吐和排泄等活动将病原体传播扩散。蝇可传播消化道疾病，如痢疾、霍乱、伤寒、脊髓灰质炎和肠道蠕虫病；呼吸道疾病，如肺结核和肺炎；皮肤疾病，如雅司病、皮肤利什曼病、细菌性皮炎、炭疽和破伤风；眼病，如沙眼和结膜炎。

(2) 生物性传播：舌蝇(采采蝇)能传播人体锥虫病(睡眠病)。此外，某些蝇类可作为眼结膜吸吮线虫的中间宿主。

2. 蝇蛆病 是指蝇幼虫寄生人体和动物的组织和器官而引起的疾病，通常取出幼虫后症状即消失。临床上常根据寄生部位分为胃肠蝇蛆病，口腔、耳、鼻咽蝇蛆病，眼蝇蛆病，泌尿生殖道蝇蛆病和皮肤蝇蛆病。此外，绿蝇、金蝇等属幼虫侵入皮肤创伤处寄生可引起创伤蝇蛆病。

(四) 防制原则

灭蝇的基本环节是搞好环境卫生，清除其孳生场所。近年来，蝇耐药性逐年上升，应坚持综合治理，以环境治理为主，结合物理、化学防制，合理使用化学杀虫剂，同时加强监测，以控制蝇的孳生。

1. 消除孳生场所 通过消除、隔离孳生物和改变孳生物的性状，从而控制或消除孳生场所。

2. 物理灭蝇 采用淹杀、闷杀、堆肥等方法杀灭幼虫及蛹；通过直接拍打、电子灭蝇灯捕杀、捕蝇笼诱捕、黏蝇纸黏捕等方法杀灭成蝇。

3. 化学灭蝇 目前常用的灭蝇药物有灭蝇胺、敌百虫、马拉硫磷、倍硫磷、氯氰菊酯、敌敌畏、辛硫磷及杀螟松乳油等。

4. 中草药防制 据文献报道，采用辣蓼、百部、苦参、鲜梧桐、天南星等均有一定效果。

蚤

蚤属于昆虫纲、蚤目(Siphonaptera)，俗称跳蚤，是恒温动物体外寄生虫。全世界共记录蚤2 500多种，我国已知有 650 种，传播疾病媒介的蚤类主要属于蚤科(Pulicidae)、角叶蚤科(Ceratophyllidae)、多毛蚤科(Hystrichopsyllidae)和细蚤科(Lep-topsyllidae)。少数种类可传播人兽共患病，常见种类有致痒蚤(*Pulex irritans*)(亦称人蚤)、印鼠客蚤(*Xenopsylla cheopis*)等。

(一) 形态

成虫体型小，体长通常为 1～3 mm，雌蚤长 3 mm 左右，雄蚤稍短。体棕黄至深褐色。有眼或无眼。体表各部分具有鬃、刺和栉，均向后方生长(图 4-6)。

头部近三角形，有触角 1 对，刺吸式口器。胸部无翅，足 3 对长而发达，善于跳跃。腹部 10 节，雄蚤第 8、第 9 腹节，雌蚤第 7～9 腹节特化为外生殖器。雌蚤受精囊形状与雄蚤外生殖器形状均因种而异，是分类的重要依据。

(二) 生活史

蚤生活史为全变态，包括卵、幼虫、蛹和成虫 4 期。雌蚤一生可产卵数百个，卵呈椭圆形，长 0.4～1.0 mm，白色。适宜的条件下，人蚤卵期为 5 日。幼虫形似蛆而小，呈长圆柱形，体色灰白，有 3 个龄期。人蚤的幼虫期为 14～20 日，蛹期通常为 14～21 日，成蚤的羽化需一定的外界刺激来引导它破茧而出。适宜条件下繁殖 1 代需 1 个月。蚤的寿命为 1～2 年。

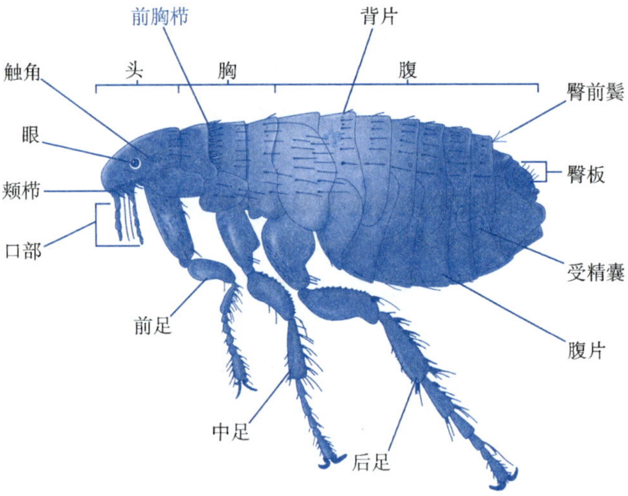

图 4-6 蚤

(三) 与疾病的关系

蚤寄生于温血动物,雌雄均吸血,不同蚤类吸血习性各异。吸血后未消化部分随粪便排出,是某些疾病如斑疹伤寒等的传播途径。蚤对人的危害可分为骚扰吸血、寄生和传播疾病三个方面。

1. 骚扰吸血 人进入有蚤的场所或蚤随家畜或鼠类活动侵入居室,蚤均可到人身上骚扰并吸血。人的反应各不相同,严重者影响休息或因抓搔致感染。

2. 寄生 潜蚤属雌虫寄生于动物皮下。除造成局部疼痛不适外,易发生继发性感染。

3. 传播疾病 蚤所传播疾病中最重要的是鼠疫,其次是鼠型斑疹伤寒(地方性斑疹伤寒),还能传播犬复孔绦虫、缩小膜壳绦虫和微小膜壳绦虫病。

(1) 鼠疫:是鼠疫耶尔森菌(*Yersinia pestis*)所致的烈性传染病。其自然宿主在我国是旱獭、黄鼠和沙鼠,蚤是重要的传播媒介。

(2) 鼠型斑疹伤寒:蚤传播莫氏立克次体(*Rickettsia mooseri*),由蚤粪污染皮肤伤口或黏膜而引起急性传染病。原是热带和温带鼠类特别是家栖鼠类的传染病。

(3) 绦虫病:蚤是犬复孔绦虫、缩小膜壳绦虫和微小膜壳绦虫的中间宿主,人体感染主要是误食了含似囊尾蚴的蚤而致。

(四) 防制原则

1. 清除孳生地 宜在平时结合灭鼠、防鼠的同时进行,搞好环境卫生。可用溴氰菊酯、氯菊酯、顺式氯氰菊酯、马拉硫磷、敌敌畏、残杀威等各种杀虫剂杀灭残留的成蚤及其幼虫。

2. 灭蚤防蚤 药物敌百虫、敌敌畏等喷洒杀蚤有效。同时,注意对犬、猫等家畜的管理,如定期用药液给犬、猫洗澡。在鼠疫流行时应采取紧急灭蚤措施并加强个人防护。

3. 中草药防制 据文献资料介绍,桃叶、夹竹桃叶等对蚤类有一定防制效果。

臭 虫

臭虫俗称壁虱,属半翅目(Hemiptera)、臭虫科(Cimicidae)。目前全球臭虫科已知有 20 余属,

100余种。常见嗜吸人血的臭虫有两种，即臭虫属的温带臭虫(*Cimex lectularius*)和热带臭虫(*Cimex hemipterus*)。

(一) 形态

成虫体长4～5 mm，呈椭圆形，棕褐色，背腹扁平，分头、胸、腹3部分，遍体生有短毛(图4-7)。头部两侧有复眼及触角各1对，前端有刺吸式口器1个，不吸血时向后弯折在头、胸部腹面的纵沟内，吸血时向前伸与体约成直角。胸部分前胸、中胸和后胸，前胸宽大，前缘有不同程度的凹陷，中胸背面可见椭圆形翅基1对，后胸背面大部分被翅基遮盖。足3对，在中、后足基节间有新月形的臭腺孔1对。腹部宽阔，因第1节消失、第10节缩小，故外观只可见8节。雌虫尾端钝圆，雄虫尾端较尖。

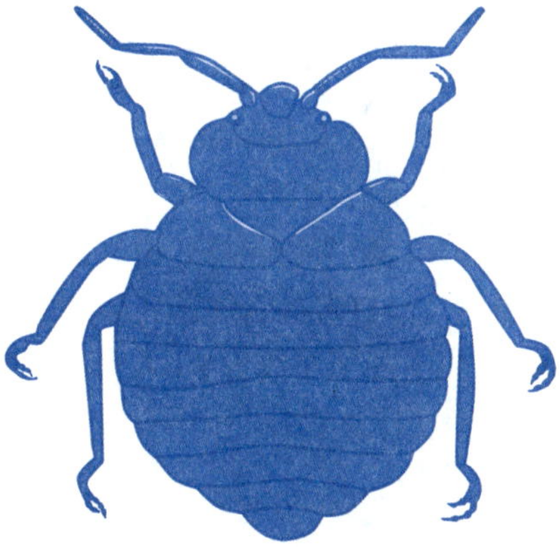

图4-7　臭虫成虫

(二) 生活史

生活史属不完全变态，有卵、若虫和成虫3期，若虫和成虫都嗜吸人血。雌虫饱血后产卵，其场所往往是床板、褥垫、家具、墙壁、地板和天花板的缝隙等处，在20～30℃条件下经5～10日即可孵出若虫。若虫与成虫外形相似，经5次蜕皮后翅基出现，变为成虫。在适宜条件下，自卵发育到成虫为5～7周。臭虫有群居习性，往往白天隐匿，夜间出来吸血。臭虫嗜人血，也可吸食畜类血液。成虫耐饥饿力很强。可通过行李、家具等搬迁被散布，易造成扩散骚扰，工地宿舍、工厂宿舍、学校宿舍、旅馆等是其主要分布场所。

(三) 与疾病的关系

臭虫夜晚吸血骚扰，影响睡眠。叮刺吸血时，可引起局部红肿，痛痒难忍。虽然用实验方法可使臭虫感染多种病原，但至今尚未能证实在自然条件下臭虫能够传播疾病。

(四) 防制原则

搞好居室卫生，堵塞家具、墙壁、地板，特别是床椅的缝隙，以治理臭虫孳生地。杀灭臭虫最简单的方法是用开水烫杀，也可使用各种杀虫剂。WHO推荐适合控制臭虫的杀虫剂有氨基甲酸酯类(噁虫威等)、有机磷类(马拉硫磷等)、拟除虫菊酯类(顺式氯氰菊酯、溴氰菊酯等)、昆虫生长调节剂(氟虫脲等)共四大类，可酌情选用。

因臭虫可通过搬迁扩散，故旅行及搬迁时，要仔细检查行李及旧家具，避免臭虫的播散。另有国内文献报道，桃叶晒干碾粉、杠板归茎叶烟熏及辣椒煎浓汁等方法均可杀灭臭虫。

蜚　蠊

蜚蠊俗称蟑螂，属蜚蠊目(Blattaria)，全世界约有5 000种，我国记录有250余种。

(一) 形态

成虫呈椭圆形，背腹扁平，体长10～30 mm，虫体黄褐色或深褐色，因种而异，体表具油亮光泽(图4-8)。

头部较小，下弯，前端有1个咀嚼式口器。还有1对触角，1对肾形复眼，2个单眼。胸部呈棕褐

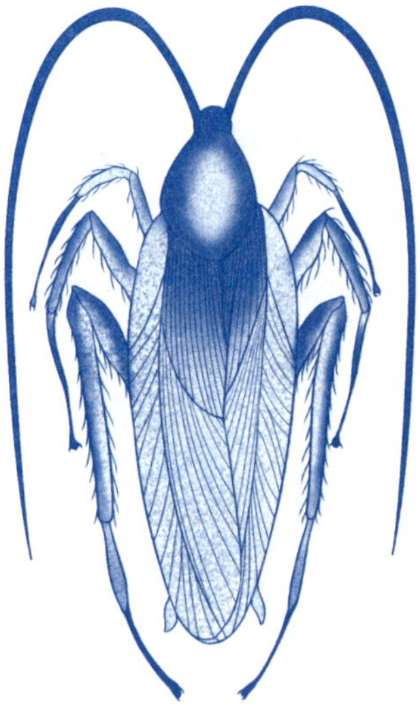
图 4-8 蜚蠊成虫

色,前胸背板较大,中胸有1对革质前翅,后胸有1对膜质后翅。也有个别种类无翅。胸部有3对足,粗大多毛,强劲有力,善于疾走。腹部第6、第7节背面有臭腺开口,第10节背板上有1对分节的尾须。雄虫的最末腹板有1对腹刺,雌虫则无。雌虫的最末腹板形似分叶状,具有夹持卵荚的作用。

(二) 生活史

蜚蠊生活史为渐变态,包括卵、若虫和成虫3期。雌蠊在产卵前形成暗褐色坚硬袋状卵荚,附着于腹部末端,随后将成熟卵产于其中。卵荚形态及内含卵数可作为分类依据,卵期约1个月。若虫孵出后,经5次蜕皮发育为成虫。若虫期约5个月。一只雌蠊一生可产卵荚数个或数十个不等。整个生活史通常需数个月或1年以上。雌虫寿命约半年,雄虫寿命较短。蜚蠊杂食,可携带多种病原体,起机械性传播疾病的作用。耐饥力强,活动隐匿场所极为广泛。主要在夜间活动,天明后隐匿起来。最适生活温度为20～30℃。蜚蠊感觉灵敏,稍有惊扰迅即逃遁。蜚蠊的臭腺能分泌一种物质,使所接触过物品带有特殊臭味,通常称之“蟑螂臭”。有群居习性,常成群聚居。蜚蠊的季节消长受温度影响较大,通常始见于4月,7～9月达高峰,10月以后渐少。当温度低于12℃时,便以成虫、若虫或卵越冬。

(三) 与疾病的关系

蜚蠊能通过体表或体内(以肠道为主)携带多种病原体而机械性传病。蜚蠊可携带痢疾杆菌、伤寒副沙门菌、铜绿假单胞菌、变形杆菌等多种细菌,腺病毒、肠道病毒、脊髓灰质炎病毒和肝炎病毒等病毒,蠕虫卵、阿米巴及贾第虫包囊等。还可作为某些蠕虫的中间宿主。此外,蜚蠊还可作为过敏原引发支气管哮喘、变态反应性皮炎和鼻炎等超敏反应。

(四) 主要种类

我国室内蜚蠊约有21种,其中与人类关系密切的主要有6种,包括德国小蠊(*Blattella germanica*)、美洲大蠊(*Periplaneta americana*)、黑胸大蠊(*Periplaneta fuliginosa*)、日本大蠊(*Periplaneta japonica*)、澳洲大蠊(*Periplaneta australasiae*)、褐斑大蠊(*Periplaneta brunnea*),其中德国小蠊(*B. germanica*)是我国优势种。种类分布上由南向北种类逐渐减少;垂直分布上,种类随海拔高度的增加而逐渐减少。

(五) 防制原则

防制蜚蠊有物理防制、化学防制、生物防制等多种措施,其中根本措施是保持室内清洁卫生,妥善保藏食品,及时清除垃圾。人工清除柜、箱、橱等缝隙内的卵荚,予以焚烧或烫杀。可用诱捕器、诱捕盒捕杀成虫,并采用化学药物制成胶(毒)饵、“蟑螂笔”、粘蟑纸、熏蒸剂等杀灭成虫。常用于杀灭蜚蠊的杀虫剂有拟除虫菊酯类、有机磷和氨基甲酸酯类等。伏蚁腙、毒死蜱等可用于制作胶(毒)饵。

另外,文献报道月桂、六叶桉树、黄瓜(皮)、西月石等有驱蜚蠊之功效;除虫菊、鱼藤、茅膏菜、闹羊花、半夏、瓜蒌皮等则有一定的杀灭效果。

虱

(一) 形态

虱属于虱目(Anoplura),是恒温动物的体外永久性寄生昆虫。寄生于人体的虱有两种,即人虱(*Pediculus humanus*)和耻阴虱(*Pthirus pubis*)。人虱又可分为人头虱(*P.h.capitis*)和人体虱(*P.h.corporis*)两个亚种。

1. 人虱 成虫灰白色,雌虫可达 4.4 mm,雄虫略小(图 4-9)。背腹扁平,分头、胸、腹 3 部分。头部两侧有复眼和触角各 1 对,前端有可伸缩的刺吸式口器 1 个。胸部 3 节愈合,无翅,有 3 对足,其末端有一弯曲的爪,爪与胫突配合形成强有力的攫握器,可紧握毛发或纤维不致脱落。腹部呈长椭圆形,分节明显。腹部末端雌虱呈 W 形,雄虱则呈 V 字形。

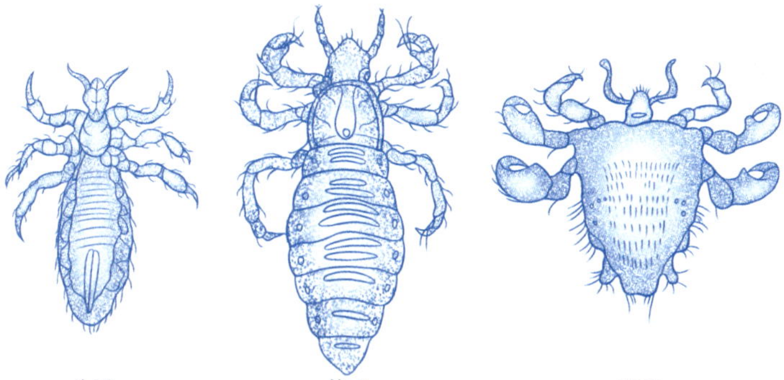

图 4-9 头虱、体虱、阴虱成虫

人头虱和人体虱形态区别不大,仅在于人头虱体略小、体色稍深、触角较粗短。

2. 耻阴虱 耻阴虱形态结构似人体虱,但体短似蟹形,灰白色。

(二) 生活史

生活史属不完全变态,有卵、若虫和成虫 3 期。呈卵椭圆形、大小约为 0.8 mm×0.3 mm,白色,俗称虮子,常黏附于毛发或纤维上。若虫小,似成虫,3 次蜕皮后发育为成虫。在 29~32℃、相对湿度 75%的条件下,人虱由卵发育到成虫需 23~30 日,耻阴虱需 34~41 日。平均寿命 1 个月左右。

人头虱多寄生于人发上,人体虱多生活在贴身衣裤上,耻阴虱则主要寄生在会阴部毛发上。若虫和雌、雄成虫都吸血。不耐饥饿,常边吸血边排粪,其排粪与传播疾病有密切关系。虱对温度和湿度都极其敏感。当宿主患病、运动后体温升高,或病死后尸体变冷,虱即爬离宿主。人虱的散播是由于人与人之间的直接和间接接触引起的,如旅店的枕头、床单,桑拿浴室的毛巾、内裤等。耻阴虱的传播主要是通过性交或坐便器。

(三) 与疾病的关系

1. 直接危害 虱吸血后,叮刺部位可出现丘疹和瘀斑,产生剧痒,抓骚后可引起继发感染。耻阴虱感染患者多有不洁性交史,初发症状常为阴部皮肤瘙痒,遇热加剧,严重者可因抓搔而致脓疱、溃疡。寄生在睫毛上的耻阴虱多见于婴幼儿,引起眼睑奇痒、睑缘充血等。

2. 传播疾病 主要由人虱传播流行性斑疹伤寒、战壕热和虱传回归热。此外,地方性斑疹伤寒由蚤传到人后,亦可由人虱传播。

流行性斑疹伤寒由普氏立克次体(*Rickettsia prowazekii*)引起,是主要通过人体虱传播的急性传染病。传播方式为立克次体侵入虱胃上皮细胞并大量增殖,上皮细胞破裂后病原体随同虱粪一同排出,污染皮肤伤口,或由于虱体被压破后立克次体经伤口侵入体内而致感染。

(四) 防制原则

1. 预防　注意个人卫生如勤更衣、勤洗澡、勤换洗被褥和勤洗发等,以防生虱,预防阴虱更应讲究道德、洁身自好。

2. 灭虱　首先应做好个人卫生。灭虱方法有物理和药物两类,对衣物最简便的方法是蒸煮、干热、熨烫等法,药物灭虱可使用敌敌畏乳剂、倍硫磷粉剂或水剂喷洒、浸泡。对人头虱和耻阴虱可将毛发剪去,再加用药物,如使用灭虱灵、0.2%二氯苯醚菊酯或 0.01%的氯菊酯醇剂或洗剂清洗涂擦。也可用 50%百部酊涂擦以杀灭耻阴虱。

3. 中草药防制　据文献记载,金银花、百部酒精浸出液可杀灭头虱和耻阴虱。用桃、枝、叶各适量煎汁喷洒衣服可灭体虱。

毒隐翅虫

隐翅虫属于鞘翅目(Coleoptera)、隐翅虫科(Staphylinidae),是一类黄褐色的小型甲虫。本科已知有 2 万种以上,仅毒隐翅虫属(*Paederus*)的成虫含有毒素。本属世界已知 600 余种,我国约有 20 种,常见者有褐足毒隐翅虫(*Paederus fuscipes*)和黑足毒隐翅虫(*P. tamulus*),且毒性较强。

(一) 形态

隐翅虫典型特征为鞘翅短,腹节大部裸出(图 4-10)。成虫体长 6.5~7.0 mm,头部黑色,有分散的刻点,后头呈颈状有缢,稍显黄色。咀嚼式口器,头部两侧有复眼 1 对,眼前方有 1 对鞭状的触角,由 11 节组成。前胸背面呈长圆形,无刻点,后缘为缢状。鞘翅蓝黑色,有刻点,膜翅有简单的脉纹。足大部黄褐色,末端为黑褐色,粗短而强壮,易迅速行动。腹部为黄褐色,近末端则为黑褐色,两侧平行,有微小刻点。腹部末端数节内缩,变成尾器。

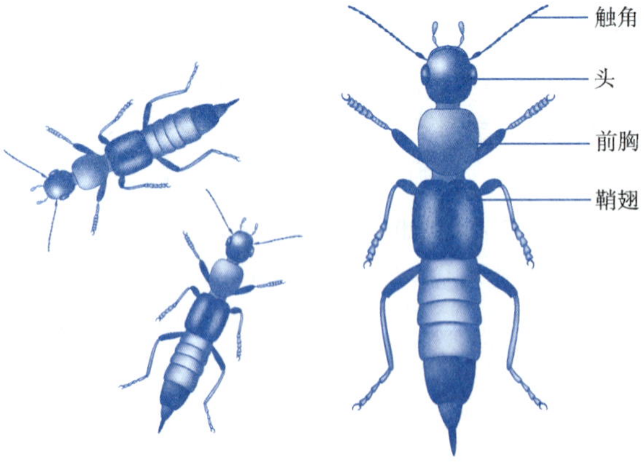

图 4-10　隐翅虫成虫

(二) 生活史

完全变态,生活史发育所需时间因种而异,多数一年一代。隐翅虫分布较广,多生长和栖息于温带地区的江岸、河边、田地和菜园等处,常成群飞行。昼间栖居,夜间活动,有趋光性。隐翅虫为杂食性,有的可捕食其他昆虫,亦可寄生于鸟巢、蚁穴等环境。

(三) 与疾病的关系

隐翅虫可产生毒隐翅虫素、拟毒隐翅虫素和毒隐翅虫酮三种毒素。隐翅虫对人的危害主要表现为局部皮肤受损,即隐翅虫皮炎,亦可引起隐翅虫性角膜结膜炎。当其被拍打时,虫体破碎接触人体释放毒素，或者被毒素污染的体液随手指接触其他部位的皮肤，还有虫体隐藏于衣物等处，被揉碎后毒液污染接触皮肤均可导致发病，进而使人体皮肤产生烧灼痛感，并引起炎症。病程通常为7～8日。开始局部皮肤呈现红斑，随后红斑上出现密集的丘疹、水疱和脓疱，常以条状排列。中央呈灰褐色坏死，有明显灼痛感。皮疹广泛时可伴全身不适。1～2周后脱痂而愈，留有明显的色素沉着。多见于头、面、颈、四肢、胸背等外露部位。好发季节为夏秋季，以秋季为最多。

（四）防制原则

搞好环境卫生，清除孳生地，用纱门纱窗防止其入室，同时也可使用丙烯菊酯、氯菊酯、胺菊酯等杀虫剂进行毒杀。若发现隐翅虫切勿拍打或挤捏，以免虫体破碎引发皮炎。如皮炎已发生，应立即用碱性肥皂液清洗，也可涂擦4%苏打或10%氨水，还可将蛇药片用水或醋调匀外擦，或用甲紫、半边莲加藤黄酒精浸液湿敷等。隐翅虫皮炎属中医学"虫毒伤"的范畴，可用九味消肿拔毒散等中药进行治疗，或以新鲜马齿苋捣烂湿敷患处，也可使用抗生素防止继发细菌感染，必要时使用激素类药物提高疗效。

白　蛉

白蛉属双翅目毛蛉科白蛉亚科(Phlebotominae)，是一类体形较小的吸血昆虫。目前全世界已知700余种，我国已发现近40种。

（一）形态

成虫体小，长1.5 mm～4.5 mm，灰黄色，全身密被细毛，分头、胸、腹3部分(图4-11)。头部有大而黑的复眼1对，有1对细长的触角和1个较粗的刺吸式口器。胸部向上隆起，形似驼背。1对翅狭长而尖，静止时两翅向背面竖立，有细长的3对足。腹部10节，背面第2～6节有毛。腹部最后两节特化为外生殖器。雄外生殖器与雌受精囊的形态在分类上极为重要。

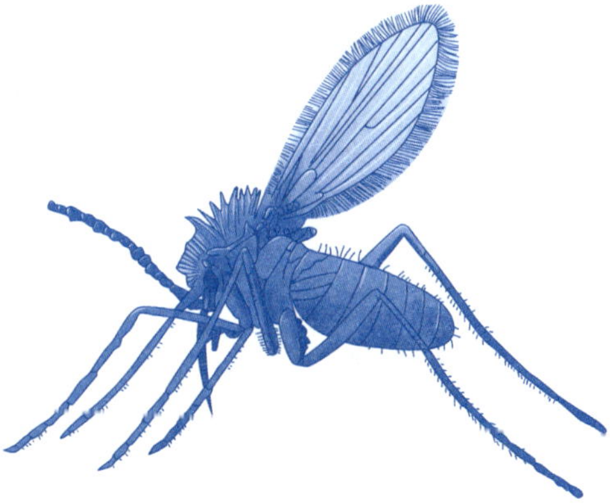

图4-11　白蛉成虫

（二）生活史

白蛉为全变态昆虫。生活史包括卵、幼虫、蛹和成虫4期。卵近椭圆形，长约0.4 mm，灰白色。可见于地面泥土里以及墙缝、洞穴内。适宜条件下6～12日孵化。幼虫白色，分为四龄，以土壤中有机物为食，一般25～30日化蛹。蛹体外无茧，淡黄色，长约4 mm，不食不动，6～10日后羽化为成虫。整个生活史所需时间与温度、湿度及食物有关。21～28℃是白蛉最适发育温度，从卵至成虫需6～8周。1年繁殖1～2代。白蛉各期幼虫均生活在土壤中。雄蛉不吸血，以植物汁液为食。雌蛉自羽化24小时后吸血。成虫通常栖息于室内外阴暗、无风的场所，活动能力弱，一般范围在30 m内。白蛉的季节分布与当地的温度变化有关。以幼虫潜藏于10 cm以内的地表浅土内越冬。

（三）与疾病的关系

某些白蛉是内脏利什曼病(黑热病)、皮肤利什曼病、白蛉热和巴尔通病的传播媒介。

(四) 防制原则

采用以药物杀灭成蛉为主,结合环境治理和做好个人防护的综合防制措施可收到明显效果。在白蛉高峰季节之前,使用化学杀虫剂进行室内药物滞留喷洒,或熏杀;改善人房、畜舍及禽圈卫生条件,保持清洁干燥,并清除周围环境内的垃圾,清除白蛉幼虫的孳生地;安装纱门纱窗,使用蚊帐,涂擦驱避剂或用艾蒿烟熏。

蠓

蠓属双翅目蠓科(Ceratopogouidae),俗称“小咬”或“墨蚊”。全世界迄今已知吸血蠓有 1 670 余种,我国有 410 余种。

(一) 形态

成虫头部呈类球形。有肾形发达的复眼。雄蠓两眼距离较近,雌蠓则较远。触角为丝状,有 15 节。触角基部之后有 1 对单眼。刺吸式口器。中胸发达,前、后胸较小,胸部背面呈圆形隆起。翅短,较宽,其上常有斑和微毛,大小、颜色、位置等为分类依据。足细长。腹部分 10 节,雌蠓有尾须 1 对;雄蠓的第 9、第 10 腹节转化为外生殖器。

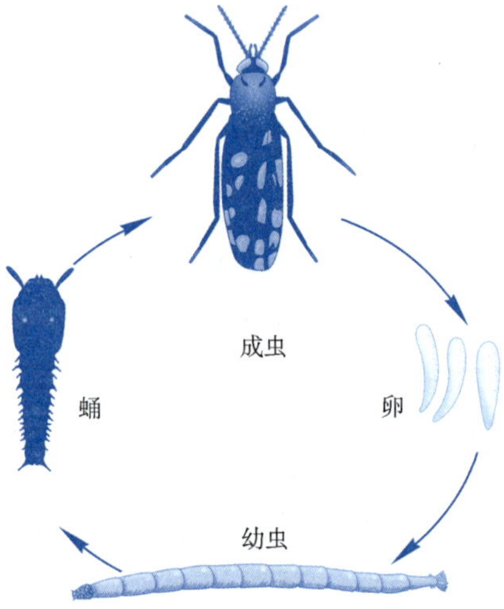

图 4-12 蠓生活史示意图

(二) 生活史

完全变态,其生活史有卵、幼虫、蛹和成虫 4 期(图 4-12)。卵在适宜温度下,约 5 日即可孵化。幼虫孳生于富含有机质的松软潮湿土壤内,亦可孳生于池塘、水沟、树洞及其他积水处。经 3~5 周化蛹,5~7 日羽化。成蠓可存活 1 个月以上。1 年可繁殖 1~4 代。

蠓在午后、傍晚或凌晨活动最为频繁,常成群飞舞。7~8 月为高峰。雄蠓吸食植物汁液,雌蠓吸血。不同种雌蠓的吸血习性和吸血活动时间各不相同。成蠓通常栖息于树丛、竹林、杂草、洞穴等避风和避光处。蠓的飞行能力不强,一般不超过 500 m。吸血蠓类交配时常有群舞现象。以幼虫或卵越冬。

(三) 与疾病的关系

蠓叮人吸血,使患处奇痒,并发红疹,甚而产生溃疡,对林区和野外作业的人群危害甚大。目前已知蠓可作为 18 种人畜寄生虫的媒介,可携带 20 余种与人畜有关的病毒。国内蠓与疾病的关系尚未完全确定。

(四) 防制原则

蠓的种类多,数量大,孳生范围广泛,应因地制宜做好防制工作。居住地可用纱窗防止其入户,室外活动应做好个人防护,并在局部涂搽驱避剂。搞好环境卫生,消灭其孳生场所,用马拉硫磷或溴氰菊酯等化学杀虫剂消灭幼虫和成虫。如出现局部肿、痒,可用 10%碱水或氨水或用清凉油擦拭。

(张颖颖)

第三节 蛛形纲

蛛形纲的共有特征是躯体分头胸部及腹部或头胸腹愈合为一体,无触角,无翅,无复眼,成虫有足 4 对。与医学有关的种类主要分布于蝎亚纲(Scorpionina)、蜘蛛亚纲(Araneae)和蜱螨亚纲(Acari),其中有重要医学意义的种类为蜱、人疥螨、蠕形螨、尘螨、革螨和恙螨。

蜱

蜱(Tick)属于(蜱)螨亚纲(Acari)、寄螨总目(Parasitiformes)、蜱目(Ixodida),下分 3 个科:硬蜱科(Ixodidae)、软蜱科(Argasidae)和纳蜱科(Nuttalliellidae);70%的蜱属硬蜱科。硬蜱科包含 12 个属 800 余种,可侵袭除鱼类之外的几乎所有脊椎动物,是陆生脊椎动物专性、非永久性体外寄生虫。我国重要的种类有全沟硬蜱、草原革蜱、亚东璃眼蜱和乳突钝缘蜱等,多分布于东北和内蒙古、新疆、西藏等地的森林、草原、荒漠和半荒漠地带。

(一) 形态

虫体呈椭圆形,未吸血时腹背扁平,背面稍隆起,成虫体长 2~10 mm;吸饱血后胀大如赤豆大小,有时可长达 30 mm。表皮革质,有的成虫在躯体背面有壳质化较强的盾板,通称为硬蜱(hard tick);背面无盾板者,通称为软蜱(soft tick)。虫体分颚体和躯体两部分。

1. *硬蜱* 颚体也称假头,位于躯体前端,由颚基、螯肢、口下板及须肢组成,由从背面可见到。躯体呈袋状,大多暗褐色,体表光滑,两侧对称,雄蜱背面的骨化的盾板几乎覆盖整个背面,雌蜱的盾板仅占体背前部的一部分。

2. *软蜱* 颚体位于躯体腹面,从背面看不见。躯体背面无盾板,体表多呈颗粒状小疣,或具皱纹、盘状凹陷。成虫及若虫第 1、第 2 对足之间有基节腺的开口,钝缘蜱属的一些种类在吸血时,病原体可随基节腺液的分泌污染宿主伤口而造成感染。

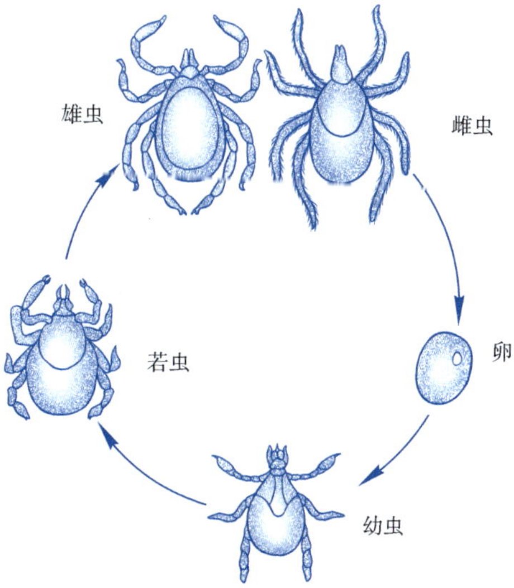

图 4-13 全沟硬蜱生活史示意图

(二) 生活史

蜱的发育过程分卵、幼虫、若虫和成虫 4 期(图 4-13)。幼虫、若虫、雌雄成虫一般都吸血,有些种类可侵袭人体。硬蜱吸血多选择在白天,软蜱一般在夜间。吸血位置一般在宿主皮肤较薄、不易被搔动的部位。雌蜱受精吸血后产卵,适宜条件下卵经 2~4 周后孵出幼虫。幼虫形似若虫,但体小。幼虫进一步发育为若虫、成虫。蜱的栖息场所不仅与植被、气候、土壤等因素有关,更主要的还与宿主出没有关。硬蜱寿命较短,数个月至 1 年不等;软蜱一般可活 5~6 年,寿命长者可达数十几年。

（三）与疾病的关系

1. 直接危害　蜱在叮刺吸血时常无痛感，但会造成宿主局部充血、水肿、急性炎症反应，严重者引起继发性感染。蜱瘫痪（tick paralysis）是指有些硬蜱在叮刺吸血过程中分泌的神经毒素可导致宿主上行性肌肉萎缩性瘫痪或麻痹现象，严重时甚至出现呼吸衰竭而死亡，常发生于儿童。

2. 传播疾病　蜱通过叮咬宿主，可传播森林脑炎、新疆出血热（又称克里木-刚果出血热）、发热伴血小板减少综合征（俗称“蜱咬病”，由新布尼亚病毒所致）、蜱媒回归热、莱姆病和 Q 热等疾病。

（四）防制原则

1. 环境防制　草原地区可以采用轮牧和牧场隔离等措施以降低蜱类密度；通过清除灌木杂草，并及时清理家畜圈舍、堵塞畜圈缝隙，改变蜱媒栖息环境，以减少蜱类孳生。

2. 化学防制　蜱类栖息及越冬场所可喷洒倍硫磷、毒死蜱或顺式氯氰菊酯等。林区用烟雾剂效果良好，牲畜可定期药浴杀蜱。

3. 个人防护　进入有蜱地区要穿防护服，长袜长靴，戴防护帽。外露部位要涂布避蚊胺、避蚊酮等驱避剂，或将衣物用驱避剂浸泡，离开时应相互检查，勿将蜱带出疫区。

蜱的个体较大，通过肉眼观察即可发现，经检查发现后用小镊子捏取，寄生在人体上的蜱类，常将假头深刺入皮肤，拔取时应使虫体与皮肤垂直，慢慢拔出假头，防止将其口器折断而留于皮肤中。

人　疥　螨

疥螨（Scab mites）属真螨目（Acariformes）、疥螨科（Sarcoptidae）、疥螨属（*Sarcoptes*），是一种永久性寄生螨类。寄生于人的皮肤表皮角质层内的疥螨称为人疥螨（*Sarcoptes scabiei hominis*），可引起有剧烈瘙痒的一种顽固性皮肤病，称为疥疮（Scabies）。

（一）形态

成虫体呈近圆形，背面隆起，乳白色。雌螨体长 0.3～0.5 mm，雄螨略小。螯肢钳状，尖端有小齿，有利于其啮食宿主皮肤的角质层组织。足短粗，前 2 对足与后 2 对足之间的距离较大。雌雄螨前 2 对足的末端均有具长柄的爪垫，感觉灵敏，称吸垫（ambulacra）；后 2 对足的末端雌雄不同，雌螨均为长鬃，而雄虫的第 4 对足末端具长柄的吸垫。

（二）生活史

疥螨的发育过程分为半变态，生活史有卵、幼虫、前若虫、后若虫和成虫 5 期（图 4－14），通过直接接触而传播。疥螨常寄生于四肢及躯干皮肤柔软嫩薄之处，但可侵犯儿童全身皮肤。疥螨啮食角质组织，开凿出一条与体表平行而迂曲的隧道，雌虫在其内产卵，经 3～5 日孵出幼虫，进一步发育为前若虫、后若虫。后若虫再经 3～4 日蜕皮而为成虫。疥螨交配发生在雄性成虫和雌性后若虫之间，多在人体皮肤表面进行。雄虫大多在交配后不久即死亡；雌虫和若虫在交配后钻回隧道产卵。雌螨一生产卵 40～50 个，寿命为 6～8 周。

（三）与疾病的关系

疥螨寄生可致疥疮。其寄生部位的局部皮肤出现小丘疹、脓疱、水疱和隧道，多散在分布。疥

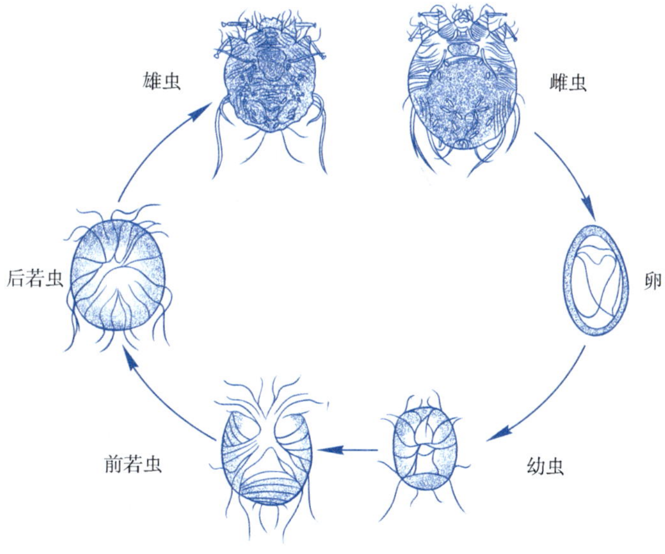

图 4-14　人疥螨生活史示意图

疮丘疹淡红色、针头大小，可稀疏分布，也可密集分布的，但不融合。雌虫常位于隧道的盲端，呈针尖大小的灰白小点。疥螨的致病因素有两种，一是疥虫在皮肤角质层凿隧道所引起的皮肤机械性损害；二是疥虫寄生过程中产生的排泄物、分泌物也会导致过敏反应。剧烈瘙痒是疥疮最突出的症状，白天瘙痒较轻，夜晚加剧，睡后更甚，原因在于疥螨在夜间活动频繁，分泌物的毒素刺激皮肤，或在皮内掘隧道时刺激皮肤神经末梢所引起。由于瘙痒造成的搔抓，常致皮肤抓伤、结痂、色素沉着、湿疹样变或引起继发感染，发生脓疱疮、毛囊炎、疖、淋巴结炎等。

疥螨病主要通过人体密切皮肤传染疥螨所致，性接触或家庭内部非性接触传播也较常见。还可通过衣服、内衣、毛巾而间接传播，雌虫离开人体后可存活数日，该病潜伏期为 1 个月左右。

（四）实验诊断

根据接触史和临床症状可作出初步诊断，对于患者，检出疥螨则可确诊。寻找隧道可以用蓝墨水滴在可疑隧道皮损上，再用棉签揉擦 30 秒钟至 1 分钟，然后用酒精棉球清除表面黑迹，可见染成淡蓝色的隧道痕迹。可用消毒针尖挑破隧道的尽端，取出疥螨；或用消毒的矿物油滴于皮肤患处，再用刀片轻刮局部，将刮取物镜检；也有采用解剖镜直接检查皮损部位，如发现有隧道和其盲端的疥螨轮廓，可用手术刀尖端挑出疥螨镜检确诊。

（五）防制原则

疥螨病可发生于各年龄组，无性别差异。近些年，关于疥螨病流行的报道，在南方各地如广东、广西、福建、四川、云南、贵州、湖南、江苏、安徽、江西、浙江等地较多，北方除新疆外则较少。与疥螨病流行有关的因素，主要包括社会因素、卫生条件、误诊、旅游交往、气候变化、人口增多、生态学情况以及免疫异常因素等。

预防工作主要是加强卫生宣教，注意个人卫生。避免直接接触患者和患者使用过的衣被等。对于患者应及时治疗，治疗过程中，患者的衣服需煮沸或蒸气消毒处理。

治疗疥疮的常用药物有外用硫黄软膏、苄氯菊酯、甲硝唑软膏、20%苯甲酸苄酯搽剂、10%乙基邻丁烯甲苯胺、5%～10%噻苯达唑等，必要时可内服伊维菌素。需注意治疗前患者应用热水洗净患部，待干后每日搽药1～2次，共3～7日，效果较好。

蠕 形 螨

蠕形螨属真螨目(Acariformes)、蠕形螨科(Demodicidae)，是一类永久性寄生螨，俗称毛囊虫(Follicle mite)，寄生于人的毛囊和皮脂腺内。寄生于人体的有毛囊蠕形螨(*Demodex folliculorum*)和皮脂蠕形螨(*D.brevis*)两种。

(一) 形态

两种人体蠕形螨形态基本相似。虫体呈蠕虫状，乳白色、半透明，皮脂蠕形螨略短。成虫体长0.1～0.4 mm，雌螨略大于雄螨虫。虫体分为颚体、足体和末体3部分。颚体呈梯形，位于虫体最前方。足体腹面有足4对，足粗短呈芽突状。毛囊蠕形螨末体约占躯体长度的2/3～3/4，末端钝圆；皮脂蠕形螨末体约占躯体长度的1/2，末端尖细呈锥状。

毛囊蠕形螨的卵无色半透明，呈蘑菇状或蝌蚪状，长约0.1 mm；皮脂蠕形螨的卵呈椭圆形，长约0.06 mm。

(二) 生活史

生活史包括卵、幼虫、前若虫、若虫和成虫5期(图4－15)。雌、雄螨在毛囊口处交配，雄螨在交配后即死亡，雌虫回到毛囊或皮脂腺内产卵，卵孵化出幼虫，幼虫经前若虫、若虫发育为成虫。从卵发育为成虫约需半个月，雌螨的寿命2个月左右。

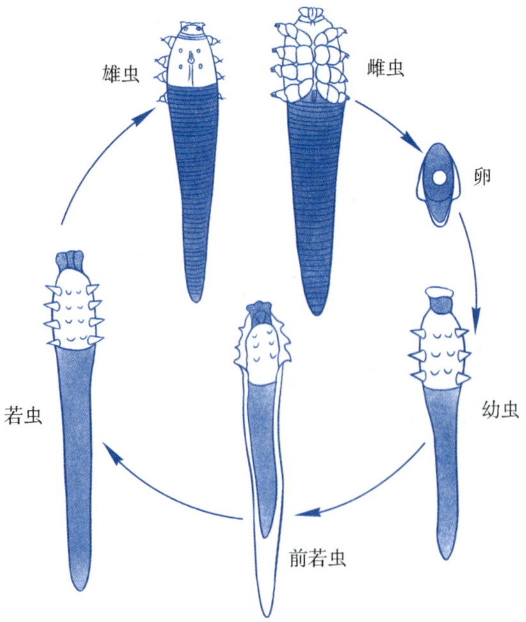

图4－15 毛囊蠕形螨生活史示意图

蠕形螨常寄生于人面部、头皮、颈、肩背、胸、乳头、外阴部和肛周等部位，犹以面部感染率最高。毛囊蠕形螨成虫主要寄生于毛囊内，一个毛囊内常有多个虫体，多见3～6个；皮脂蠕形螨常单个寄生于皮脂腺和毛囊中。两种蠕形螨均喜寄生于皮脂腺发达的部位，以面部最为多见，包括额、鼻、鼻沟、颊部和颧等处，有时也可见于其他部位，如头皮、颈、肩、胸部、乳头。蠕形螨主要以宿主细胞液和皮脂腺分泌物为食，毛囊螨的爬出高峰时间为10～18点，皮脂蠕形螨为20点～次晨2点。

(三) 与疾病的关系

绝大多数感染有蠕形螨的人为无症状带虫者，或仅有轻微痒感或烧灼感。人体蠕形螨可吞食毛囊上皮细胞，引起毛囊扩张，上皮变性。严重者可引起角化过度或角化不全，真皮层毛细血管增生并扩张；寄生在皮脂腺的螨还能引起皮脂腺分泌阻塞。此外，虫体的代谢产物会引起变态反应。虫体在进出过程中可携带传播病原微生物，导致毛囊周围细胞浸润及纤维组织增生，使人体出现鼻尖、鼻翼两侧、颊、须眉间等处血管扩张，导致出现患处潮红、充血，皮肤异常油腻，毛孔显著扩大,表面粗糙等症状,容易继发红斑湿疹或散在针尖大小红色痤疮状丘疹等。蠕形螨的寄生是引起酒渣鼻、毛囊炎、痤疮、脂溢性皮炎和睑缘炎等皮肤病的病因或病因之一。

(四) 实验诊断

镜检到蠕形螨即可确诊,常用的检查方法有3种。

1. *挤压涂片法* 通常用手挤压,或用弯镊子刮取受检部位皮肤,将刮出的皮脂分泌物置于载玻片上,加1滴甘油或石蜡油等,涂开后加盖片镜检。

2. *透明胶纸粘贴法* 用透明胶纸于晚上睡前,粘贴于面部的额、鼻、鼻沟、颧及颊部等处,至次晨取下贴于载玻片上镜检。本法简便易行,无痛苦,在普查中值得推广。

3. *挤粘结合法* 在面部的额、鼻及鼻沟等部位粘贴透明胶纸后,用拇指反复稍用力挤压胶纸粘贴部位,然后取下胶带镜检。

(五) 流行情况

人体蠕形螨呈世界性分布,据报道,国外人群感染率为27%～100%,国内人群感染率在4.43%～81.6%。各年龄段均可感染人体蠕形螨,以30～60岁阶段感染率最高。此外,本病在儿童感染率无性别差异,成年感染率则男性高于女性。人群感染蠕形螨的种类,多数调查显示出以毛囊蠕形螨最常见,而皮脂蠕形螨和混合感染者较少。

人体蠕形螨可通过直接或间接接触而传播,常寄生于鼻部,其次是前额、颌、头皮。

(六) 防制原则

人体蠕形螨的感染方式为接触传播。其对外界环境抵抗力较强,对酸碱环境具有一定的耐受力,日常生活中使用的肥皂不能杀死蠕形螨。

(1) 加强卫生宣教,注意个人卫生,避免与患者直接皮肤接触,不与患者合用洗具、毛巾、枕巾、被褥等生活用品。

(2) 口服甲硝唑、伊维菌素及复合维生素B,外用甲硝唑霜、10%硫黄软膏、苯甲酸苄脂乳剂和二氯苯醚菊酯霜剂等。中药桉叶油和百部、丁香、花椒煎剂均有疗效。

尘 螨

尘螨属于真螨目(Acariformes)、蚍螨科(Pyroglyphidae),普遍存在于人类居住场所的尘埃中,是一种强烈的过敏原。已知的尘螨中与人类过敏性疾病关系最密切的主要有屋尘螨(*Dermatophagoides pteronyssinus*)和粉尘螨(*D. farinae*)和埋内欧螨(*Euroglyphus maynei*)。

(一) 形态

尘螨呈长椭卵圆形,体长0.2～0.5 mm。颚体位于躯体前端,螯肢钳状。躯体表面有细密或粗皱的皮纹和少量刚毛,躯体背面前端有狭长盾板。雄虫体背后部还有后盾板,肩部有一对长鬃,末端有2对长鬃。生殖孔在腹面中央。肛门靠近后端,雄螨肛侧有肛吸盘。有足4对,跗节末端具爪和钟罩形爪垫各1个。

(二) 生活史

尘螨的生活史分卵、幼虫、第一期若虫、第二期若虫和成虫5期。雄螨终生都能交配,雌螨仅在前半生交配,一般为1～2次。一生产卵20～40个,产卵期为1个月左右。雄螨存活时期60～80

日,雌螨可达100～150日。

尘螨分布广泛,大多营自生生活。屋尘螨主要栖息于卧室内的枕头、褥被、软垫和家具;粉尘螨则在面粉厂、棉纺厂及食品仓库、中药、动物饲料仓库等的地面大量孳生。尘螨以粉末性物质为食,主要通过携带传播。尘螨生长发育的最适温度为25℃±2℃,相对湿度80%。

(三) 与疾病的关系

尘螨的传播能力远远大于蚊子等害虫,可以随灰尘、人的衣物及宠物进行流动传播,且尘螨吸食人体的体液(如血液、淋巴液),由于尘螨携带大量的病毒和细菌,故叮咬人体后不但会造局部成皮肤炎症,还会传播一些传染性疾病,如手足口病、弓形虫病、流行性感冒、流行性肺炎、流行性脑炎、出血热等。此外,活性尘螨吸入体内可引起肺螨症、肠螨症和尿螨症等病。

尘螨螨体和排泄物是过敏原的来源,过敏体质者吸入后产生超敏反应。尘螨性过敏属于外源性变态反应,患者往往有家族过敏史或个人过敏史。尘螨过敏常见临床表现主要为哮喘、过敏性鼻炎和过敏性皮炎等。

1. 尘螨性哮喘　属吸入型哮喘,初发往往在幼年时期,患者往往有婴儿湿疹史,或兼有慢性支气管炎史。常突然、反复发作,开始时干咳或打喷嚏,随之出现胸闷气急,不能平卧,呼气性呼吸困难,严重者会缺氧而在口唇、指端发绀。该病发作虽然症状较重,但持续时间短,并可突然消失。春秋季易发,发作常在睡后或晨起。

2. 过敏性鼻炎　表现为鼻塞、连续喷嚏、鼻内奇痒和大量清水鼻涕。个别患者伴有流泪和头痛症状。鼻涕中有较多嗜酸性粒细胞,检查时可发现患者鼻黏膜苍白水肿。

3. 过敏性皮炎　多发生于婴儿,表现为面部湿疹。成人则多发生在肘窝、腋窝等皮肤细嫩处,表现为湿疹和苔藓样变。

4. 慢性荨麻疹　常呈一过性,时发时愈。

(四) 实验诊断

可通过详细询问病史和免疫学实验进行诊断,询问病史包括过敏史、发病季节、典型症状及所处环境状况等,实验室常用的免疫学诊断方法有皮内试验、皮肤挑刺试验、黏膜激发试验、酶联免疫吸附试验等。

(五) 流行与防制原则

目前世界上已发现螨虫有5万种,其中在居室内生活的螨虫有40余种,而与人体健康有关的有10多种。尘螨在我国分布很广泛,尤其是温暖潮湿的地区为多,据报道,我国尘螨引起的哮喘患病率为3%～5%,特异性皮炎为7%～10%,过敏性鼻炎为12%～15%。

预防主要是注意清洁卫生,经常清除室内尘埃,屋内要易于清扫,避免杂乱,不用地毯,不养宠物,减少尘螨孳生的条件。勤洗衣被床单,勤晒被褥床垫,床罩、被罩等应隔10日左右用55℃以上的热水烫洗,杀死尘螨;枕芯极易积尘和尘螨孳生,应1～3年更换1次;卧室、仓库要保持通风、干燥、少尘。也可使用杀螨剂如尼帕净、苯甲酸苄酯等化学药物灭螨。

因尘螨过敏而导致的疾病,治疗主要是脱敏疗法,用于过敏性皮炎有效率可达75%以上。目前,通过重组DNA技术产生的重组螨性变应原或用标准化脱敏疫苗治疗,疗效较好。

革　螨

革螨(*Gamasid mite*)属于寄螨目(Parasitiformes)、革螨总科(Gamasoidea),全世界已发现革螨

800 多种，我国记录有约 630 种。革螨大多数营自生生活，少数营寄生生活，有重要医学意义的种类有柏氏禽刺螨（*Ornithonyssus bacoti*）、格氏血厉螨（*Haemolaelaps glasgowi*）、鸡皮刺螨（*Dermanyssus gallinae*）和毒厉螨（*Laelaps echidninus*）等。

（一）形态

革螨成虫呈卵圆形，黄色或褐色，表皮膜质，具骨化的骨板。体长一般为 0.2～0.5 mm，个别种类可达 1.5～3.0 mm。虫体分颚体和躯体两部分，颚基背壁向前延伸的部分称颚盖，其前缘形状具有分类意义。螯肢由螯杆和螯钳组成，雄螨螯钳演变为导精趾。口下板 1 对，呈三角形，足跗节末端具 1 对爪和 1 个叶状爪垫，足节上的距、刺和刚毛等具有分类意义。

卵呈椭圆形，乳白或淡黄色，直径 0.1～0.35 mm。

（二）生活史

生活史分为卵、幼虫、第一若虫、第二若虫和成虫 5 期(图 4－16)。革螨为卵生或卵胎生，个别种类为孤雌生殖。寄生性革螨一生产卵或子代数个、数十个，甚至百余个。不同种类繁殖高峰有异，如柏氏禽刺螨通常在夏秋季，格氏血厉螨在秋冬季。一般情况下，1～2 周内完成生活史，寄生性种类的寿命较自生生活的长。柏氏禽刺螨等寄生性革螨以刺吸宿主的血液和组织液为食，吸血量大，一次吸血可超其原体重 10 多倍。

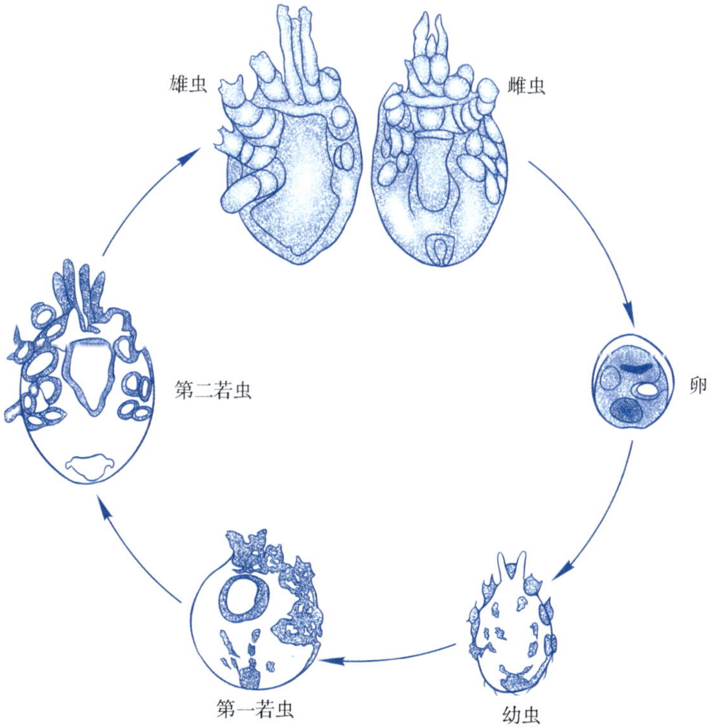

图 4－16　格氏血厉螨生活史示意图

革螨的活动受温度、湿度和光线的影响。多数革螨喜潮湿环境，但鸡皮刺螨在相对湿度 20% 时最活跃；有的种类喜光，昼夜均可吸血，有一些种类则避光，如鸡皮刺螨白天躲藏在缝隙内，夜间常侵袭宿主。大多数革螨整年活动，但有明显的繁殖高峰。一般在 9 月以后逐渐增高，10～11 月可出现高峰，入冬后渐降，春夏季最少。

（三）与疾病的关系

1. 革螨性皮炎　该病由革螨侵袭人体刺吸血液或组织液引起。患者局部皮肤可见直径 0.5～1.0 cm 红色丘疹，中央有针尖大的刺螫痕迹，奇痒，重者出现丘疹样荨麻疹。常由柏氏禽刺螨和鸡皮刺螨所致。

2. 传播疾病

（1）流行性出血热：亦称肾综合征出血热，临床上以发热、出血和肾损害为三大主症，病死率高，患者可死于休克、肾功能衰竭及肺水肿等并发症，我国绝大多数地方都有流行。病原体为汉坦病毒，传染源主要是小型啮齿动物，国内已证实多种革螨可作为本病的传播媒介，病毒在革螨体内可经卵传递，通过叮咬吸血可在鼠间传播，也是鼠-人之间传播途径之一。

（2）立克次体痘：又称疱疹性立克次体病。患者出现发热并伴原发性局部损伤和全身性丘状水泡疹，本病主要流行于美国东北部，近年来我国也有发现。病原体为小蛛立克次体，传染源主要是鼠类，主要媒介是血异刺皮螨通过叮刺吸血传播。

（3）其他：革螨在森林脑炎、Q 热、土拉弗氏菌病等的疫源地，参与病原体的循环和保存。

（四）实验诊断

有养鸡、养鸟的家庭或养鸡场工人在春、秋季节皮肤上如出现水肿性红斑、丘疹或水疱，在皮疹中央有咬痕，伴有剧痒、奇痒，在鸡、鸟身上或禽舍处发现虫体可证实革螨感染。

（五）防制原则

常见的防治措施有以下 3 点。首先，消灭孳生场所，清除杂草，灭鼠，清理鸽巢和禽舍。其次，药物灭螨，可喷洒马拉硫磷、溴氰菊酯等杀虫剂。最后，对于个人防护可涂擦驱避剂如避蚊胺于裸露部位，有 3～7 小时驱避效果；亦可将布带浸泡驱避剂后，系于手腕、踝关节可防止革螨侵袭。对革螨叮咬后引起的皮炎主要是消炎止痒，局部搽 5%硫黄霜或 2%酚炉甘石洗剂，症状严重者给予抗组胺药。

恙　螨

恙螨（chigger mites）属于真螨目（Acariformes）、辐螨亚目（Actinetidida）、绒螨总科（Trombidioidea）中的恙螨科（Trombiculidae）和列恙螨科（Leeuwenhoekiidae）。恙螨仅幼虫营寄生生活，其他各期营自生生活。全世界已知约有 3 000 余种（亚种），我国已记录约 500 种（亚种），其中有 50 种左右侵袭人体。有重要医学意义的种类有地里纤恙螨（*Leptotrombidium deliense*）、小盾纤恙螨（*L.scutellare*）等。

（一）形态

恙螨幼虫大多呈椭圆形，红、橙、淡黄或乳白色。初孵出时体长约 0.2 mm，经饱食后体长达 0.5～1.0 mm。虫体分颚体和躯体两部分，躯体背面的前端有盾板，是重要的分类依据。盾板上通常有毛 5 根，中部有 2 个圆形的感器基，由此生出呈丝状、羽状或球杆状的感器。盾板后方的躯体上有横列的背毛，其排列的行数、数目和形状等因种类而异。

（二）生活史

恙螨生活史分为卵、前幼虫、幼虫、若蛹、若虫、成蛹和成虫等 7 期（图 4－17）。雌虫产卵于泥土表层缝隙中，经 5～7 日孵化出一个包有薄膜的前幼虫，10 日左右薄膜破裂幼虫逸出。幼虫遇宿主即附于其体表，叮刺腰、腋窝、腹股沟、阴部等细嫩而湿润的部位，以宿主被分解的组织和淋巴液为食。经 2～3 日饱食后，可坠落地面缝隙中，接着发育为若蛹，蛹内若虫发育成熟后逸出。自幼虫静止至若虫孵出大概需 12 日。若虫又经 10～35 日变为蛹，经 1～2 周后发育为成虫。完成一个世代需 3～9 个月，每年完成 1～2 代。成虫寿命一般为 3 个月～2 年。

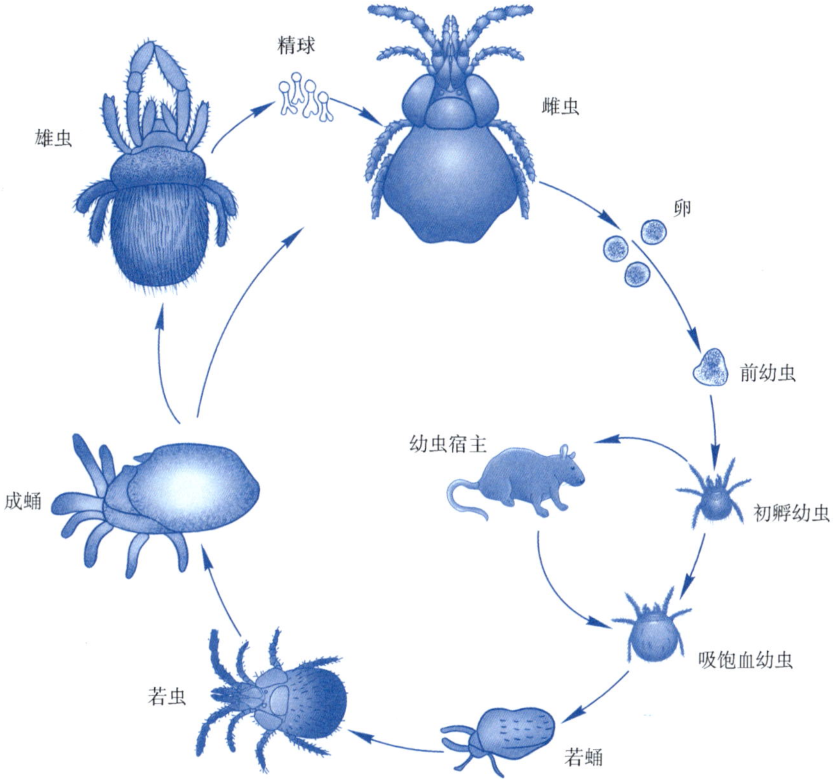

图 4－17　地里纤恙螨生活史示意图

（三）与疾病的关系

恙螨幼虫的宿主范围很广泛，主要寄生在人体的腰、腋窝、腹股沟、阴部等处，可引起如下疾病。

1. *恙螨皮炎(trombidosis)*　恙螨幼虫的唾液能够溶解宿主皮肤组织，引起局部凝固性坏死，出现皮炎反应。被叮刺处有痒感并出现红色丘疹，常发生继发感染。

2. *恙虫病(Scrub typhus)*　是由感染立克次体的恙螨幼虫叮咬人体所引起的一种急性传染病。其临床特征为发病骤急，持续高热，皮疹，皮肤被刺叮处出现焦痂和溃疡，引起局部或全身浅表淋巴结肿大等。当恙螨幼虫叮刺储存宿主时，将病原体吸入体内，并经卵传递到下一代幼虫，然后再通过叮刺传给人。

3. *流行性出血热*　也称肾综合征出血热，病原体属汉坦病毒，其在恙螨体内有增殖现象，该病毒侵入螨体先定位于消化道，之后经卵巢、卵细胞传递于下一代。在我国以黑线姬鼠为主要储存宿主，小盾纤恙螨是其体外优势螨虫，可经叮咬传播。

（四）季节消长

恙螨呈世界性分布，以温暖潮湿的东南亚地区和热带雨林中为主。东南亚地区的恙螨种类繁多，是世界上恙螨最集中的地区。中国东南沿海至西南边境省区最多。

各地区恙螨幼虫在宿主体表有季节消长规律，可分为以下 3 种类型。① 夏季型：每年夏季出现一次高峰，如地里纤恙螨。② 春秋型：有春、秋两个季节高峰，如苍白纤恙螨。③ 秋冬型：出现在 10 月以后至次年 2 月，出现 1 个高峰，如小盾纤恙螨。夏季型和春秋型的恙螨多以若虫和成虫越冬，秋冬型无越冬现象。

（五）防制原则

恙螨的防治主要有以下几点。首先，环境防制灭鼠，消除孳生场所，堵塞鼠洞，填平坑洼，保持干燥，定期铲除住地杂草与灌丛。其次，药物杀螨，在人经常活动的地方、鼠洞鼠道附近及孳生地，可喷洒杀虫药物，如氯氰菊酯、溴氰菊酯等。最后，做好个人防护，在野外工作时要扎紧衣裤口，裸露皮肤可涂抹避蚊胺、避蚊酮等驱避剂，或将衣服用驱避剂浸泡，工作后及时换衣，洗澡。

（刘延鑫）

附 录

一、寄生虫病的常用实验诊断方法

(一) 病原学诊断方法

在寄生虫病诊断中,首选方法是病原学诊断,为寄生虫病确诊的重要依据。通过病原学检查可以判断寄生虫的种类、发育虫期、寄生部位等,这对诊断疾病、掌握疫情和制定防制方案都有重要意义。

1. 粪便检查　粪便检查是诊断寄生虫病最常用的方法。人体内寄生的蠕虫和原虫,生活史的某一时期均可随宿主粪便排出体外。为取得准确的结果,粪便必须新鲜,送检时间一般不超过24小时。如检查肠内原虫滋养体,最好立即检查。盛粪便的容器须清洁、干燥,并防止水、尿、其他体液等污染,以免影响检查结果。

(1) 直接涂片法:方法简便、快速,连续作3次涂片,可以提高检出率。常用以检查蠕虫卵、原虫的包囊或滋养体。

1) 蠕虫卵检查:在洁净的载玻片中间滴1～2滴生理盐水,用牙签挑取绿豆大小(2 mg)的粪便,放在其中涂匀,涂抹的厚度以透过玻片可看到书上的字迹为宜,加上盖玻片,镜检。观察时注意鉴别虫卵与粪便中的异物。虫卵都具有一定大小、形状和颜色;卵壳表面有一定的特征,如蛔虫卵可能有蛋白质膜,卵内含卵细胞或幼虫。

2) 原虫检查

滋养体检查:方法同查蠕虫卵,涂片要薄,必要时要保温观察,便于观察到活动的滋养体。

包囊的染色检查:常用1滴碘液代替生理盐水,方法同直接涂片法。碘液配方:碘化钾4 g,碘2 g,蒸馏水100 ml。

(2) 虫卵浓集法

1) 厚涂片透明法(modified Kato thick-smear technique):又称改良加藤法,本法多用于蠕虫卵检查。① 准备玻璃纸:将亲水性玻璃纸剪成22 mm×30 mm大小的小片,浸于甘油-孔雀绿溶液(含纯甘油100 ml、蒸馏水100 ml和3%孔雀绿水溶液1 ml)中,至少浸泡24小时,至玻璃纸呈绿色。② 取50 mg粪便,用100目筛除去粪渣,置于载玻片上,覆以准备好的玻璃纸片,轻压,使粪便铺开。置于30℃左右温箱中约半小时,或25℃约1小时。待粪膜稍干,即可镜检。

注意:过硬和过软的粪便不宜使用本法。操作时需掌握粪膜的合适厚度和透明的时间,如粪膜厚透明时间短,虫卵难以发现;如透明时间过长则虫卵变形,也不易辨认。如检查钩虫卵时,透明时间宜在30分钟以内。

2) 沉淀法:蠕虫卵和原虫包囊的比重大,可沉积于水底,有助于提高检出率。

自然沉淀法(natural sedimentation method):取粪便20～30 g,加水制成混悬液,用40～60目金属筛或2层湿纱布过滤至锥形量杯。量杯加满水,静置25分钟,倒去上层液,再加满清水;反复

3～4 次，每次隔 15～20 分钟，直至上层液清澈为止。然后倒去上层液，取沉渣涂片镜检。检查血吸虫卵时，卵内毛蚴易孵化，沉淀时间不宜过长。当检查包囊时，换水间隔时间宜延长至约 6 小时。

离心沉淀法(centrifugal sedimentation method)：将滤去粗渣的粪液离心 1～2 分钟(1 500～2 000 rpm)，倒去上层液，注入清水，再离心沉淀，如此反复 3～4 次，直至上层液澄清为止，最后倒去上层液，取沉渣镜检。本法省时、省力，适用于临床检验。

汞碘醛离心沉淀法(merthiolate-iodine-formaldehyde centrifugation sedimentation method, MIFC)：本法综合了浓集、固定和染色三个步骤，适用于原虫包囊、滋养体及蠕虫卵和幼虫的检查。

汞碘醛液的配制：① 汞醛液。1/1 000 硫柳汞酊 200 ml，40%甲醛 25 ml，甘油 50 ml，蒸馏水 200 ml。② 5%卢戈氏液。碘 5 g，碘化钾 10 g，蒸馏水 100 ml。

注意：检查前取汞醛液 2.35 ml 及 5%卢戈氏液 0.15 ml 混合。保存 8 小时后的混合液会变质，不应再用；碘液 1 周后亦不宜再用。

使用方法：取粪便 1 g，加约 10 ml 汞碘醛液，充分混匀，用 2 层脱脂纱布过滤，再加入乙醚 4 ml，摇 2 分钟，2 000 rpm 离心 1～2 分钟，即分成乙醚、粪渣、汞碘醛及沉淀物 4 层。吸弃上面 3 层，取沉渣镜检。

3) 浮聚法：是利用比重较大的液体，使包囊或蠕虫卵上浮，在液体表面集中，利于收集检查。

饱和盐水浮聚法(brine flotation method)：本法用以检查钩虫卵效果最好，也用于检查微小膜壳绦虫卵和其他比重较轻的线虫卵，但不适于检查吸虫卵和原虫包囊。

方法：用棉签取黄豆大小的粪便置于浮聚瓶(高 3.5 cm，直径约 2 cm 的圆形直筒瓶)中，加入少量饱和盐水混匀，再加入饱和盐水(比重约为 1.20：将食盐 30～40 g 加入 100 ml 沸水，不断搅动，直至食盐不再溶解为止)，至液面略高于瓶口，以不溢出为宜。挑去上浮粪渣，在瓶口覆盖一载玻片，静置 15 分钟后，将载玻片迅速提起并翻转，镜检。

硫酸锌离心浮聚法(zinc sulfate centrifugal flotation method)：本法适用于检查原虫包囊和较轻的蠕虫卵，但不适于检查有卵盖的吸虫卵和较重的蠕虫卵。

方法：取粪便约 1 g，加 10～15 倍的水，充分混匀，按离心沉淀法过滤，反复离心 3～4 次，至离心管内水清为止，然后倒去上层液，在沉渣中加入比重 1.18 的硫酸锌液(33%溶液：硫酸锌 33 g，蒸馏水 100 ml)调匀，然后加硫酸锌溶液至距管口约 1 cm 处，离心 1 分钟。用金属环钩取表面的粪液置于载玻片上，镜检。

注意：钩取标本时，金属环轻轻触液面，切勿搅动。离心后应立即取标本镜检，如若放置时间超过 1 小时以上，包囊或虫卵变形会影响观察效果。查包囊加碘液 1 滴。

4) 血吸虫卵尼龙袋集卵法：先将 120 目/吋的尼龙袋放于 260 目/吋的尼龙袋内，取 30 g 粪便经 60 目铜筛滤入内袋，然后，将两个尼龙袋一起在清水桶内缓慢上下提动，洗滤袋内粪液，或在自来水下缓缓冲洗，至流出清水为止。取出 120 目/吋尼龙袋弃去袋内粪渣，将 260 目/吋的尼龙袋内粪渣全部洗入三角量杯内，静置 15 分钟。倾去上层液，吸沉渣镜检。或将沉渣倒入三角烧瓶内做血吸虫毛蚴孵化。

(3) 幼虫培养法

1) 毛蚴孵化法(miracidium hatching method)：适用于早期血吸虫病患者的粪便检查。取粪便约 30 g，经自然沉淀法处理，将粪便沉渣倒入三角烧瓶内，加清水或去氯自来水至瓶口下 1 cm，在 20～30℃的条件下，用柔和灯光照射，经 4～6 小时后，用肉眼或放大镜观察。毛蚴是白色点状物，在水面 1～4 cm 下做直线游动。必要时也用吸管将毛蚴吸出镜检。如无毛蚴，每隔 4～6 小时(24

小时内)观察1次。气温高时,毛蚴可在短时间内孵出,因此在夏季要用1.2%食盐水或冰水冲洗粪便,最后一次才改用室温清水。

2) 钩蚴培养法(culture method for hookworm larvae):适用于钩虫检查。加冷开水约1 ml于1 cm×10 cm洁净试管内,将滤纸剪成与试管等宽但较试管稍长的T字形纸条,用铅笔书写受检者姓名或编号于横条部分。取粪便约0.2～0.4 g,涂抹在纸条中上部2/3处,再将纸条插入试管,下端浸泡在水中,但不让涂抹粪便处接触水面。在20～30℃条件下培养。注意补充冷开水,以保持水面高度。3日后用肉眼或放大镜检查试管底部,幼虫在水中常做蛇行游动,鉴定虫种需用显微镜观察。如未发现幼虫,应继续培养观察至第5日。

(4) 肛周物检查:根据蛲虫肛周产卵,或带绦虫有孕节从肛周逸出,有虫卵黏附肛周,而在肛周进行检查。

1) 透明胶纸法:剪下长约6 cm、宽约2 cm的透明胶纸,把胶面粘贴在肛门周围的皮肤,背面用棉签压迫,取下后将胶面平贴在玻片上,镜检。

2) 肛门拭子法(anal swab):棉签浸泡在生理盐水中,挤去过多的盐水,在肛周擦拭,随后将棉签放入盛有饱和盐水的试管中,用力搅动,提起棉签在试管内壁挤干盐水后弃去,再加饱和盐水至管口处,覆盖一截玻片使其接触液面,5分钟后取下载玻片镜检。或试管静置10分钟,或经离心后,倒去上层液,取沉渣镜检。

(5) 带绦虫孕节检查法:绦虫节片用清水洗净,置于两玻片之间,轻轻压平,对光观察内部结构,并根据子宫分支情况鉴定虫种。也可以用注射器从孕节后端正中部插入子宫内徐徐注射碳素墨水或卡红,待子宫分支显现后计数。

卡红染液配制:钾明矾饱和液100 ml,卡红3 g,冰醋酸10 ml。混合液置于37℃温箱内过夜,过滤后即可应用。

2. 血液检查　血液检查是诊断疟疾、丝虫病的基本方法。涂制血膜用的载玻片使用前需在铬酸洗液中浸泡1～2日,然后依次用自来水冲洗几次、蒸馏水冲洗3次,晾干或烤干后使用。

(1) 检查疟原虫

1) 采血:用75%酒精棉球消毒耳垂或手指,持采血针刺破皮肤,挤出血滴。间日疟原虫宜在发作后数小时采血;恶性疟在发作初期采血可见大量环状体,1周后可见配子体。

2) 制血膜片

薄血膜片:在载玻片右1/3处滴血一小滴,将推片的一端置于血滴右侧,待血液沿推片端缘扩散后,保持两载片间30°～45°的角度,迅速自右向左推成薄血膜。理想的结果:应是一层均匀分布的血细胞,血细胞间无空隙,无透亮区和影像斑点,且涂血膜末端呈舌状。

厚血膜片:于载玻片的另一端(右)1/3处蘸一大滴血,以推片的一角,将血滴自内向外旋转摊开,使之成为直径约1 cm、厚薄均匀的厚血膜。厚血膜为多层血细胞的重叠,约等于20倍薄血膜的厚度。

3) 染色:常用的有姬氏染色法和瑞氏染色法。

姬氏染色法(Giemsa's stain method):本法染色效果良好,血膜褪色较慢,保存时间较久,但染色时间较长。

染液配制:将姬氏染剂粉1 g置于研钵中,加小量甘油充分研磨,再分次加甘油研磨,直至50 ml甘油加完为止,倒入棕色玻瓶中。然后分数次用少量甲醇,冲洗钵中的甘油染粉,倒入玻瓶,直至50 ml甲醇用完为止,塞紧瓶塞,充分摇匀,置65℃温箱内24小时或室温内1周,过滤备用。

染色方法：待血片充分晾干，用玻棒蘸甲醇或无水酒精轻抹薄血膜，使细胞固定。厚血膜固定之前必须进行溶血，可用滴管滴水于厚血膜上，待血膜呈灰白色时，将水倒去，晾干。如厚、薄血膜同一玻片，在厚血膜周边画圈，可用蜡笔在薄血膜染色区两端划线，避免溶血和固定相互影响。然后用 pH 7.0～7.2 的磷酸盐缓冲液，按 10∶1 稀释姬氏染液。用蜡笔划出染色范围，将稀释的姬氏染液滴于已固定的薄、厚血膜上，室温下染色半小时，倾斜玻片，再用上述缓冲液冲洗。晾干后镜检。

缓冲液配制：使用时临时配制。

第一液(1/15 mol/L 磷酸氢二钠液)：磷酸氢二钠(Na_2HPO_4)9.64 g，蒸馏水 1 000 ml。

第二液(1/15 mol/L 磷酸二氢钾液)：磷酸二氢钾(KH_2PO_4)9.073 g，蒸馏水 1 000 ml。

pH 7.0 的缓冲液：第一液 6.3 ml，第二液 3.7 ml，蒸馏水 90 ml。

pH 7.2 的缓冲液：第一液 7.3 ml，第二液 2.7 ml，蒸馏水 90 ml。

瑞氏染色法(Wright's stain method)：本法操作简便，但操作不当易在血片上发生染液沉淀，易褪色，保存时间短。多用于临时性检验。

染液配制：将瑞氏染剂 0.1～0.5 g 加入 3 ml 甘油充分研磨，然后加少量甲醇，研磨后倒入棕色瓶内，再分数次用甲醇冲洗钵中的甘油溶液，倒入瓶内，直至 97 ml 用完为止。摇匀，置室温下 1～2 周，或放入 37℃温箱 24 小时后过滤使用。

染色方法：由于瑞氏染剂中有甲醇，不需固定。厚血膜则需先经溶血，血膜干后，滴染液覆盖全部厚、薄血膜上，厚、薄血膜一张片用蜡笔划线分开，30 秒至 1 分钟后，用滴管加等量的蒸馏水，轻摇载玻片，使蒸馏水和染液混合均匀，3～5 分钟后用水从玻片一端冲洗(注意勿先倒去染液或直对血膜冲洗)，晾干后镜检。

(2) 检查微丝蚴

1) 新鲜血片法：晚 21 时到次晨 2 时取血 1 滴于载玻片上，加盖玻片，在低倍镜下观察，是否有蛇形游动的微丝蚴，但仍需做染色才能鉴别虫种。

2) 厚血膜片法：厚血膜的制作、溶血、固定与上述厚血膜姬氏液染色法检查疟原虫相同，只是采血要 3 滴。也可用苏木素染色。

苏木素染液的配制方法：取苏木素 1 g 溶于纯乙醇或 95%的乙醇 10 ml 中，加 8%～10%饱和硫酸铝铵 100 ml，倒入棕色瓶中，瓶口用两层纱布扎紧，在阳光下氧化 2～4 周，过滤，加甘油 25 ml 和甲醇 25 ml，用时稀释 10 倍左右，将溶血、固定的厚血膜置于德氏苏木素液内 10～15 分钟，在 1%盐酸乙醇中分色 1～2 分钟，蒸馏水洗涤 1～5 分钟，至血膜呈蓝色，再用 1%伊红染色 0.5～1 分钟，以水洗涤 2～5 分钟，晾干后镜检。

3) 活微丝蚴浓集法：在离心管内加蒸馏水半管，加血液 10～12 滴，再加生理盐水混匀，离心(3 000 rpm)沉淀 3 分钟，取沉渣检查。或取静脉血 1 ml，置于盛有 3.8%枸橼酸钠 0.1 ml 的试管中，摇匀，加水 9 ml，待红细胞溶化后，再离心 2 分钟，倒去上层液，加水再离心，取沉渣镜检。

3. 排泄物与分泌物等的检查

(1) 痰液：痰中可能查见肺吸虫卵、溶组织内阿米巴滋养体、棘球蚴的原头蚴、蛔蚴、钩蚴、尘螨等。

1) 直接涂片法：先加 1～2 滴生理盐水在洁净载玻片上，挑取痰液少许，最好选带铁锈色或带血的痰，混匀，加盖玻片镜检。检查阿米巴滋养体，为了提高检出率，需用新鲜的痰液立即涂片，才能更好地观察到活动的滋养体。

2）浓集法：收集24小时痰液，置于烧杯中，加入等量10% NaOH溶液，用玻璃棒搅匀后，放入37℃温箱内，数小时后痰液消化。1 500 rpm离心5分钟，弃去上层液，取沉渣涂片检查。

（2）十二指肠液和胆汁：用十二指肠引流管抽取十二指肠液及胆汁，以直接涂片法镜检；也可以经离心浓集后，取沉渣镜检。可检查蓝氏贾第鞭毛虫滋养体、华支睾吸虫卵、肝片形吸虫卵和布氏姜片虫卵等。

检查方法：可将1～2滴十二指肠引流液滴于载玻片上，加盖玻片后直接镜检。为提高检出率，常将引流液加生理盐水搅拌后，分装于离心管内，2 000 rpm离心5～10分钟，吸取沉渣涂片镜检。如引流液过于黏稠，应先加10% NaOH消化后，再离心。引流中的贾第鞭毛虫滋养体常附着在黏液小块上，或虫体聚集成絮片状物。肝片形吸虫卵与姜片虫卵不易鉴别，但前者可出现于胆汁，而后者只见于十二指肠液中。

（3）阴道分泌物：主要用于检查阴道毛滴虫。

1）直接涂片法：用消毒棉签在受检者阴道后穹窿、子宫颈及阴道壁上取分泌物，然后用生理盐水涂片法镜检，即可发现活动的虫体。天气寒冷时，应注意保温。

2）悬滴法：先在一盖玻片周缘涂一薄层凡士林，中间滴1～2滴生理盐水。将阴道分泌物涂于生理盐水中，小心翻转，覆盖在一具凹孔的载玻片上，稍加压使两片黏合，液滴即悬于盖片下面，镜检。低温时，在有恒温的显微镜上观察。

（4）尿液：取尿液3～5 ml，离心（2 000 rpm）3～5分钟，后取沉渣镜检。但乳糜尿需加等量乙醚，用力振荡，使脂肪溶于乙醚，如果不变澄清，为假的乳糜尿。然后吸去脂肪层，离心，取沉渣镜检。可查见阴道毛滴虫、微丝蚴、埃及血吸虫卵。

（5）鞘膜积液：主要检查班氏微丝蚴。阴囊皮肤经碘、乙醇消毒后，用注射器抽取鞘膜积液进行直接涂片检查，也可以加适量生理盐水稀释离心，取沉渣镜检。

4. 活组织检查

（1）骨髓穿刺：主要是用于检查杜氏利什曼原虫无鞭毛体的方法。常做髂前上棘穿刺，抽取少许骨髓液做涂片；甲醇固定，同薄血膜染色法染色，油镜检查。也可将穿刺物无菌接种于NNN培养基，22～24℃培养，10日后取少量培养液置显微镜下检查，如查见利什曼原虫无鞭毛体，即可确定诊断；或者把穿刺物接种于易感动物（如金地鼠），1～2个月后取肝脾或骨髓做切片，染色镜检。

（2）淋巴结穿刺：主要检查利什曼原虫和丝虫成虫。一般选腹股沟部，可疑丝虫感染选肿大或压痛的淋巴结。先将局部皮肤消毒，用左手拇指和示指捏住一个较大的淋巴结，右手用一干燥无菌6号针头刺入淋巴结。回抽片刻，拔出针头，将针头内少量淋巴结组织液滴于载玻片上，做涂片染色检查。

（3）皮肤及皮下组织

1）皮肤利什曼原虫：在皮肤上出现丘疹和结节等疑似皮肤型黑热病患者，可选择皮损较明显之处做局部消毒，用干燥灭菌的注射器，刺破皮损处，抽取组织液做涂片；或用消毒的小剪，从皮损表面剪取一小片皮肤组织，以切面做涂片；也可用无菌解剖刀切一小口，刮取皮肤组织做涂片。以上涂片均可用瑞氏或姬氏染液染色。如涂片未见原虫，可割取小丘疹或结节，固定后，做组织切片染色检查。

2）蠕形螨：① 挤压涂片法。通常采用手挤压，或用药勺等刮取受检部位皮肤，将刮出物置于载玻片上，加1滴液体石蜡，涂开，加盖玻片镜检。② 透明胶纸粘贴法。用透明胶纸于晚上睡前粘贴于面部的额、鼻、鼻沟等处，至次晨取下贴于载玻片上，加1滴液体石蜡镜检。或检查时直接把透明胶纸粘贴在面部，用手挤压，然后取下，加 1 滴液体石蜡镜检。

3）疥螨：用消毒针尖挑破隧道的尽端，取出疥螨，镜检；或用消毒的矿物油滴于皮肤患处，再用刀片轻刮局部，将刮取物镜检。

（4）肌肉活检

1）旋毛虫幼虫囊包：取患者腓肠肌或肱二头肌米粒大小的肌肉置于载玻片上，加 50% 甘油 1 滴，盖上另一载玻片，均匀压紧立即镜检。

2）并殖吸虫、裂头蚴、猪囊尾蚴：摘取肌肉内的结节，剥除外层纤维被膜，在两张载玻片间压平、镜检。也可经组织固定后做切片染色检查。

（5）直肠黏膜

1）日本血吸虫卵：用直肠镜钳取米粒大小的直肠黏膜一块，用生理盐水冲洗后，放在两个载玻片间，压平镜检。对从未经过治疗的患者检出虫卵，不论死卵、活卵，均有诊断价值；对有治疗史的患者，只有查见活卵或近期变性卵，才有诊断意义。

2）溶组织内阿米巴：用乙状结肠镜自溃疡边缘或深层刮取溃疡组织置于载玻片上，加少量生理盐水，盖上盖片，压平，立即镜检。也可取出一小块病变黏膜组织，固定切片，染色检查。

（二）免疫学诊断方法

随着免疫学的快速发展，免疫学诊断方法以其灵敏、准确、便捷的优势，弥补了病原学诊断方法的诸多不足，目前已广泛应用于寄生虫病的临床诊断、疗效判定和流行病学调查等多个方面。

1. 皮内试验（intradermal test，IDT） 是以虫体或虫卵制备可溶性抗原，将其注入患者皮内，利用宿主的速发型超敏反应，观测皮丘和红晕反应以判断有无特异性抗体的存在。

本法对蠕虫病如血吸虫病、肺吸虫病、包虫病等具有重要的临床初筛价值。最常用于血吸虫病的调查，操作简单，可即时观察结果，适用于现场应用。用于原虫病如弓形虫病等的诊断时，皮内试验仅出现迟发型超敏反应，疾病痊愈后才出现阳性反应，因而无临床诊断价值，仅用于流行病学调查。

2. 染色试验（dye test，DT） 是用弓形虫滋养体作为抗原，与待检血清混合染色，以观察虫体变化的血清学方法，广泛应用于弓形虫病的临床诊断和流行病学调查，是诊断弓形虫病的经典方法。

3. 环卵沉淀试验（circumoval precipitin test，COPT） 是以血吸虫整卵为抗原的特异性免疫学试验。卵内毛蚴或胚胎分泌排泄的抗原经卵壳微孔渗出，与检测血清中的特异性抗体结合，在虫卵周围形成特殊的复合物沉淀，在光镜下判读反应强度并计数反应卵的百分率称环沉率。本法可作为诊断血吸虫病的免疫学方法之一，是临床治疗患者的依据；也可用于防治效果的判定、流行病学调查及疫情监测等。

4. 间接血凝试验（indirect haemagglutination test，IHA） 是以红细胞作为免疫配体的载体，并以红细胞凝集反应后读数为判定结果的血清学方法。致敏红细胞与特异性抗体结合产生凝集现象，抗原与抗体之间的特异性反应即由此显现。常用红细胞多为绵羊或 O 型血人的红细胞。

本法操作简便，敏感性高，适宜现场应用，可作为临床的辅助诊断、流行病学调查及综合查病的方法。应用于多种寄生虫感染的诊断，如血吸虫、疟原虫、猪囊虫、旋毛虫、卫氏并殖吸虫、阿米巴、弓形虫、华支睾吸虫等。不足之处是不能提供检测抗体的亚型类别，且易发生非特异性凝集反应。此外，抗原的标准化、操作方法规范化等问题也亟待解决。

5. 免疫荧光法（immunofluorescent method，IF） 是利用抗原抗体反应进行特异荧光染色的诊断技术，最常用的荧光素为异硫氰基荧光素（fluorescein isothiocyanate，FITC）。将抗原与未标记的

特异性抗体(来自患者血清)结合,再使其与荧光标记的抗免疫球蛋白抗体结合,三者的复合物在荧光显微镜下可发出荧光。本法具有较高的敏感性、特异性和可重复性,国内外已广泛应用于寄生虫病的血清学诊断、流行病学调查和疫情监测,如疟疾、丝虫病、血吸虫病、卫氏并殖吸虫病、华支睾吸虫病、包虫病及弓形虫病等。

6. 对流免疫电泳试验(counter-immunoelectrophoretic assay,CIE)　是以琼脂或琼脂糖凝胶为基质的一种快速、敏感的电泳技术。本法敏感、省时、省料,可用已知抗原检测抗体或已知抗体检测抗原,反应结果特异,阳性反应可信度高,应用范围广。近年来已改进试用酶或放射性标记的反应配体,如酶标记抗原对流免疫电泳、放射对流免疫电泳自显影术等,以克服电泳技术本身不够灵敏的缺点。国内在血吸虫病、卫氏并殖吸虫病的免疫学诊断上已取得良好效果,国外报道主要应用于阿米巴病、锥虫病、包虫病、旋毛蚴病、血吸虫病等的诊断。

7. 酶联免疫吸附试验(enzyme-linked immunosorbent assay,ELISA)　简称酶联试验,可检测多种寄生虫感染的宿主体液(血清、脑脊液等)及排泄分泌物(尿、乳、粪便等)中特异抗体或抗原微粒。根据检测要求,试验可分为用于检测抗体的间接法、检测 IgM 的双夹心法、检测抗原的双抗体夹心法、以固相抗体检测抗原的竞争法和竞争抑制法等多种类型。

本法灵敏度高,结果可定量表示,可检测抗体、抗原或特异性免疫复合物,微量滴定板法消耗样本试剂少,可供全自动操作,适宜批量样本检测,因此广泛应用于寄生虫感染的研究、临床诊断乃至流行病学调查等方面。国内外有多种寄生虫感染的酶联药剂出售,包括血吸虫病、弓形虫病、阿米巴病、丝虫病、蛔虫病、旋毛虫病和犬蛔虫病等。可用于寄生虫病的辅助诊断、流行病学调查和疫情监测等。

8. 酶联免疫斑点试验(enzyme-linked immunospot assay,ELISPOT)　选用对蛋白质有很强吸附能力的硝酸纤维素薄膜作为固相载体,底物经酶促反应后形成有色沉淀物使薄膜着色,然后目测或用光密度扫描仪定量。ELISPOT 可用于检测抗体或抗原,由于本法检测抗原时操作较其他免疫学试验简便、快速,故目前多用于抗原检测。现有的资料初步证明可诊断寄生虫病患者和判定疗效,国内已用于血吸虫病、疟疾、丝虫病、棘球蚴病的诊断,国外还用于旋毛虫病、丝虫病、弓形虫病等的血清学诊断。

9. 胶体金免疫层析试验(colloidal gold immunochromatography assay,GICA)　是一种将胶体金标记、免疫检测和层析分析等多种方法有机结合的固相标记免疫检测技术。它以条状纤维层析材料为固相,使待测样品与层析材料上的特异性受体(抗原或抗体)发生高特异性、高亲和性的免疫反应,运用可目测的标记物(胶体金)得到直观的显色现象。本法简便、快速、准确,可进行现场操作。目前已用于弓形虫病、恶性疟、血吸虫病、绦虫病、旋毛虫病、恙虫病等的诊断检测。

10. 免疫酶染色试验(immunoenzymic staining test,IEST)　是以含寄生虫病原的组织切片、印片或培养物涂片作为抗原,进行过氧化物酶特异性免疫染色后,在光镜下检示样本中的特异性抗体。本法简单,节省抗原,判断结果无需特殊仪器,适宜现场应用。可用于寄生虫病的辅助诊断、疗效判定、流行病学调查及疫情监测等。目前主要应用于血吸虫病、丝虫病、囊虫病及华支囊吸虫病、卫氏并殖吸虫病、包虫病和弓形虫病的诊断。

11. 免疫印迹试验(immunoblot 或 Western blot)　是由十二烷基硫酸钠聚丙烯酰胺凝胶电泳(SDS-PAGE)、电泳转印及标记免疫试验三项技术结合而成的一种新型免疫探针技术,用于分析蛋白抗原和鉴别生物学活性抗原组分的有效方法。已用于检测寄生虫感染宿主体液中针对某分子量抗原的相应循环抗体成分或谱型,是一种高度敏感、特异性强、具有潜力的免疫学诊断方法。

本法诊断以酶标记探针(即二抗及其标记结合物)最为安全方便,称酶免疫转移印迹试验

(enzyme immuno-transfer blotting，EITB)。EITB 可鉴定寄生虫抗原的特定组分蛋白及诊断寄生虫病。国外报道多用于疟原虫、弓形虫、血吸虫、卫氏并殖吸虫、包虫等的研究分析，国内用于包虫病患者血清抗体的检测和血吸虫感染现场调查。

12. 杂交瘤技术制备单克隆抗体　单克隆抗体(monoclonal antibody，McAb)广泛应用于疟疾、弓形虫病、血吸虫病、卫氏并殖吸虫病、包虫病、丝虫病等的临床与实验研究，主要应用于寄生虫虫种与虫株的分型和鉴定、建立以检测循环抗原为主的免疫诊断方法、分析和纯化抗原制备靶抗原、寄生虫感染免疫、保护性免疫和虫苗制备等。

(三) 分子生物学诊断方法

1. DNA 探针(DNA probe)技术　又称核酸分子杂交(molecular hybridization)技术，是利用虫体的特异核酸序列作为探针，来检测病原体是否存在，从而诊断寄生虫病，其关键环节在于特异性核酸探针的获取。

本法敏感性高、特异性强，应用广泛，血清学方法可靠，重复性较好，探针 DNA 稳定且可较长期保存。可用于寄生虫病的诊断、现场调查、虫种的分类及鉴定等方面的研究，包括原虫、吸虫、线虫、绦虫、昆虫的鉴定和疾病的诊断。

2. 聚合酶链反应(polymerase chain reaction，PCR)　是一种体外扩增特异性 DNA 技术，可用于检测病原体遗传物质以诊断寄生虫病。

本法更灵敏、快速，无需同位素标记。现已应用于锥虫病、利什曼病、肠球虫病、贾第虫病、弓形虫病等多种寄生虫病的诊断。特别是在一些疾病中，病原(如原虫)数量极少，用一般方法无法检测，而经由 PCR 扩增 DNA 模板，则可提供一条解决诊断问题的捷径。

(陈海英　韩妮萍)

二、常用抗寄生虫药物

药　物	作用与用途	剂量与用法	不良反应与注意事项
阿苯达唑 albendazole (丙硫咪唑、肠虫清)	广谱驱虫药，主要用于肠道蠕虫、组织内线虫感染，亦可用于囊虫病、包虫病和肝吸虫、肺吸虫病等	蛔虫、蛲虫病：400 mg，顿服 钩虫、鞭虫病：400 mg，连服 3 日 旋毛虫病、肝吸虫病：10 mg/kg，每日 2 次，连服 7 日 囊虫病：10 mg/kg，每日 2 次，连服 10 日 包虫病：10 mg/kg，每日 2 次，连服 30 日	无明显副作用，少数患者可见恶心、呕吐、轻度腹痛、胃部不适、头晕、乏力等症状。严重肝、肾功能不全者慎用，孕妇、哺乳期妇女忌用
甲苯达唑 mebendazole (甲苯咪唑、安乐士)	广谱驱肠道线虫药	蛔虫、蛲虫病：200 mg，每日 2 次，连服 3 日 钩虫、鞭虫、粪类圆线虫病：100～200 mg，每日 2 次，连服 3 日 绦虫：300 mg，每日 2 次，连服 3 日	不良反应较少，患者偶可出现恶心、呕吐、上腹部不适、腹泻等，孕妇禁用
盐酸左旋咪唑 levamisole hydrochloride (左旋咪唑)	驱蛔虫较好、蛲虫次之、钩虫较差，对丝虫及微丝蚴有一定的抗虫作用	蛔虫病：1.5～2.5 mg/kg，睡前顿服 钩虫病：1.5～3.5 mg/kg，睡前顿服，连服 2～3 日 蛲虫病：0.1 g，睡前顿服，连服 7 日 丝虫病：2～2.5 mg/kg，每日 2 次，连服 5 日	口服后偶有眩晕、头痛、失眠、恶心、腹痛等。个别患者出现肝功能损害。妊娠早期、肝功能异常、肾功能减退者忌用

（续表）

药　物	作用与用途	剂量与用法	不良反应与注意事项
枸橼酸哌嗪 dispermine citrate（枸橼酸哌哔嗪、驱蛔灵）	主要用于驱蛔虫、蛲虫	蛔虫病：3～4 g，睡前顿服，连服2日 蛲虫病：1～1.2 g，每日2次，连服7～10日	毒性低，少数患者可表现出头痛、恶心、呕吐及眩晕嗜睡等。有肝、肾功能不良、神经系统疾患及癫痫史患者禁用
双羟萘酸噻嘧啶 pyrantel pamoate（噻嘧啶、抗虫灵、驱虫灵）	广谱驱线虫药	蛔虫病：500 mg，顿服 钩虫病：300～500 mg，顿服 蛲虫病：10 mg/kg，顿服，2周后复治	服药后可出现恶心、呕吐、食欲不振、腹痛和腹泻等消化道症状，少数患者有头痛、眩晕、嗜睡、胸闷、皮疹等症状。孕妇、急性肝炎、急性肾炎及严重心脏病患者慎用
伊维菌素 ivermectin	主要用于治疗丝虫病	丝虫病：0.1～0.2 mg/kg，顿服，连服2日	孕妇禁用
乙胺嗪 diethylcarbamazine（海群生、益群生）	主要作用于微丝蚴，防治丝虫病的首选药	普治：1～1.5 g mg/kg，顿服；或0.75 g，每日2次，共服1日 重感染：0.2 g Tid×7 d；间歇疗法：每周0.5 g，连服7周	口服后可出现食欲不振、恶心、呕吐、头痛、乏力及关节痛等症状。严重肝、肾功能不全者及孕妇、哺乳期妇女应暂缓治疗
三苯双脒 tribendimidine（力卓）	为广谱肠道驱虫药，用于治疗钩虫、蛔虫、鞭虫、蛲虫等感染	钩虫感染：0.4 g，一次顿服 蛔虫感染：0.3 g，一次顿服 本品不能掰开或咬碎服用	服药后可出现恶心、腹痛、腹泻、头晕、头痛、困倦，但程度较轻。对本品成分过敏者禁用。心脏病患者或心电图异常者不宜使用，伴有严重肝、肾功能异常者慎用
氯硝柳胺 niclosamide（灭绦灵、贝螺杀、杀螺胺、血防-67）	驱肥胖带绦虫、链状带绦虫和微小膜壳绦虫；可做涂敷剂，用于下水前涂丁皮肤以预防急性血吸虫感染和稻田皮炎	抗肥胖带绦虫、链状带绦虫口服（宜嚼碎吞服），1次1 g，隔1小时1次，共2次 抗短膜壳绦虫第1日一次1 g，隔1小时1次，共2次，第2日起1次1 g，连服6～8日	服药后可能出现头晕、胸闷、胸痛、乏力、胃肠不适、发热、瘙痒等
吡喹酮 praziquantel	广谱抗吸虫和绦虫药	血吸虫病：急性期：10 mg/kg，每日3次，连服4日；慢性、晚期：60 mg/kg 2日分服；肝功能严重损害的晚期患者用药总量90 mg/kg 6日分服 肝吸虫病：15～25 mg/kg，每日3次，连服2日 肺吸虫病：25 mg/kg，每日3次，连服3日 姜片病：10 mg/kg 顿服 囊虫病：20 mg/kg，每日3次，连服3日 包虫病：每日30 mg/kg，连服5日	可出现头昏、出汗、乏力等临床表现。少数患者有恶心、呕吐、腹痛、腹泻、心悸、胸闷等，一般不需处理可自行消失。偶见心电图改变和血清谷丙转氨酸酶升高。有严重心、肝、肾病及精神病史慎用。治疗脑囊虫病，应注意患者颅内压增高，要及时处理
硫氯酚 bithionol（硫双二氯酚、别丁）	治疗吸虫病、绦虫病	肺吸虫病：1 g，每日3次，连服10～15日 姜片虫病：3 g，晚间顿服 绦虫病：3 g 空腹顿服	长期使用有光过敏反应。服药后可出现胃肠道反应、舌炎、皮疹等，停药后一般可自行消失。若有肠道线虫感染应先驱线虫，再用本品

（续表）

药　物	作用与用途	剂量与用法	不良反应与注意事项
磷酸氯喹 aralen diphosphate（磷酸氯化喹啉）	对疟原虫红细胞内期裂殖体起作用，还可用于治疗肠阿米巴病及肝脓肿	疟疾：首剂 1 g，隔 8 小时再服 0.3 g，第 2、第 3 日，各服 0.3 g；静脉滴注：150～300 mg 置于 500 ml 5%葡萄糖液中摇匀，4 小时滴完 阿米巴肝脓肿：0.5 g，每日 2 次；2 日后 0.25 g，每日 2 次，连用 2～3 周	用药后有头痛、头晕、耳鸣、烦躁、倦怠及皮肤瘙痒等，停药后症状即可消失；偶可引起视力障碍；胃肠道反应如恶心、呕吐、食欲不振、腹泻等。本品可使胎儿耳聋、脑积水、四肢缺陷，故孕妇忌用
奎宁 quinine（金鸡纳霜）	对各种疟原虫红细胞内期裂殖体都有杀灭作用，能较快控制疟疾发作症状。本品与氯喹无交叉性耐药性，故可用于治疗耐氯喹虫株所致的感染	静脉滴注：500 mg 置于 500 ml 5%葡萄糖液中缓慢滴注	可有头痛、耳鸣、眼花、恶心、呕吐、视力及听力减退（金鸡纳中毒反应）等。奎宁对心脏有抑制作用，应用后应严密观察心脏功能。孕妇、月经期妇女禁用
磷酸伯氨喹 primaquine diphosphate（伯氨喹啉、伯喹、派马喹）	作用于间日疟原虫红细胞外期及各型疟原虫配子体，有较强的杀灭作用，是阻止复发及中断传播的有效药物	彻底治疗：15 mg，连服 14 日	毒性比其他抗疟药大，常出现疲乏、头昏、恶心、呕吐、腹痛等症状。孕妇忌用；肝、肾、血液系统及糖尿病患者慎用
磷酸咯萘啶 pyronaridine phosphate（疟乃停）	对疟原虫红细胞内期裂殖体有灭杀作用。临床上用于治疗抗氯喹株恶性疟和抢救脑型疟等凶险型疟疾	口服：首日 300～400 mg，连服 3 次，间隔 6 小时；第 2 日：300～400 mg，服 1 次。静脉滴注：3～6 mg/kg，以 5%葡萄糖 500 ml 稀释，于 2～3 小时内滴完；间隔 6 小时后再静脉滴注 1 次	口服有头晕、头痛、恶心、呕吐等症状。个别患者肌内注射部位有轻度疼痛、红肿、硬块，但能自行消失。严重心、肝、肾疾病患者慎用
甲氟喹 mefloquine	高效的红细胞内期疟原虫杀灭剂，对耐氯喹疟原虫亦有效。可做防疟药，亦用于耐药疟原虫的治疗	顿服 1～1.5 g 即可治愈。预防用每月 1 g 顿服	少数患者有轻度恶心及头晕。若重复大剂量用药，对视觉和听觉有损害。妇女和儿童不宜服用
乙胺嘧啶 pyrimethamine（息疟定、达拉匹林）	对恶性疟及间日疟原虫红细胞外期有效，常用作病因性预防药；也能抑制疟原虫在蚊体内的发育，故可阻断传播；用于预防疟疾和休眠期抗复发治疗。亦可作用于弓形虫速殖子，用于治疗急性弓形虫病	病因性预防：口服每周 25 mg，连服 1～2 周；抗复发治疗：口服每日 50 mg，连服 2 日。弓形虫病：每日 50 mg，连服 30 日	长期大剂量服用可出现恶心、呕吐、腹痛及腹泻等症状。肾功能不全者慎用，孕妇和哺乳期妇女禁用
青蒿素 arteannuin（黄花蒿素）	作用于疟原虫红细胞内期，适用于间日虐及恶性疟，特别是抢救脑型疟	口服：0.2 g，每日 2 次，连服 4 日。肌内注射：首次 0.2 g，6、第 24、48 小时各 0.2 g，共 4 次；或 0.3 g，连续 3 日	口服偶有轻度恶心、呕吐及腹泻等，个别患者可出现一过性转氨酶升高及轻度皮疹。妊娠早期妇女慎用
蒿甲醚 artemether	高效、速效的疟原虫红细胞内期杀灭剂，用于抗氯喹恶性疟及凶险型疟疾的治疗	肌内注射：首剂 300 mg，第 2、第 3 日各 150 mg	不良反应较轻，少数患者注射局部有暂时性肿痛，可自行消失。妊娠 3 个月内妇女慎用

（续表）

药　物	作用与用途	剂量与用法	不良反应与注意事项
青蒿琥酯 artesunate（蒿甲酯）	作用于各种类型疟原虫红细胞内期裂殖体，用于控制疟疾的临床症状	口服：50 mg，每日 3 次，连服 5 日；静脉注射：60 mg/次，用 5%碳酸氢钠注射液溶解后加 5%葡萄糖注射液稀释至 10 mg/ml，以 3～4 ml/min 速度注射，隔 4、24、48 小时重复注射	有明显的胚胎毒作用，孕妇慎用。溶解后应及时注射，如出现混浊则不可使用
螺旋霉素 spiramycin	抑制隐孢子虫、弓形虫感染	成人：常用量一日 450 万 U，分 2～3 次口服；重症感染患者可遵医嘱增加到一日 600 万 U 儿童：≥20 千克儿童，7.5 万 U/kg，每日 2 次； 或 5 万 U/kg，每日 3 次	大剂量用药时，会发生程度轻微的腹痛、恶心、呕吐等胃肠道反应。变态反应极少，主要为药疹
巴龙霉素 paromomycin（巴母霉素、巴罗姆霉素）	主要用于治疗肠阿米巴病和绦虫病	阿米巴痢疾，一次 0.5～0.75 g，每日 3～4 次 绦虫病，一次 1 g，每 15 分钟 1 次，连服 4 次	偶有恶心、食欲不振、腹泻、腹痛等胃肠道反应；对肾脏有一定毒性；有头痛、头晕等中枢神经症状
甲硝唑 metronidazole（甲硝哒唑、灭滴灵）	具广谱抗厌氧菌和抗原虫的作用，作用于阿米巴滋养体，用于治疗阿米巴痢疾和肠外阿米巴病。并用于治疗阴道毛滴虫、贾第虫、结肠小袋纤毛虫及隐孢子虫的感染	阿米巴病：0.4～0.8 g，每日 3 次，肠道感染用药时间 5～10 日；肠道外感染用药时间 20 日。滴虫病：0.2～0.25 g，每日 3 次，连服 7 日，4～6 周后开始第 2 疗程。贾第虫病：0.8～1.3 g，每日 3 次，连服 5 日；结肠小袋纤毛虫病：0.1～0.2 g，每日 3 次，连服 5～10 日	可见恶心、呕吐、食欲减退、腹痛、腹泻，偶有荨麻疹、瘙痒、肢体麻木及感觉异常等。凡精神病患者、孕妇、哺乳期妇女禁用
葡萄糖酸锑钠 sodium antimony gluconate（斯锑黑克）	用于治疗黑热病	静脉缓注或肌内注射：90～130 mg/kg，每日 1 次，连续 6 日	少数患者可出现鼻衄、咳嗽、恶心、呕吐、腹痛、腹泻、肝区疼痛等反应。若有大出血倾向、体温突然上升或粒细胞突然减少时应暂停使用。肺炎、肺结核，严重心、肾疾病，肝硬化和腹水患者禁用
依西酸喷他脒 pentamidine isethionate（羟乙磺酸戊烷脒）	在体外能直接杀死利什曼原虫。治黑热病的效果不及葡萄糖酸锑钠。临床上用于对锑剂过敏或在锑剂治疗中有粒细胞减少的黑热病患者	肌内注射：4～6 mg/kg，每日或隔日 1 次，1 个疗程 7～15 次	用药后有眩晕、头痛、心悸、胸痛、恶心、呕吐等反应，较大剂量可引起肾脏与脾脏的损害，肌注后局部皮肤可出现硬结、血肿。可使结核病灶恶化，结核病患者应遵医嘱
替硝唑 tinidazole（快服净、砜硝唑、甲硝磺酰咪唑、磺甲硝咪唑）	对滴虫、原虫和鞭毛虫均有作用	阿米巴病：每日 2 g，顿服，连服 2～3 日。阴道毛滴虫和贾第虫病：每次 150 mg，每日 2 次，连服 7 日	疗效好、毒性小、不良反应少。剂量大时，偶有胃肠道不适、头痛、背痛及瘙痒等症状

注：所列抗寄生虫药物仅供参考，临床治疗请遵医师医嘱治疗。

（陈海英）

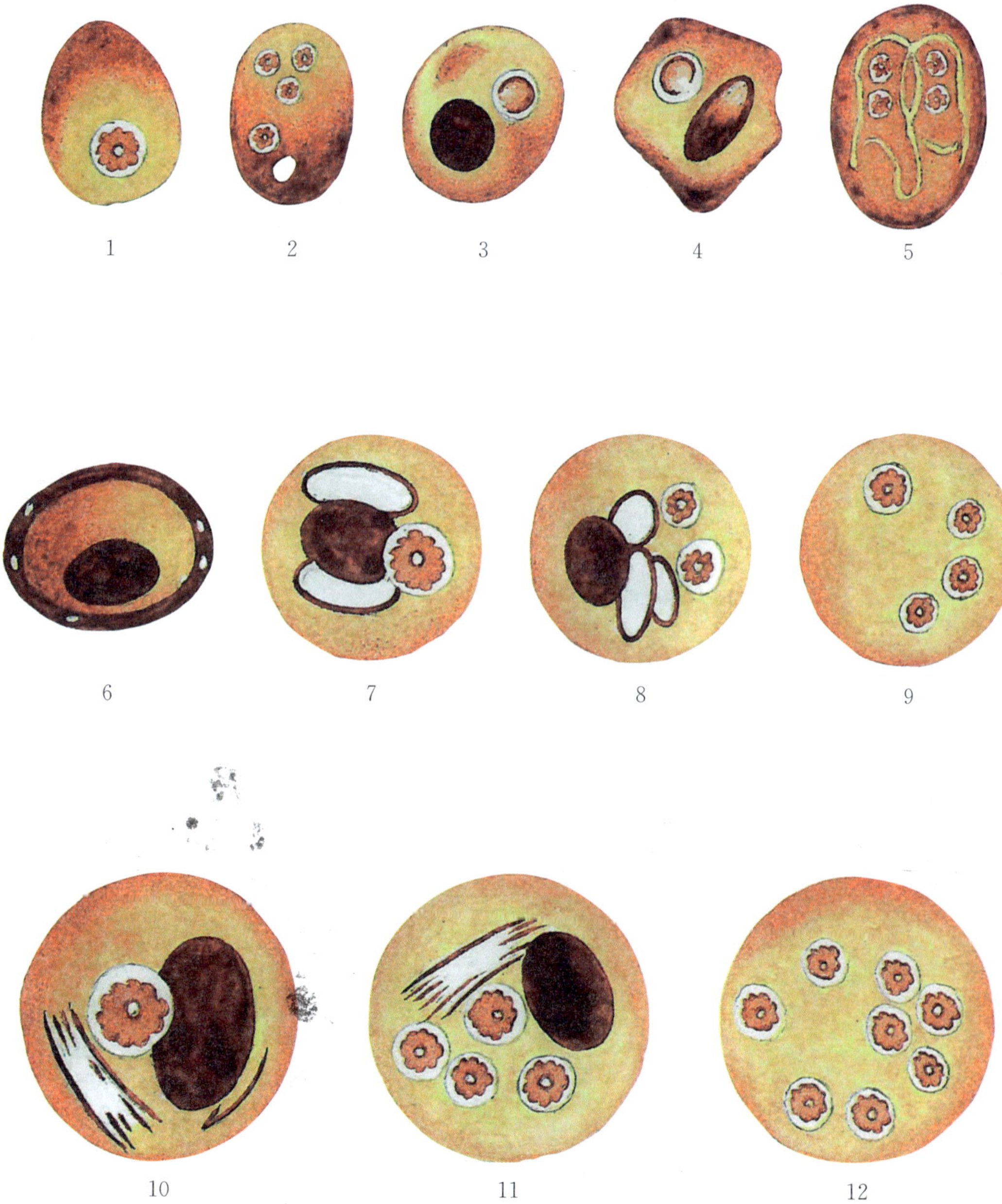

彩图 1　常见肠道原虫包囊(碘染色)

1、2. 微小内蜓阿米巴　3、4. 布氏嗜碘阿米巴　5. 蓝氏贾第鞭毛虫
6. 人酵母菌(与肠原虫包囊相似)　7、8、9. 溶组织内阿米巴
10、11、12. 结肠内阿米巴

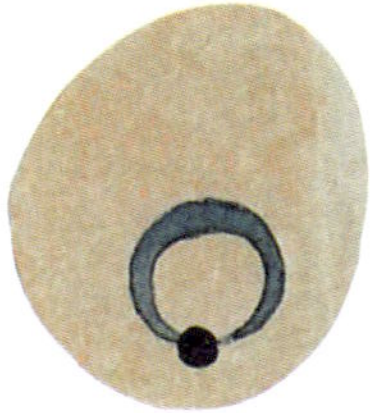
1

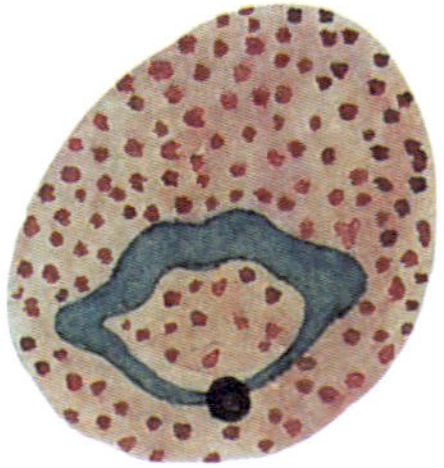
2

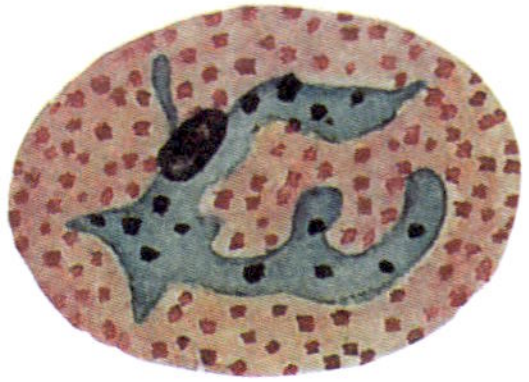
3

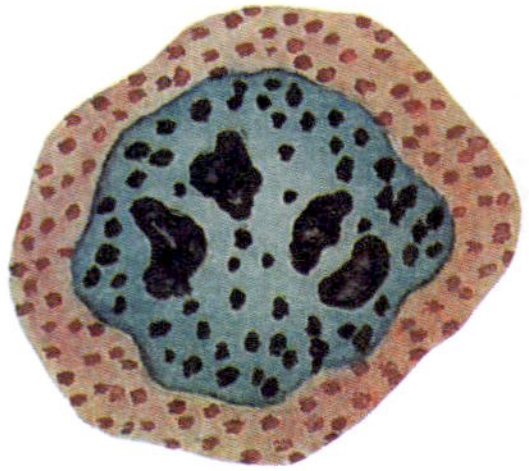
4

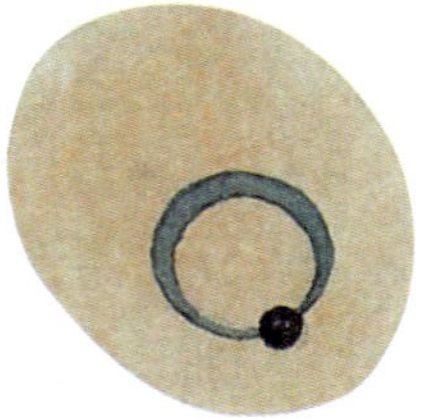
8

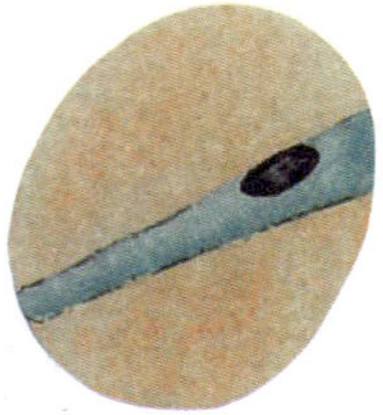
9

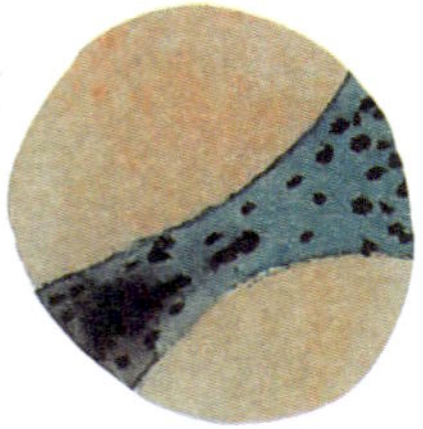
10

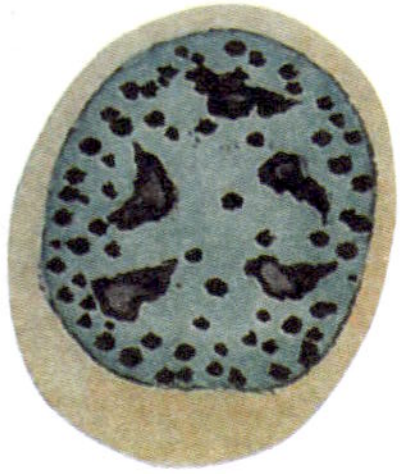
11

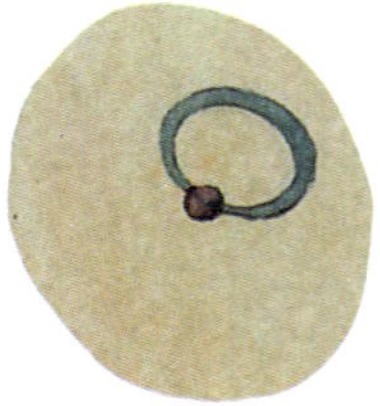
15

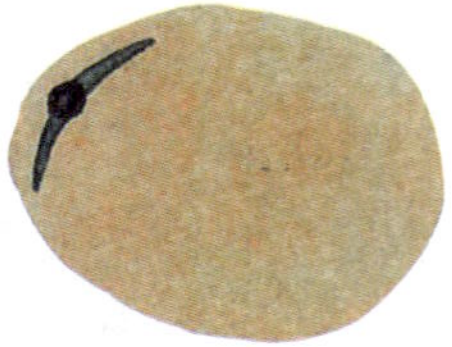
16

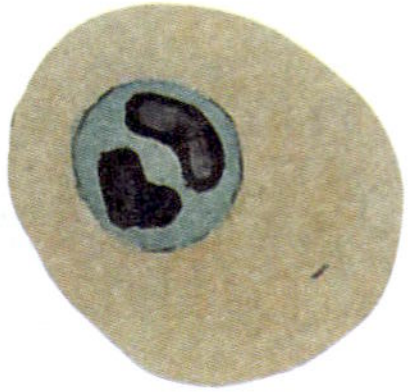
17

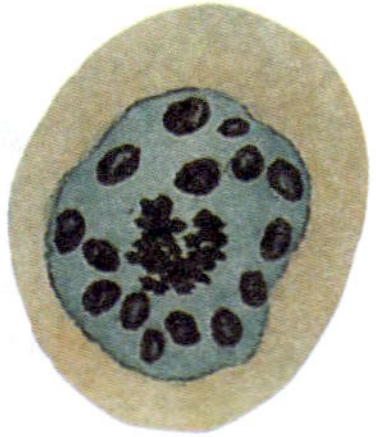
18

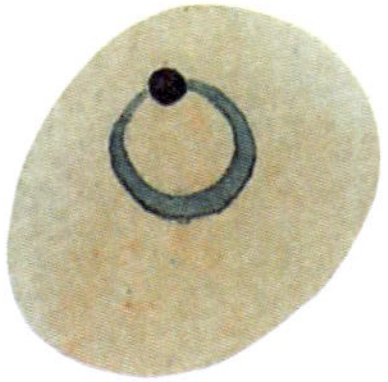
22

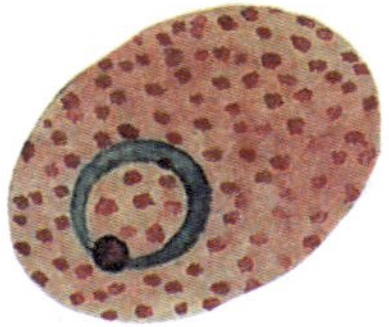
23

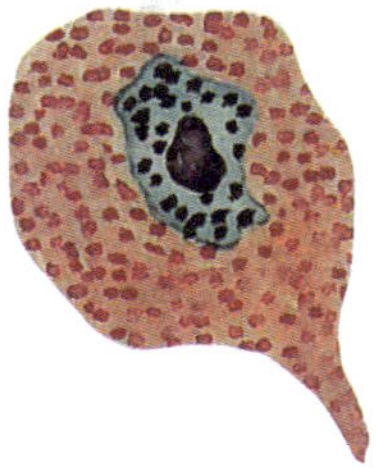
24

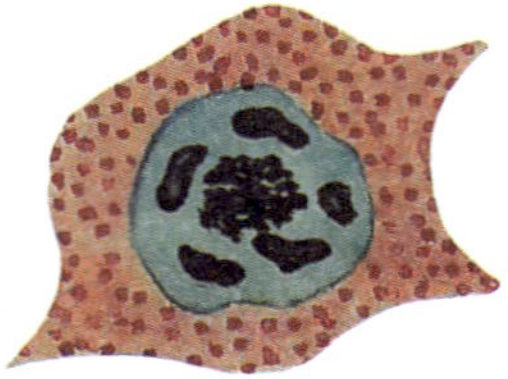
25

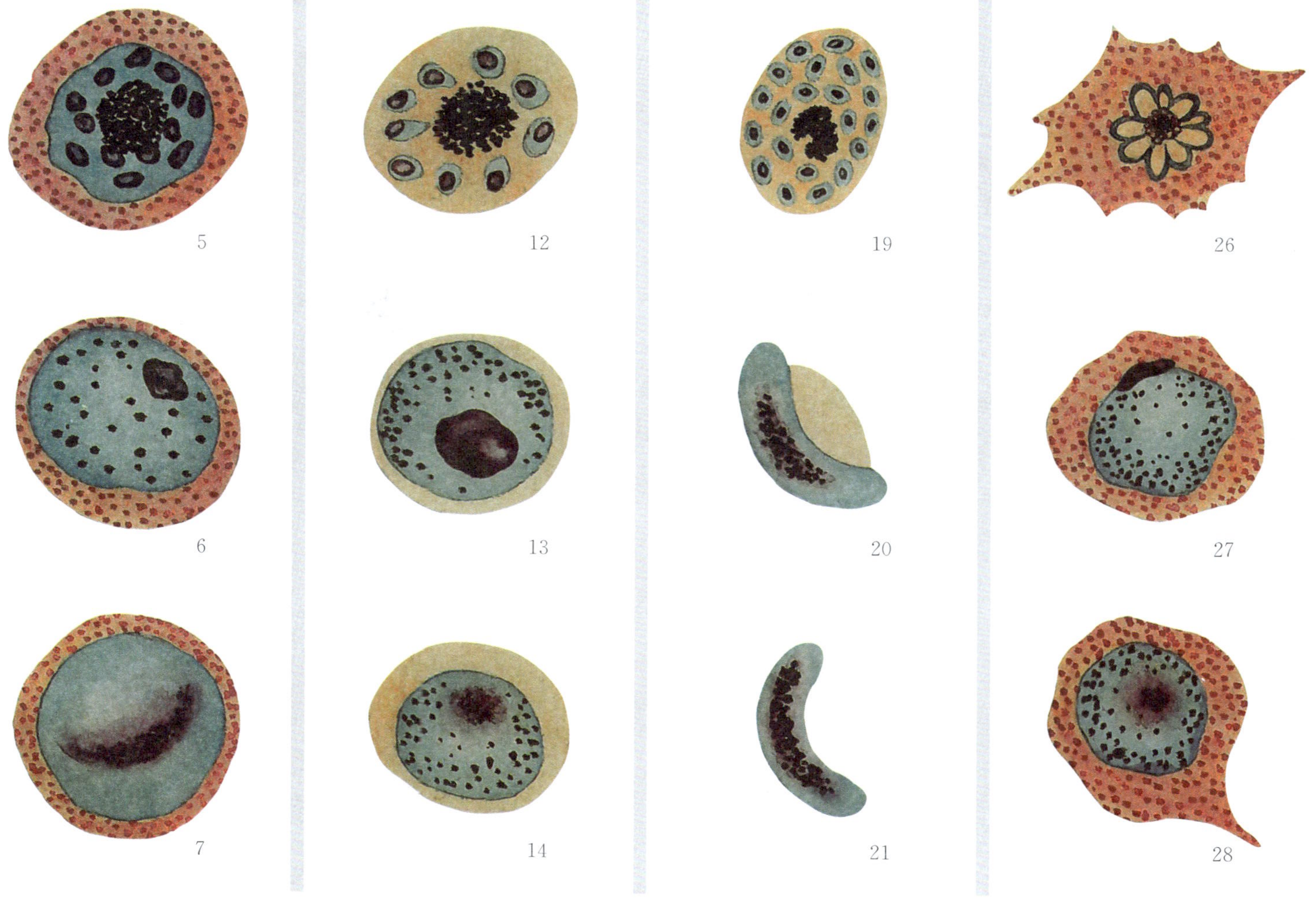

彩图 2　四种疟原虫红细胞内各期形态

1～7. 间日疟原虫　8～14. 三日疟原虫　15～21. 恶性疟原虫　22～28. 卵形疟原虫
1、8、15、16、22、23. 环状体　2、3、9、10、17、24. 大滋养体　4、11、18、25. 早期裂殖体
5、12、19、26. 成熟裂殖体　6、13、20、27. 雌配子体　7、14、21、28. 雄配子体

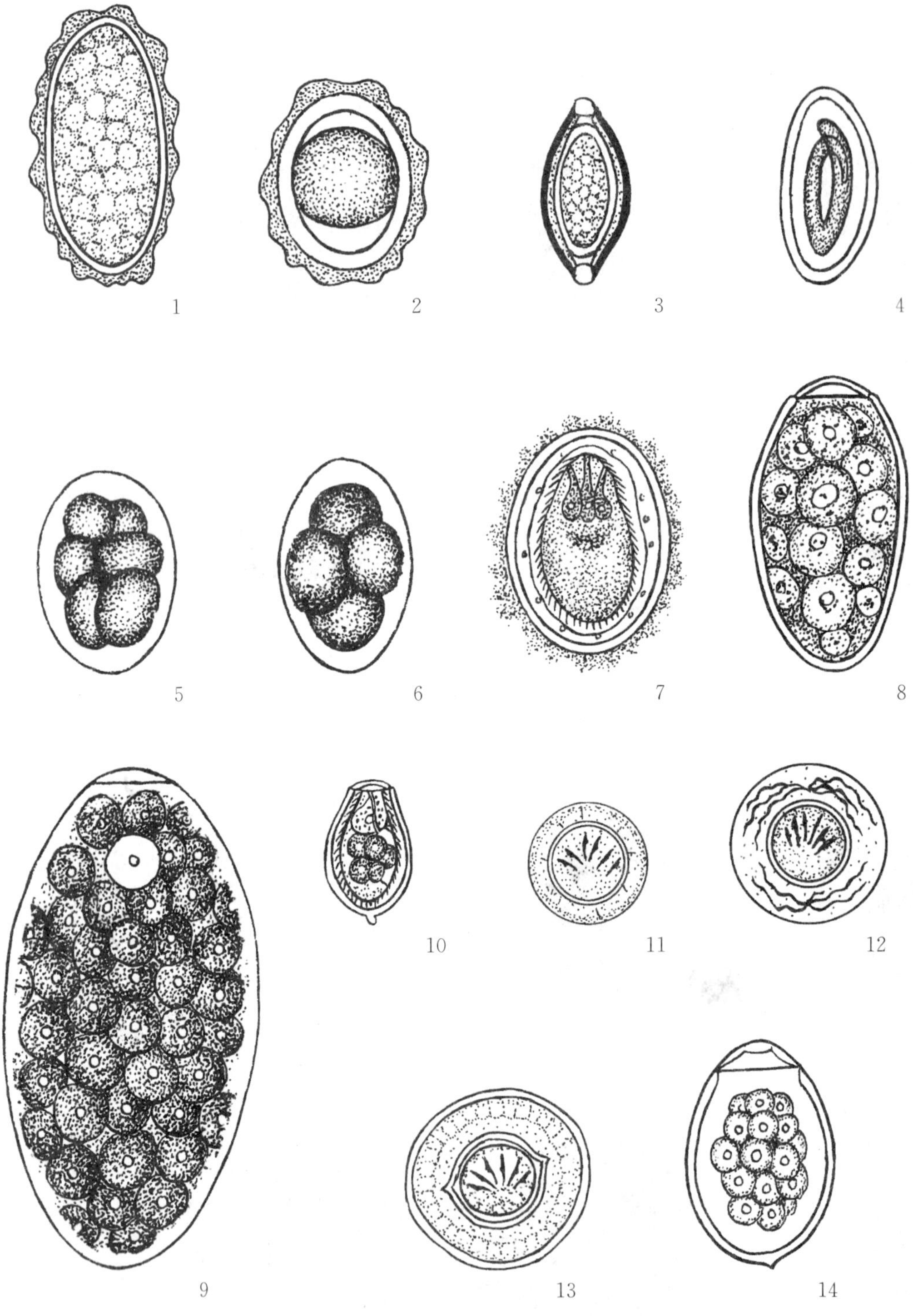

常见人体寄生虫卵

1. 未受精蛔虫卵 2. 受精蛔虫卵 3. 鞭虫卵 4. 蛲虫卵 5、6. 钩虫卵
7. 日本血吸虫虫卵 8. 卫氏并殖吸虫卵 9. 布氏姜片虫卵 10. 华支睾吸虫卵
11. 带绦虫卵 12. 微小膜壳绦虫卵 13. 缩小膜壳绦虫卵 14. 阔节裂头绦虫卵